Fiberoptische Intubation

Fiberoptische Intubation

Anwendung fiberendoskopischer Geräte in Anästhesie und Intensivmedizin

Herausgegeben von
Peter Paul Kleemann

Mit Beiträgen von
C. Kelbel
P. P. Kleemann
F. Latorre
M. Lipp
J. Lorenz
A. Scherhag

149 Abbildungen
30 Tabellen

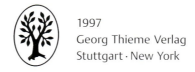

1997
Georg Thieme Verlag
Stuttgart · New York

Zeichnungen von
Joachim Hormann, Stuttgart

Die Deutsche Bibliothek – CIP-Einheitsaufnahme

Fiberoptische Intubation : Anwendung fiberotischer Geräte in Anästhesie und Intensivmedizin ; 30 Tabellen / hrsg. von Peter Paul Kleemann. Mit Beitr. von
C. Kelbel ... [Zeichn. von Joachim Hormann]. – Stuttgart ; New York : Thieme, 1996

NE: Kleemann, Peter Paul [Hrsg.]; Kelbel, C.

Geschützte Warennamen (Warenzeichen) werden **nicht** besonders kenntlich gemacht. Aus dem Fehlen eines solchen Hinweises kann also nicht geschlossen werden, daß es sich um einen freien Warennamen handele.

Das Werk, einschließlich aller seiner Teile, ist urheberrechtlich geschützt. Jede Verwertung außerhalb der engen Grenzen des Urheberrechtsgesetzes ist ohne Zustimmung des Verlages unzulässig und strafbar. Das gilt insbesondere für Vervielfältigungen, Übersetzungen, Mikroverfilmungen und die Einspeicherung und Verarbeitung in elektronischen Systemen.

© 1997 Georg Thieme Verlag
Rüdigerstraße 14, 70469 Stuttgart

Printed in Germany

Satz: Mitterweger Satz GmbH
68723 Plankstadt bei Heidelberg;
gesetzt auf TypoScript
Druck: K. Grammlich, 72124 Pliezhausen

ISBN 3-13-106881-7   1 2 3 4 5 6

Wichtiger Hinweis: Wie jede Wissenschaft ist die Medizin ständigen Entwicklungen unterworfen. Forschung und klinische Erfahrung erweitern unsere Erkenntnisse, insbesondere was Behandlung und medikamentöse Therapie anbelangt. Soweit in diesem Werk eine Dosierung oder eine Applikation erwähnt wird, darf der Leser zwar darauf vertrauen, daß Autoren, Herausgeber und Verlag große Sorgfalt darauf verwandt haben, daß diese Angabe **dem Wissensstand bei Fertigstellung des Werkes** entspricht.

Für Angaben über Dosierungsanweisungen und Applikationsformen kann vom Verlag jedoch keine Gewähr übernommen werden. **Jeder Benutzer ist angehalten,** durch sorgfältige Prüfung der Beipackzettel der verwendeten Präparate und gegebenenfalls nach Konsultation eines Spezialisten festzustellen, ob die dort gegebene Empfehlung für Dosierungen oder die Beachtung von Kontraindikationen gegenüber der Angabe in diesem Buch abweicht. Eine solche Prüfung ist besonders wichtig bei selten verwendeten Präparaten oder solchen, die neu auf den Markt gebracht worden sind. **Jede Dosierung oder Applikation erfolgt auf eigene Gefahr des Benutzers**. Autoren und Verlag appellieren an jeden Benutzer, ihm etwa auffallende Ungenauigkeiten dem Verlag mitzuteilen.

**Herrn Prof. Dr. med. Dr. h.c. Wolfgang Dick
zum 60. Geburtstag**

Geleitwort

Kaum ein Verfahren der modernen Anästhesie und Intensivmedizin hat einen solch kometenhaften Aufstieg erfahren wie die fiberoptische Intubation.

Die Zeiten, in denen die „auch nur möglicherweise schwierige Intubation" zu den Gelegenheiten zählte, die beim betroffenen Anästhesisten einen nicht unbeträchtlichen Streß auslöste, gehören im wesentlichen der Vergangenheit an, wenn die entsprechende Qualifikation erworben worden ist und die Methode damit beherrscht wird.

Der Patient unter intensivmedizinischer Behandlung, vor allem der mit tracheobronchialen und pulmonalen Problemen und Komplikationen, kann weitgehend atraumatisch, dafür aber präziser tracheobronchoskopiert werden, um sich anbahnende Probleme zu erkennen oder auszuschließen bzw. eine adäquate Therapie frühzeitig einzuleiten.

Selbst in der Notfallmedizin gewinnt die Methode immer mehr Anerkennung, wenn auch eher in der Notaufnahme als im Notarztwagen, meist bedingt durch existente Blutungen, Verschleimungen, aspiriertes Material, die die Methode **noch** limitieren.

Wie jedes aufwendige Verfahren – und um ein solches handelt es sich bei der fiberoptischen Intubation ohne Zweifel – bedarf auch dieses einer adäquaten Instrumentalisierung, der minutiösen Kenntnis derselben, einer adäquaten Ausbildung in der Methodik und der ständigen Praktizierung.

Selbstverständlich müssen Indikationen und Kontraindikationen bekannt sein und beachtet, Komplikationen beherrscht werden.

Sind dies schon für den Erwachsenen selbstverständliche Voraussetzungen, so treffen sie erstrecht für das Neugeborene, den Säugling und das Kind zu. „Learning by doing" ist zweifellos eine der besten Methoden, um ein Verfahren zu erlernen, aber ohne Einschränkung unter „erfahrener" Aufsicht. Ohne eine solche sollte der Anfänger nur am „Phantom" lernen, nicht aber am Patienten und schon gar nicht an einem solchen mit dem Verdacht oder der Gewißheit einer schwierigen Intubation.

Umgekehrt sollten (Gutachten-) Fälle der Vergangenheit angehören, die ihren Ausgang von nicht erkannten und vor allem nicht beherrschten schwierigen Intubationen nehmen oder – noch problematischer – von fehlender Beherrschung der Technik, obwohl die Schwierigkeit der Situation erkannt wurde.

Das vorliegende Buch soll all denen eine Hilfe und ein Ratgeber sein, die auf dem Wege zur fiberoptischen Intubation sind, aber auch denen, die ihre Technik verfeinern und allfällige Probleme lösen möchten.

Herausgeber und Autoren des Buches verfügen über langjährige, auf die frühen 80er Jahre zurückgehende Erfahrung, die sie anderen zur Verfügung stellen möchten.

Der meines Erachtens gelungene Versuch, all das, was in diesem Buch in anschaulicher Weise und didaktisch ausgezeichnet dargestellt wird, muß mit „Leben" erfüllt und täglich praktiziert und weiterentwickelt werden.

Auch dieses Buch ist eine Momentaufnahme, die schon bald von anderen weiterentwickelten abgelöst werden könnte, hoffentlich immer zum Nutzen des Patienten.

Mainz, im Mai 1996

Prof. Dr. med. Dr. h.c. *W. F. Dick*, FRCA

Vorwort

Die Patienten der Kieferchirurgie sind hinsichtlich der schwierigen Intubation für den Anästhesisten eine besondere Herausforderung. Es ist deshalb verständlich, daß die ersten Erfahrungen mit dem flexiblen Fiberendoskop in der kieferchirurgischen Klinik erworben worden sind. Das erste flexible Fiberendoskop der Klinik für Anästhesiologie in Mainz war ein Leihgerät der Firma Olympus. Der verstorbene Lehrstuhlinhaber der Klinik für Mund-, Kiefer- und Gesichtschirurgie Herr Prof. Dr. Dr. H. Scheunemann hatte den Vorteil der fiberendoskopischen Intubation für die Patienten der kieferchirurgischen Klinik sehr schnell erkannt und das Verfahren wesentlich unterstützt. Die Integration des flexiblen Fiberendoskops in die klinische Praxis aller anästhesiologischen Bereiche wurde von Herrn Prof. Dr. Dr. W. Dick gefördert, der das erste flexible Fiberendoskop für Kinder beschaffte. Für diese Patientengruppe bedeutete die Einführung des ultradünnen flexiblen Fiberendoskops einen großen Fortschritt. Sehr schnell wurden die Vorteile des flexiblen Fiberendoskops für die Plazierung des Doppellumentubus und die Bronchoskopie auf der Intensivstation erkannt und genutzt.

1985 fand der erste „Mainzer Kurs für fiberoptische Intubation" statt. In den folgenden Jahren wurden bis heute 15 Kurse mit ständig zunehmender Teilnehmerzahl durchgeführt. Viele Kursteilnehmer äußerten den Wunsch, den theoretischen Teil des Kurses in schriftlicher Form zur Verfügung zu haben, um eine Hospitation vorzubereiten oder Hinweise für die klinische Praxis nachlesen zu können.

Die Referenten des „Mainzer Kurses für fiberoptische Intubation" haben sich bereit erklärt, ihre Referate als Buchkapitel auszuarbeiten. Für ihre ausgezeichneten Beiträge, die das Erscheinen des vorliegenden Buches ermöglicht haben, danke ich den Autoren. Ohne die Unterstützung der Firmen Willy Rüsch, Waiblingen, und Olympus Optical & Co, Hamburg, wäre die Ausstattung des Buches mit vielen Abbildungen und Graphiken nicht möglich gewesen. Großer Dank gebührt Herrn Dr. F. Fischer für die kritische Durchsicht der Manuskripte und die Anfertigung des Sachverzeichnisses. Den Mitarbeitern des Thieme Verlages danke ich für die reibungslose und verständnisvolle Zusammenarbeit.

Nachdem die Anwendung flexibler fiberdoskopischer Geräte in Anästhesie und Intensivmedizin nunmehr Bestandteil der neuen Weiterbildungsordnung zum Arzt für Anästhesie und Intensivmedizin geworden ist, bleibt zu hoffen, daß möglichst viele Kolleginnen und Kollegen die im vorliegenden Buch gesammelten Erfahrungen nutzen und die universellen Möglichkeiten des Airway-Managements mit dem flexiblen Fiberendoskop zum Vorteil des Patienten einsetzen.

Mainz, im Herbst 1996 *P. P. Kleemann*

Anschriften

Dr. med. Clemens Kelbel
Kreiskrankenhaus Lüdenscheid
Akademisches Lehrkrankenhaus der
Universität Bonn
Abt. Innere II, Schwerpunkt Pneumologie,
Infektiologie, Intensivmedizin
Paulmannshöher Str. 14
58515 Lüdenscheid

Prof. Dr. med. Peter Paul Kleemann
Klinikum der Johannes Gutenberg-Universität
Klinik für Anästhesiologie, Gebäude 506
Langenbeckstr. 1
55131 Mainz

Dr. med. Federico Latorre
Klinikum der Johannes Gutenberg-Universität
Klinik für Anästhesiologie, Gebäude 506
Langenbeckstr. 1
55131 Mainz

Priv.-Doz. Dr. med. Dr. med. dent. Markus Lipp
Klinikum der Johannes Gutenberg-Universität
Klinik für Anästhesiologie, Gebäude 506
Langenbeckstr. 1
55131 Mainz

Priv.-Doz. Dr. med. Joachim Lorenz
Kreiskrankenhaus Lüdenscheid
Chefarzt Abt. Innere II,
Schwerpunkt Pneumologie,
Infektiologie, Intensivmedizin
Paulmannshöher Str. 14
58515 Lüdenscheid

Dr. med. Anton Scherhag
Klinikum der Johannes Gutenberg-Universität
Klinik für Anästhesiologie, Gebäude 506
Langenbeckstr. 1
55131 Mainz

Inhaltsverzeichnis

1. Aufbau, Wiederaufbereitung und Auswahl des flexiblen Fiberendoskops   1
P. P. Kleemann

1.1	Aufbau des flexiblen Fiberendoskops	1	1.2.5	Gassterilisation ... 9
1.1.1	Flexible Glasfasern	1	1.2.6	Wiederaufbereitung mit Automaten ... 10
1.1.2	Aufbau des flexiblen Fiberendoskops	3	1.2.7	Welche Fiberendoskope sind für den Anästhesiebereich und die Intensivmedizin geeignet? ... 11
1.1.3	Lichtversorgung des flexiblen Fiberendoskops	3	1.2.8	Fiberendoskopische Videoanlage ... 15
1.1.4	Funktionselemente des flexiblen Fiberendoskops	3	1.3	Anhang ... 15
1.2	Wiederaufbereitung des flexiblen Fiberendoskops	6	1.3.1	Checkliste für die Wiederaufbereitung von flexiblen Endoskopen ... 15
1.2.1	Dichtigkeitstest	7	1.3.1.1	Nach fiberendoskopischer Intubation ohne endobronchiale Absaugung ... 15
1.2.2	Reinigung des flexiblen Fiberendoskops	8	1.3.1.2	Nach fiberendoskopischer Intubation mit endobronchialer Absaugung ... 16
1.2.3	Eintauchdesinfektion	8	1.3.2	Programmablauf eines Desinfektionsautomaten ... 18
1.2.4	Abspülen von Desinfektionsmittelresten und Funktionsprüfung	8		

2. Obere Atemwege – Anatomie und Sicherung   19
M. Lipp

2.1	Anatomie und Pathophysiologie ... 19		2.3	Methoden zur Sicherung der Atemwege ... 31
2.1.1	Knöcherne Strukturen ... 19		2.3.1	Konventionelle Intubation ... 31
2.1.2	Kiefergelenk ... 19		2.3.2	Besondere Formen der endotrachealen Intubation ... 32
2.1.3	Nase ... 20		2.3.3	Larynxmaske ... 34
2.1.4	Mundhöhle ... 20		2.3.4	Transilluminationstechnik ... 35
2.1.5	Pharynx ... 21		2.3.5	Combitube ... 36
2.1.6	Larynx ... 21		2.3.6	Chirurgische Atemwegssicherung ... 37
2.2	Erkennung möglicher Schwierigkeiten bei der Sicherung der Atemwege ... 22		2.3.7	Vorgehen bei schwierigen Atemwegsverhältnissen ... 38
2.2.1	Sichere Zeichen und warnende Hinweise ... 22		2.4	Folgen der konventionellen Intubation ... 38
2.2.2	Klinische Screeningverfahren ... 22		2.4.1	Nebenwirkungen ... 38
2.2.3	Bildgebende Verfahren ... 26		2.4.2	Komplikationen ... 38
2.2.4	Bedeutung der Kiefergelenkbewegungen für die Intubation ... 26		2.4.3	Pathophysiologische Reaktionen ... 40

3. Indikationen für die fiberendoskopische Intubation 42

P. P. Kleemann

3.1	Schwierige Intubation	43	3.6	Kontraindizierte Gabe von Anästhetika und Muskelrelaxanzien	46
3.2	Fiberendoskopische Intubation des wachen Patienten	45	3.7	Verhütung von Intubationsschäden	46
3.3	Endoskopische Untersuchungen vor der Intubation	45	3.8	Kontraindiziertes Überstrecken der Halswirbelsäule	46
3.4	Plazierung und Lagekontrolle des trachealen Tubus	45	3.9	Schwierige Intubation bei vollem Magen	47
3.5	Streßarme fiberendoskopische Intubation	46	3.10	Ausbildung in der Technik	47
			3.11	Fallbeispiele	49

4. Technik der fiberendoskopischen Intubation 57

P. P. Kleemann

4.1	Lokalanästhesie	57	4.5	Vorbereitung und Handhabung flexibler fiberendoskopischer Geräte	71
4.1.1	Lidocain	57			
4.1.2	Prilocain	59	4.5.1	Auswahl des trachealen Tubus für die fiberendoskopische Intubation	72
4.1.3	Cocain	60			
4.1.4	Tetracain	61			
4.1.5	Benzocain	61	4.5.2	Position des Arztes bei der fiberendoskopischen Intubation	73
4.1.6	Vorbehandlung der Nasenschleimhaut für die fiberendoskopische Intubation	62	4.5.3	Lage des Kopfes für die fiberendoskopische Intubation	74
4.1.7	Methoden der topischen Anästhesie des Respirationstrakts	63	4.6	Nasale fiberendoskopische Intubation	74
4.2	Analgosedierung, Allgemeinanästhesie	67	4.7	Orale fiberendoskopische Intubation	77
4.2.1	Ergänzung der Lokalanästhesie durch Analgosedierung	67	4.8	Mißerfolge der fiberendoskopischen Intubation	79
4.2.2	Allgemeinanästhesie	68	4.9	Vorteile der fiberendoskopischen Intubation	80
4.3	Präoxygenierung	69			
4.4	Überwachung des Patienten während der fiberendoskopischen Intubation	70			

5. Fiberendoskopische Intubation in Narkose 81

A. Scherhag

5.1	Verfahren und Hilfsmittel für die fiberendoskopische Intubation in Narkose ohne Beatmungsmöglichkeit während der Endoskopie	81	5.2	Verfahren und Hilfsmittel für die fiberendoskopische Intubation in Narkose mit Beatmungsmöglichkeit während der Endoskopie	86
5.1.1	Esmarch-Heiberg-Handgriff	82	5.2.1	Jet-Ventilation	86
5.1.2	Laryngoskop und andere orale Intubationshilfen	82	5.2.2	Oro- und nasopharyngealer Tubus	86
5.1.3	Primär nasal plazierter Tubus	83	5.2.3	Modifizierte Masken und spezielle Maskensysteme	86
5.1.4	Führungsdraht	83	5.2.4	Mainzer Adapter	87
5.1.5	Kehlkopfmaske	84	5.2.4.1	Technische Durchführung	88
			5.2.4.2	Probleme und Mißerfolge	90

6. Fiberendoskopische Intubation des Kindes — 91
P. P. Kleemann

6.1	Schwierige Intubation	91	6.2 Besonderheiten	95
6.1.1	Management	92	6.3 Fallbeispiele	98
6.1.2	Alternative Intubationstechniken	92		

7. Anwendung des flexiblen Fiberendoskops im präklinischen Bereich — 103
M. Lipp

7.1	Schwierige Atemwegsverhältnisse unter Notfallbedingungen	103	7.2 Transportable Einrichtung für die fiberendoskopische Intubation	105

8. Fiberendoskopische Intubation und Streß — 107
F. Latorre

9. Plazierung und Lagekontrolle des Doppellumentubus — 109
F. Latorre

9.1	Indikationen	109	9.3.3 Sicherheitsgrenzen für die Positionierung des Doppellumentubus	114
9.2	Doppellumentuben	110		
9.3	Technik der Plazierung und Lagekontrolle	111	9.3.4 Welches Fiberendoskop für welchen Doppellumentubus?	115
9.3.1	Linksgängiger Doppellumentubus	112	9.4 Univent-Tubus	115
9.3.2	Rechtsgängiger Doppellumentubus	114	9.5 Gefahren und Komplikationen bei der Plazierung des Doppellumentubus	116

10. Fiberbronchoskopie auf der Intensivstation — 119
C. Kelbel und J. Lorenz

10.1	Anatomie des zentralen Bronchialsystems	119	10.4.2 Vorbereitung	127
10.2	Praktisches Vorgehen	121	10.4.3 Einführungstechniken	127
10.3	Indikationen	123	10.5 Verfahren der Probengewinnung für die Diagnostik	128
10.3.1	Diagnostik	123	10.5.1 Bronchoalveoläre Lavage	128
10.3.2	Therapie	125	10.5.2 Probenentnahme mit der geschützten Bürste	129
10.4	Technische Durchführung	127	10.6 Komplikationen	131
10.4.1	Geräte	127	10.7 Schlußfolgerung	131

11. Spezielle Techniken — 133

A. Scherhag

11.1	Lagekontrolle des Tubus 133	11.3	Extubation und Reintubation 135
11.2	Umintubation 134	11.4	Tracheotomie 136
		11.5	Plazierung der Magensonde 137

12. Tabelle zur Geschichte der flexiblen Fiberoptik — 138

A. Scherhag

13. Literatur — 139

Sachverzeichnis — 149

1. Aufbau, Wiederaufbereitung und Auswahl des flexiblen Fiberendoskops

P. P. Kleemann

1.1 Aufbau des flexiblen Fiberendoskops

1.1.1 Flexible Glasfasern

Sehr dünne Glasfasern verlieren die Eigenschaft des Glases zu brechen, sie werden biegsam. Die Fähigkeit, Licht zu leiten, bleibt erhalten. Physikalische Grundlage der Bild- und Lichtübertragung durch Glasfasern ist die Reflexion des Lichts an der Grenzfläche zweier Medien mit verschiedenem Brechungsindex. Lichtleitfasern bestehen im Inneren aus hochbrechendem optischem Glas, dem Kern, der von niedrigbrechendem Glas, dem Mantel, umhüllt ist. Die Herstellung von Lichtleitfasern aus Kern- und Mantelglas ist technisch aufwendig. Fällt ein Lichtstrahl innerhalb eines durch die Brechzahldifferenz von Kern und Mantel bestimmten Winkels auf das eine Ende der Faser, so wird er durch Totalreflexion an der Grenzschicht zwischen Kern und Mantel weitergeführt und tritt am anderen Faserende wieder aus (Abb. 1.1). Die Mantelschicht isoliert die einzelnen Fasern optisch voneinander, so daß kein Licht von der einen zur anderen daneben liegenden Lichtleitfaser überwechseln kann. Die Faser kann auch dann Licht ohne Verlust in ihrem Inneren führen, wenn die Faserachse eine beliebige Krümmung hat. Mit sehr dünnen Glasfasern (einem Lichtleiter von etwa 30 μm und einem Bildleiter von 7–10 μm Durchmesser) läßt sich der Lichtstrahl auch in Hohlräume führen und aus Hohlräumen ableiten, die nur über räumlich gekrümmte Wege zugänglich sind.

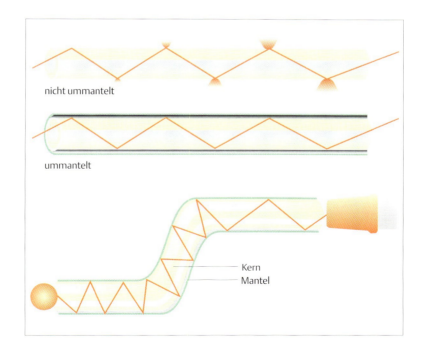

Abb. **1.1** Lichtreflexion in einer flexiblen Glasfaser.

Herstellung der Lichtleitfasern

Beim Stab-Rohr-Verfahren wird ein Stab aus hochbrechendem Glas in einem Rohr aus niedrigbrechendem Glas im Ofen erhitzt. Die beiden geschmolzenen Gläser werden gleichzeitig ausgezogen und auf Trommeln oder Spulen gewickelt. Beim Doppel-Tiegel-Verfahren schmelzen beide Glasarten in getrennten Schmelzgefäßen. Sie werden durch eine konzentrische Doppeldüse zur Faser gezogen und aufgewickelt.

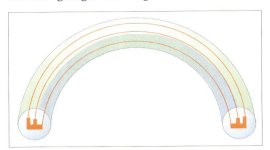

Abb. 1.2 Kohärentes Glasfaserbündel.

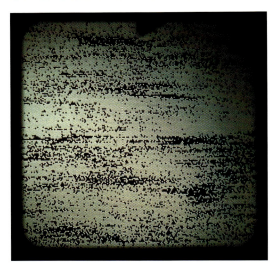

Abb. 1.3 Faserbrüche im Bündel.

Lichtleiter. Dies sind Bündel von etwa 10 000–15 000 Lichtleitfasern mit einem Durchmesser von 10–30 µm, die an den Enden miteinander verbunden werden. Am Ende sind sie senkrecht zur Faserachse geschliffen und poliert. Zum Schutz vor äußeren Einflüssen ist das Faserbündel von einem flexiblen Schlauch umgeben.

Bildleiter. Sie bestehen aus Bündeln von sehr dünnen Lichtleitfasern mit einem Durchmesser von 7–10 µm, deren Faserenden in gleicher Lage zueinander geordnet sind. Faserbündel, die eine symmetrische Ordnung des Bündels am proximalen und am distalen Ende haben, nennt man kohärente Bündel (Abb. 1.2). Auf diese Weise werden Bilder rasterförmig, d. h. in Teile zerlegt, übertragen, wobei jede Faser einen Bildpunkt fortleitet. Je kleiner der Durchmesser der Faser, um so besser ist das Auflösungsvermögen, d. h. die Trennung zweier benachbarter Bildpunkte. Für eine faseroptische Bildübertragung wird daher ein Bündel von etwa 25 000–30 000 Fasern benötigt. Die Bildqualität ist im wesentlichen von dem Durchmesser der Einzelfaser, von der Gleichmäßigkeit aller Fasern und von der Ordnung der Fasern im Bündel abhängig. Je dünner und flexibler die Einzelfaser, je gleichmäßiger die Fasern im Bündel und die Anordnung der Fasern im proximalen und distalen Ende des Faserbündels ist, desto exakter ist das übertragene Bild. Gebrochene Fasern werden von dem Betrachter aufgrund der rasterförmigen Bildübertragung als schwarze Punkte erkannt (Abb. 1.3). Um ein Bild sichtbar zu machen, sind 2 Linsen, die Objektivlinse am distalen Ende des Bildleitbündels und die Okularlinse am proximalen Ende des Bildleitbündels, erforderlich. Letztere liefert ein aufrecht stehendes Bild (Abb. 1.4). Der Faserdurchmesser kann nicht beliebig verkleinert werden. Bei einer Faserdicke von 5 µm würde die Lichtwellenamplitude unterschritten und damit eine Bildweitergabe unmöglich.

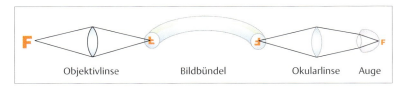

Abb. 1.4 Glasfaserbündel mit optischem System.

1.1.2 Aufbau des flexiblen Fiberendoskops

Das flexible Fiberendoskop enthält in der Regel 2 Lichtleitbündel, 1 Bildleitbündel, 1 Biopsie- oder Absaugkanal und 2 Abwinkelungszüge, die mit einem Geflecht aus Metallbändern umwickelt sind. Die so angeordneten und fixierten Teile des Fiberendoskops werden von einem Kunststoffmantel wasserdicht umhüllt (Abb. 1.5).

1.1.3 Lichtversorgung des flexiblen Fiberendoskops

Die optischen Geräte aus Glasfasern werden mit kaltem Licht versorgt. Dieses wird durch Ausfiltern der wärmenden Strahlungsanteile des Lichts vor dessen Eintritt in den Lichtleiter erzeugt. Grundsätzlich lassen sich 2 Typen von Lichtquellen unterscheiden:
- Die *Halogenlichtquelle* ist für den Routinegebrauch geeignet. Sie hat eine 150-W-Lampe mit einer Lebensdauer von etwa 50–60 Stunden.
- Die *Xenonlichtquelle* liefert 200 W und hat eine Lebensdauer von etwa 500 Stunden. Sie ist unerläßlich für Video- und Photoaufnahmen ohne Blitzlicht. Die Aufnahmen in diesem Buch sind mit der Xenonlichtquelle Olympus CLV, die mit einer Beleuchtungs- und Belichtungsautomatik ausgerüstet ist, angefertigt worden. Moderne Lichtquellen haben 2 Lampen, so daß bei Ausfall einer Lampe auf die andere umgeschaltet werden kann.

1.1.4 Funktionselemente des flexiblen Fiberendoskops

Der Aufbau des flexiblen Fiberendoskops ist in Abb. 1.6 dargestellt. Es ist sinnvoll, sich die einzelnen Bezeichnungen der Funktionselemente einzuprägen. Die Bedienung wird zwar dadurch nicht einfacher, aber die Weitergabe von Informationen. 3 Hauptkomponenten können unterschieden werden:
- Versorgungsteil,
- Kontrollteil,
- Einführungsteil.

Versorgungteil. Die Versorgungsleitung enthält das lichtführende Faserbündel und die elektrische Leitung für die Photoautomatik. Der Versorgungsstecker muß vor Benutzung des Fiberendoskops mit der Kaltlichtquelle konnektiert werden. Er enthält die elektrischen Kontakte und nimmt das von der Kaltlichtquelle erzeugte Licht auf. Am Versorgungsstecker befindet sich das Belüftungsventil für die Sterilisation mit Ethylenoxid sowie den Leckagetest. Durch Installation der Kappe für die Ethylenoxidsterilisation wird das Innere der ansonsten wasserdichten Optik für Flüssigkeiten und Gase frei zugängig. Die Bedeutung des Dichtigkeitstests und der Gassterilisation wird in Kap. 1.2.5 beschrieben. Auf keinen Fall darf die Gassterilisationskappe aufgeschraubt werden, wenn das Fiberendoskop nach der Anwendung in Wasser oder Desinfektionslösung eingelegt werden soll.

Kontrollteil. Das Kontrollteil wird entweder in der rechten oder der linken Hand gehalten, die freibleibende Hand übernimmt die Fixierung des Einführungsteils (Abb. 1.7). Am Kontrollteil befinden sich das Okular und der Dioptrienkorrekturring, mit dem die Optik der Sehkraft des Untersuchers angepaßt werden kann (Abb. 1.8). Der Ab-

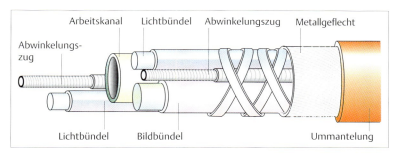

Abb. 1.5 Aufbau des flexiblen Fiberendoskops.

4 Aufbau, Wiederaufbereitung und Auswahl des flexiblen Fiberendoskops

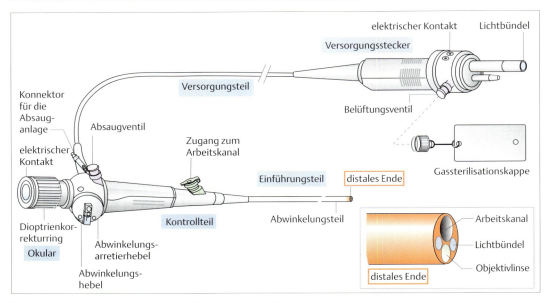

Abb. 1.**6** Nomenklatur der Funktionsteile des flexiblen Fiberendoskops.

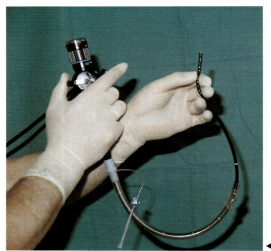

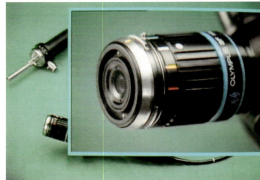

Abb. 1.**8** Dioptrienkorrekturring.

◀ Abb. 1.**7** Halten des flexiblen Fiberendoskops.

winkelungshebel wird mit dem rechten oder linken Daumen bewegt, so daß mit dem Zeigefinger das Ventil des Absaugkanals bedient werden kann. Mit dem Abwinkelungshebel wird das distale Ende des Einführungsteils (der Abwinkelungsteil) bewegt. Durch Feststellen des Abwinkelungsarretierhebels wird das flexible Ende des Einführungsteils in einer gewählten Abwinkelungsposition fixiert. Das distale Ende kann auf diese Weise zum Entnehmen von Gewebe oder zum Photographieren in einer bestimmten Position gehalten werden, ohne den Abwinkelungshebel zu berühren. Der Abwinkelungsarretierhebel darf auf keinen Fall verriegelt werden, wenn das distale Ende zur Endoskopie frei bewegt werden soll, weil dadurch die Abwinkelungszüge beschädigt werden. Am Kontrollteil befinden sich der Konnektor für die Absauganlage sowie das Absaugventil und der Zugang zum Biopsiekanal, der auch zur Injektion von Flüssigkeiten, z. B. des Lokalanästhetikums oder Kochsalzes 0,9 %, benutzt werden kann.

Einführungsteil. Das Teil des Fiberendoskops, das über die oberen Atemwege in die Trachea eingeführt wird, bezeichnet man als Einführungsteil. Es enthält die Lichtleitbündel, das Bildübertragungsbündel, den Arbeitskanal und die Abwinkelungszüge. Das Einführungsteil ist flexibel, d. h., es ist eine vorsichtige Abbiegung möglich, um das Gerät den Krümmungen der Atemwege anzupassen. Der distale Anteil des Abwinkelungsteils kann maximal abgebogen werden. Dies wird durch eine besondere Konstruktion des distalen Teils ermöglicht. Die Glasfaserbündel werden in diesem Bereich zusammen mit dem Biopsiekanal von einzelnen Metallringen umgeben, die an 2 Seiten durch Scharniere miteinander verbunden sind. Die Spitze des Einführungsteils kann deshalb im rechten Winkel zu diesen Scharnieren nach oben und unten bewegt werden, entsprechend der Anspannung der beiden Kontrollzüge (Abb. 1.**9**). Die maximal mögliche Abwinkelung nach oben und unten ist bei den Geräten unterschiedlich. Die Ummantelung an der Spitze besteht aus dünnem Gummi, wodurch das distale Ende beweglicher wird. Dieser Bereich des Einführungsteils ist hoch empfindlich und kann sehr leicht beschädigt werden. Durch Überdehnung des Gummistrumpfs entstehen häufig Falten, die bei Belastung einreißen, so daß Wasser in das Innere des Fiberendoskops eindringen kann. Perforationen werden durch den Dichtigkeitstest vor der Wiederaufbereitung erkannt, so daß sehr aufwendige Reparaturen vermieden werden.

Lichtübertragungsbündel: Flexible Fiberendoskope enthalten im allgemeinen 2 lichtführende Bündel. Im LF2 befindet sich nur 1 lichtführendes Bündel. Im ultradünnen Fiberendoskop ist das lichtführende Bündel konzentrisch. Die lichtführenden Glasfaserbündel transportieren das Kaltlicht von der Lichtquelle über das Versorgungsteil bis zum distalen Ende des Einführungsteils (Abb. 1.**10**).

Bildübertragungsbündel: Das optische System des Fiberendoskops umfaßt die Objektivlinse am distalen Ende, das Bildübertragungsbündel und das Okular. Die Fokussierung durch Drehen der Objektivlinse ist nicht möglich, weil das distale Ende

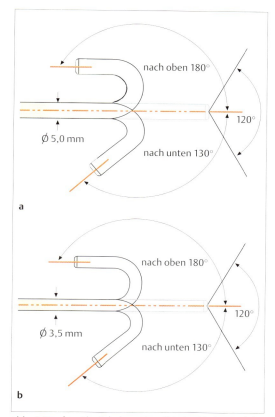

Abb. 1.**9 a, b** Abwinkelung des distalen Endes und Gesichtsfeld des flexiblen Fiberbronchoskops.

wasserdicht sein muß. Deshalb haben flexible Fiberendoskope einen *Fixed focus.* Das vom Objekt reflektierte Licht wird auf die Objektivlinse konzentriert, die sich am distalen Ende des Bildübertragungsbündels befindet. Über dieses Bündel wird das am distalen Ende aufgenommene Bild zur Okularlinse geleitet (Abb. 1.**9**). Die einzelnen Fasern im Bildübertragungsbündel sind so geordnet, daß über das Okular ein unverfälschtes Bild des Objekts gesehen wird.

Gesichtsfeldtiefe: So bezeichnet man den Abstand zwischen der Spitze des Fiberendoskops und dem noch erkennbaren Objekt. Innerhalb dieses Bereichs werden die Objekte lokalisiert und vom Betrachter scharf gesehen. Die Größe dieses Bereichs ist von der Fasergröße und der Apertur der Objektivlinse abhängig. Die meisten Fiberendoskope haben eine Gesichtsfeldtiefe von 3–50 mm.

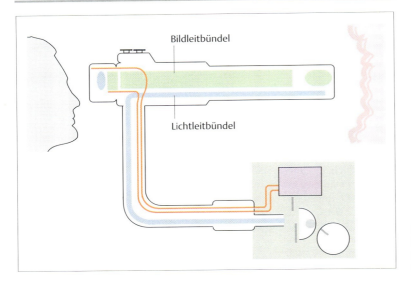

Abb. 1.**10** Leitung des Kaltlichts von der Kaltlichtquelle zum Auge des Untersuchers.

Gesichtsfeldbereich: Er wird durch die Anzahl der Fasern und den jeder Faser zugeordneten Anteil des Gesichtsfelds bestimmt. Durch eine höhere Anzahl von Fasern kann das Gesichtsfeld erweitert werden. Das Gesichtsfeld wird als Winkel in Graden angegeben und hat die Form eines Konus. Flexible Fiberendoskope haben je nach Typ ein Gesichtsfeld von 75–120° (Abb. 1.**9**). Die Grenzen der Bildgröße sind durch die Ausleuchtung des Gesichtsfelds und die geringe Größe des optischen Systems, das am distalen Ende des Fiberendoskops eingefügt werden muß, bestimmt.

Arbeitskanal: Der Arbeitskanal verläuft vom Kontrollteil zur Spitze des Einführungsteils und kann zum Absaugen, zur Injektion der Medikamente, zur Insufflation von Sauerstoff oder zur Einführung der Biopsie- und Bürsteninstrumente verwendet werden. Um eine adäquate Absaugleistung zu gewährleisten, sollte der Durchmesser des Arbeitskanals wenigstens 2 mm betragen.

Abwinkelungshebel: Durch Auf- und Abbewegung des Abwinkelungshebels wird das distale Ende des Einführungsteils bewegt. 2 dünne Drähte, die vom Abwinkelungshebel zur Spitze des Fiberendoskops ziehen, ermöglichen die Bewegung. Wenn der Abwinkelungshebel nach unten gedrückt wird, bewegt sich das distale Ende des Fiberendoskops nach oben in anteriore Position. Der Druck des Abwinkelungshebels nach oben bewirkt eine Bewegung nach unten in posteriore Position.

1.2 Wiederaufbereitung des flexiblen Fiberendoskops

Das flexible Fiberendoskop muß nach jeder Benutzung gereinigt und desinfiziert bzw. sterilisiert werden, um Kreuzinfektionen, d. h. die Keimübertragung vom Patienten auf das Personal und auf andere Patienten, zu verhindern (94, 120, 273, 348). Die Empfehlungen des Herstellers zur Reinigung, Desinfektion und Sterilisation müssen sorgfältig eingehalten werden, weil der Hersteller für Schäden, die durch unsachgemäße Behandlung der Geräte entstehen, nicht haftet. Alle modernen Fiberendoskope sind voll submersibel, d. h., sie können vollständig in Wasser und Desinfektionsmittellösungen eingelegt werden.

Die Mehrzahl der Schäden an den Geräten wird vor und nach der Untersuchung verursacht.

Genaue Kenntnisse der Wiederaufbereitung sowie der Fehlerquellen und Gefahren im Zusammenhang mit der Wiederaufbereitung sind für Ärzte und Pfleger unabdingbar. Mangelnde Sorgfalt kann innerhalb kurzer Zeit Reparaturkosten verursachen, die den Anschaffungspreis des Gerätes um ein Vielfaches übersteigen.

Wenn das flexible Fiberendoskop nicht sofort nach der Benutzung (maschinell) wiederaufbereitet werden kann, sollte in jedem Fall das Einführungsteil gewaschen und der Biopsiekanal mit reichlich Wasser gespült werden, so daß das Sekret nicht antrocknet. Das Endoskop sollte dann, bis es endgültig wiederaufbereitet wird, sicher abgelegt werden.

1.2.1 Dichtigkeitstest

In den modernen automatischen Wiederaufbereitungsgeräten wird vor jeder Desinfektion des Fiberendoskops ein Dichtigkeitstest durchgeführt. Wenn das Fiberendoskop nicht wasserdicht ist, bricht der Automat den Wasch- und Desinfektionsvorgang ab. Bei manueller Wiederaufbereitung im Desinfektionsmittelbad sollte der Dichtigkeitstest grundsätzlich durchgeführt werden, besonders dann, wenn der Verdacht auf Beschädigung des Endoskops besteht, z. B. durch einen Biß des Patienten, nach einer Notfallendoskopie oder wenn das Gerät während der Maßnahmen zu Boden gefallen ist. Der Dichtigkeitstest wird durchgeführt, um auszuschließen, daß Flüssigkeit während des Desinfektionsvorgangs in das Innere des Endoskops eindringt und dort einen schwerwiegenden Schaden an den Faserbündeln bewirkt. Die nach dem Eindringen von Flüssigkeit in das Endoskop anfallenden Reparaturen sind sehr aufwendig und kostenintensiv.

Für den Dichtigkeitstest sind eine Kaltlichtquelle und der Dichtigkeitstester erforderlich (Abb. 1.11):

- Es ist sicherzustellen, daß die Anschlüsse des Dichtigkeitstesters (MB-155) und des Belüftungsventils trocken sind.
- Die Lichtquelle oder Wartungspumpe (MU-1) wird eingeschaltet.
- Der Anschluß des Dichtigkeitstesters wird in die Lichtquelle gesteckt und mit dem Belüftungsventil am Versorgungsstecker konnektiert (Bajonettverschluß).
- Luft wird in das Innere des Endoskops eingeblasen, bis sich das distale Abwinkelungsteil geringfügig aufbläht.

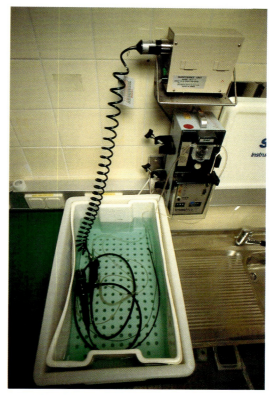

Abb. 1.11 Dichtigkeitstester MB-155 mit Wartungspumpe MU-1.

- Das Endoskop wird komplett in klares Wasser eingetaucht.
- Ein aufsteigender Luftblasenstrom beweist, daß das Endoskop undicht ist. Kleine Luftblasen, die anfänglich aufsteigen, sind unerheblich.
- Das Endoskop wird aus dem Wasser genommen.
- Der Leckagetester wird zuerst von der Lichtquelle getrennt. Er bleibt noch ungefähr 30 Sekunden am Versorgungsstecker, damit sich der Druck im Endoskop normalisieren kann.
- Der Leckagetester wird vom Endoskopstecker abgenommen.

Wenn eine Leckage festgestellt worden ist, darf das Endoskop nicht wiederaufbereitet oder benutzt werden; es muß zur Reparatur. Leckagen, die rechtzeitig erkannt worden sind, erfordern in der Regel nur geringfügige Reparaturen, die mit einem niedrigen Kostenaufwand verbunden sind.

Bei der Versendung des Fiberendoskops zur Reparatur soll ein Zettel beigelegt werden, der die Werkstätte darauf hinweist, daß das Gerät undicht und *nicht desinfiziert* ist.

1.2.2 Reinigung des flexiblen Fiberendoskops

Wenn kein vollautomatisches Gerät zur Verfügung steht, müssen vor der Aufbereitung des Fiberendoskops der Ventilansatz und der Arbeitskanal im Desinfektionsmittelbad mit Bürsten gereinigt werden. Das Desinfektionsmittel sollte einen Reiniger, z. B. ein Tensid, enthalten. Die Bürsten werden vom Hersteller geliefert. Zunächst wird das Ventil abgeschraubt und mit einer Bürste gereinigt. Für die Reinigung des Kanalstutzens wird eine Spezialbürste benutzt. Bei der Reinigung des Arbeitskanals ist darauf zu achten, daß eine für den jeweils zu reinigenden Kanal passende Bürste gewählt wird. Der kleinste Kanaldurchmesser beträgt 1,2 mm, der größte 3,2 mm. Bei Verwendung ungeeigneter Kanalbürsten kann das Endoskop schwer beschädigt werden. Die Bürsten für die Reinigung des Arbeitskanals sind deshalb vom Hersteller farbig gekennzeichnet.

1.2.3 Eintauchdesinfektion

Aus hygienischer Sicht muß die Eintauchdesinfektion grundsätzlich abgelehnt werden, weil das Ergebnis nicht überprüfbar ist (94, 120). Die manuelle Wiederaufbereitung flexibler Fiberendoskope durch Eintauchdesinfektion sollte deshalb nur durchgeführt werden, wenn aus Kostengründen eine vollautomatische Wiederaufbereitungsanlage nicht beschafft werden kann oder wenn das flexible Fiberendoskop nur sehr selten benutzt wird. Die manuelle Wiederaufbereitung muß von geschultem Personal mit größtmöglicher Sorgfalt durchgeführt werden. Ein großes Problem ist die Desinfektion des dünnen Arbeitskanals, weil er sowohl zum Absaugen hochseptischen Materials als auch zur Injektion des Lokalanästhetikums benutzt wird. Da trotz der Vorreinigung des Arbeitskanals mit Bürsten eine Verlegung mit organischem Material möglich ist, sollte der Arbeitskanal für die Dauer der Desinfektion mit einer Pumpe und einem Spülventil mit Desinfektionsmittellösung, die dem Desinfektionsmittelbad entnommen wird, gesondert durchgespült werden. Gut geeignet sind volumetrische Pumpen, die einen konstanten Flow und eine zeitliche Begrenzung der Perfusion gewährleisten. Die vom Hersteller empfohlene Konzentration des Desinfektionsmittels und dessen Einwirkungsdauer müssen sorgfältig eingehalten werden. Der Hersteller übernimmt keine Haftung für Folgeschäden, wenn die verwendeten Desinfektionsmittel (Aldehyde) nicht für die Desinfektion der Fiberendoskope zugelassen sind. Die zugelassenen Desinfektionsmittel und enzymatischen Reiniger sind in Tab. 1.1 zusammengestellt. Bei der Auswahl der Konzentration-Einwirkungszeit-Korrelationen, die von den Herstellern empfohlen werden, ist zu bedenken, daß generell durch die Erhöhung der Konzentration die Einwirkungszeit verkürzt werden kann. Es sollte möglichst die Konzentration gewählt werden, die eine Einwirkungszeit von 1 Stunde erfordert. Die Einhaltung der Einwirkungszeit muß kontrolliert werden. Nach Ablauf dieser Zeit sollte das Fiberendoskop sofort aus der Lösung genommen werden, weil bei längerer Einwirkungszeit des Desinfektionsmittels Schäden an Plastik und Gummi der Außenhülle auftreten können. Geeignete Spülwannen, die das Abfließen der Spüllösung über einen Auslauf ermöglichen, sind im Handel verfügbar. Durch sorgfältige Vorreinigung und anschließende Desinfektion mit 2 %igem Glutaraldehyd über einen Zeitraum von mindestens 20 Minuten werden Mikroorganismen, wie z. B. das Mycobacterium tuberculosis, sicher abgetötet (109).

1.2.4 Abspülen von Desinfektionsmittelresten und Funktionsprüfung

Zum Durchspülen des Arbeitskanals nach der Desinfektion und zur Entfernung von Resten des Desinfektionsmittels von der äußeren Oberfläche des flexiblen Fiberendoskops muß steriles Wasser verwendet werden. Auf keinen Fall ist Leitungswasser geeignet, weil ein Großteil der Wasserstellen in den Kliniken mit Keimen, z. B. mit Legionella pneumophila und Pseudomonas aeruginosa, belastet ist. Für die Spülung und Trocknung müssen sterile Handschuhe getragen werden. Der Arbeitskanal wird mit sterilem Wasser unter Verwendung einer sterilen Einwegspritze durchgespült. Die äußere Oberfläche des flexiblen Fiberendoskops wird mit sterilen Tüchern, der Arbeitskanal mit Luft oder Sauerstoff aus der

Tabelle 1.1 Zur Wiederaufbereitung flexibler Fiberendoskope zugelassene Desinfektionsmittel

Name	Hersteller/Vertrieb	Wirkstoffbasis	Reinigungsmittel	Konzentration bei einer Einwirkzeit von 60 Minuten
Gigasept FF	Schülke & Mayr GmbH	Aldehyd, Aldehydabspalter	Tenside	3 %
Sekusept Plus	Henkel Hygiene GmbH	Alkylaminderivate	Tenside	1,5 %
Sekusept Extra N	Henkel Hygiene GmbH	Aldehyde, quaternäre Verbindung	Tenside[1]	2 %
Aseptisol	Bode Chemie GmbH & Co.	Aldehyde, quaternäre Verbindung	Tenside[2]	1 %
Kohrsolin ID	Bode Chemie GmbH & Co.	Aldehyd, Aldehydabspalter	Tenside[2]	3 %

[1] Die Kombination mit dem Sekusept cleaner wird empfohlen
[2] Die Kombination mit einem Reiniger (Bodethen) wird empfohlen

zentralen Versorgungsanlage getrocknet. Mit einem Flow von 10 l/min kann der Kanal in 5 Minuten vollkommen getrocknet werden. Bevor nach Abschluß der Desinfektionsmaßnahmen das Endoskop in eine Schutzhülle verpackt wird, muß die Funktion kontrolliert werden. Es muß vor allem überprüft werden, ob eine klare Sicht möglich ist. Gegebenenfalls müssen die Okularlinse und die Frontlinse mit einem weichen alkoholhaltigen Tupfer vorsichtig abgerieben werden. Das Einführungsteil des flexiblen Fiberendoskops wird in eine sterile Hülle gepackt. Flexible Fiberendoskope, die im Anästhesiebereich benutzt werden, sollten in Plexiglasröhren „hängend" aufbewahrt werden. Die Plexiglasröhren können z. B. an einen Narkosewagen montiert werden (Abb. 1.12). Flexible Fiberendoskope, die auf der Intensivstation für Bronchoskopien hochseptischer Patienten benutzt werden, sollten nach der Desinfektion mit Ethylenoxid sterilisiert werden. Dies gilt auch für flexible Endoskope, die im Anästhesiebereich zur Bronchoskopie bei septischen pulmonalen Prozessen benutzt wurden.

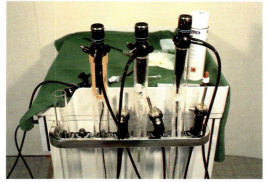

Abb. 1.12 Narkosewagen für die Geräte zur fiberoptischen Intubation.

1.2.5 Gassterilisation

Die Sterilisation mit Ethylenoxid wird in speziellen Sterilisationsgeräten durchgeführt.

■ Vor dem Zyklus der Sterilisation mit Ethylenoxid muß die Entlüftungskappe am Versorgungsstecker (Abb. 1.13) aufgeschraubt werden.

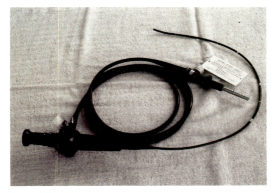

Abb. 1.13 Entlüftungskappe für die Gassterilisation am LF2.

Über die Entlüftungskappe erfolgt während der Druck- und Vakuumphasen im Gassterilisationsgerät ein Druckausgleich. Abb. 1.**14** zeigt ein Gerät, bei dem das Aufschrauben der Entlüftungskappe versäumt worden ist. Die bei der Gassterilisation erforderliche Desorptionsphase findet im Gassterilisationsgerät statt. Vor erneuter Benutzung bzw. dem Eintauchen des flexiblen Fiberendoskops in Desinfektionslösung oder Wasser muß die Entlüftungskappe unbedingt entfernt werden, damit die Flüssigkeit nicht in das Fiberendoskop eindringen kann!

Kurzgefaßte Checklisten für die Wiederaufbereitung flexibler Fiberendoskope finden sich im Anhang dieses Kapitels (S. 15–17).

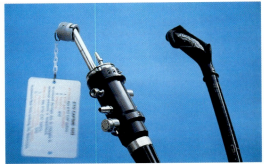

Abb. 1.**14** Durch Gassterilisation zerstörtes flexibles Fiberendoskop.

1.2.6 Wiederaufbereitung mit Automaten

Flexible Fiberendoskope müssen zwischen jeder Anwendung am Patienten einwandfrei aufbereitet werden mit dem Ziel, eine Verbreitung von Mikroorganismen sicher zu verhindern (94, 273, 287, 349). Grundbedingung für die Verhinderung einer Keimverbreitung durch flexible Fiberendoskope ist der Einsatz vollständig desinfizierbarer Endoskope und Zubehörteile (120, 157, 273, 348). Nur nach vollkommener Reinigung kann eine Desinfektion wirksam sein. Die Reinigung ist auch eine Vorbedingung für die Gassterilisation. Voraussetzung für eine sichere Entkeimung ist die Entfernung aller organischen Verschmutzungen durch mechanische Reinigung. Es handelt sich dabei um Arbeitsvorgänge mit dem Risiko der Verbreitung möglicherweise hochinfektiösen Materials auf das Personal und indirekt auf andere Patienten, wenn die Reinigung von Hand durchgeführt wird. Selbst bei größter Sorgfalt ist der Erfolg der manuellen und halbautomatischen Desinfektion nicht sicher (348). In den letzten Jahren wurde eine Reihe von brauchbaren Dekontaminationsautomaten entwickelt und angeboten (Tab. 1.**2**). Als Dekontaminationsautomat wird eine Maschine bezeichnet, die die vollständige Reinigung und Desinfektion sowie die Trocknung im geschlossenen System

Tabelle 1.**2** Reinigungs- und Desinfektionsautomaten für flexible Fiberendoskope (Stand: 1995)

Typ	Hersteller/ Lieferfirma	Breite (mm)	Tiefe (mm)	Höhe (mm)	Gewicht (kg)	Wasser	Strom (kW)	Dauer (min)	Besonderes
ETD 2	Olympus	900	600	850	160	VE oder WW, KW	9,7	26	Abwasser
Newamatic TC-FE	Netzsch	1200	570	1050	140	Demi	11	10	Abwasser, Abluft
Belimed SME 2000	Kleindienst	1200	700	900		VE, KW, WW	8,8		Abwasser, Abluft
BHT SME 2000	BHT Hygienet.	1200	700	880	120	VE, KW, WW	8,5	20	Abwasser, Abluft
Endoclean 2000	HAMO	800	700	1970		VE, KW	16	30	Abwasser, Abluft
ERD-Automat 35100	R. Wolf GmbH	580	760	1300	100	KW	0,23	30	Flotte wird mehrfach verwendet

Demi = demineralisiertes Wasser
KW = Kaltwasser
VE = vollentsalztes Wasser
WW = Warmwasser

nach einem validierten, standardisierten Verfahren ermöglicht (6). Durch die Behandlung des Fiberendoskops in einem solchen Automaten wird keine Sterilität erreicht. Ein Fiberendoskop, das steril eingesetzt werden muß, muß zusätzlich mit Ethylenoxid sterilisiert werden. Vollautomatische Wiederaufbereitungsgeräte, die auf den Markt gebracht werden, müssen einer Verfahrensprüfung unterzogen werden. Darüber hinaus unterliegen die Geräte einer periodischen Überprüfung (vierteljährlich oder halbjährlich) (6, 94, 349). Der große Vorteil der Aufbereitung im Automaten ist die jederzeit mögliche Überprüfung der Ergebnisse. Die Gefahr der Kontamination des Personals ist auf ein Minimum reduziert. Ein Dichtigkeitstest wird vor jedem Waschgang im Automaten durchgeführt. Der Waschvorgang wird von dem Automaten nicht eingeleitet, wenn eine Undichtigkeit festgestellt wird. Das flexible Fiberendoskop kann trocken aus dem Automaten entnommen werden. Als Beispiel eines derzeit erhältlichen Wiederaufbereitungsautomaten ist das Gerät der Firma Olympus (ETD 2) abgebildet (Abb. 1.15). Im Anhang dieses Kapitels (S. 18) findet sich der Programmablauf eines vollautomatischen Geräts zur Wiederaufbereitung flexibler Fiberendoskope.

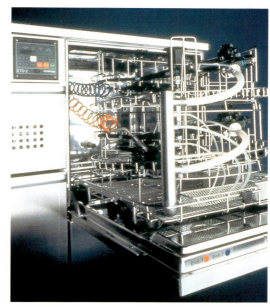

Abb. 1.15 Automat zur Wiederaufbereitung (Firma Olympus EDT 2).

1.2.7 Welche Fiberendoskope sind für den Anästhesiebereich und die Intensivmedizin geeignet?

In Tab. 1.3 sind alle gegenwärtig im Handel befindlichen flexiblen Fiberendoskope der Firma Olympus und ihre Spezifika aufgelistet. Ein Gerät, das in jeder Situation eingesetzt werden kann, gibt es nicht. Das flexible Fiberendoskop muß der beabsichtigten Verwendung angemessen ausgewählt werden. Folgende Fragen sollten beantwortet werden:

- Soll das Gerät vorwiegend zur fiberoptischen Intubation verwendet werden?
- Soll das Gerät beim Kind oder erwachsenen Patienten angewendet werden?
- Soll das Gerät vorwiegend zur Kontrolle der Tubuslage (des Doppellumentubus) verwendet werden?
- Welche Größe des Doppellumentubus ist erforderlich?
- Soll das Gerät auf der Intensivstation verwendet werden?
- Steht die diagnostische oder die therapeutische Anwendung im Vordergrund?

Wenn diese Fragen geklärt sind, kann entsprechend den in Tab. 1.3 angegebenen Spezifika ein Gerät ausgewählt werden. 5 Spezifika verdienen eine besondere Beachtung:

Durchmesser des Einführungsteils

Der Durchmesser des Einführungsteils bestimmt die Größe des trachealen Tubus oder des Airways, der benutzt werden kann. Geeignete Endoskope stehen für alle Tubusgrößen zur Verfügung. Die neue Generation der ultradünnen flexiblen Fiberendoskope ermöglicht auch die Intubation mit kleinsten Tuben mit einem Innendurchmesser von 2,5 und 3,0 mm. In Tab. 1.4 sind den Tubusgrößen (Innendurchmesser in mm) geeignete flexible Endoskope zugeordnet. Es ist nicht sinnvoll, einen trachealen Tubus mit großem Lumen mit einem sehr dünnen flexiblen Fiberendoskop zu plazieren, weil die Steifigkeit der Führungsschiene, besonders beim nichtflexiblen Tubus, nicht

Tabelle 1.3 Flexible Fiberendoskope der Firma Olympus

Gerätetyp	Außendurchmesser (mm)	Arbeitslänge (mm)	Kanaldurchmesser (mm)	Abwinkelungsgrad	Gesichtsfeldwinkelgrad
LF2	3,8	600	1,5	120/120	90
BF-N20	2,2	550	keiner	160/90	75
LF-P	2,2	600	keiner	120/120	75
BF-P30	5,0	550	2,2	180/130	120
BF-30	6,0	550	2,2	180/130	120
BF-1T30	6,0	550	2,8	180/130	120
BF-XT30	6,1	550	3,2	180/130	120
BF-2T10	6,0	550	2,0 / 1,5	160/100	90
BF-3C30	3,5	550	1,2	180/130	120

Tabelle 1.4 Wahl des flexiblen Fiberendoskops bei verschiedenen Tubusgrößen

	Tubus Innendurchmesser (mm)	Endoskop Außendurchmesser am distalen Ende (mm)	Endoskop Typenbezeichnung (Olympus)
Erwachsene	6–7,5	5,0 4,0	BF-P20D LF2
Kinder	4,5–5,5 4,0	4,0 3,7	LF2 BF-3C20
Säuglinge	3,0–3,5	2,7 2,2 (ohne Arbeitskanal)	PF-27M LF-P
Neugeborene	2,5–3,0	2,2 (ohne Arbeitskanal)	BF-N20 LF-P

ausreicht, um den Tubus sicher in die Trachea vorzuschieben (s. Kap. 4.8). Darüber hinaus ist die Gefahr der Beschädigung des sehr dünnen flexiblen Endoskops groß. Endoskope, deren Einführungsteil einen geringen Durchmesser hat, sind sehr flexibel und deshalb zur Plazierung rigider trachealer Tuben ungeeignet. Die Flexibilität dieser dünnen Endoskope ist andererseits für die Endoskopie der Atemwege und für die Bronchoskopie unabdingbar, so daß eine Änderung der Geräte nicht in Frage kommt.

Der innere Durchmesser des trachealen Tubus sollte generell 1 mm größer sein als der Durchmesser des Einführungsteils.

Länge des Einführungsteils

Wenn man davon ausgeht, daß die Länge eines nasotrachealen Tubus 30 cm beträgt, bleibt für die Durchführung der Endoskopie eine Arbeitslänge von 25 cm, wenn der Tubus auf dem Einführungsteil des Endoskops fixiert ist. Die verbleibenden 25 cm reichen in der Regel nicht aus, um das Endoskop transnasal im mittleren Teil der Trachea zu plazieren, ohne den distalen Teil des trachealen Tubus in die Nase einzuführen. Der Abstand von der äußeren Nasenöffnung zum mittleren Bereich der Trachea beträgt 20–25 cm. Beim wachen Patienten sollte deshalb der Konnektor des trachealen Tubus abgezogen und der Tubus so weit wie möglich auf den Schaft des Endoskops geschoben werden. Die bei dem Fiberendoskop LF2 verfügbare Länge des Einführungsteils von 60 cm bietet bei der nasotrachealen Intubation Vorteile (258). Eine Mindestlänge des

Einführungsteils von 55 cm ist auch erforderlich, wenn Doppellumentuben plaziert werden sollen. Für die orale Intubation ist eine Länge des Einführungsteils von 55 cm zur Plazierung aller im Handel befindlichen trachealen Tuben völlig ausreichend.

Größe des Arbeitskanals

Der Arbeitskanal wird bei der fiberendoskopischen Intubation vor allem zur Durchführung der Schleimhautanästhesie benutzt. Der Innendurchmesser des Arbeitskanals aller Typen ist dafür ausreichend. Ein Arbeitskanal mit zu großem Durchmesser ist ungeeignet, weil das Lokalanästhetikum nicht gezielt appliziert werden kann und deshalb eine größere Menge erforderlich ist. Es hat sich bewährt, bei einem weiten Arbeitskanal (mit einem Durchmesser ≥ 2,0 mm) für die Lokalanästhesie einen über den Arbeitskanal eingeführten Periduralkatheter zu benutzen, weil das Lokalanästhetikum wesentlich besser und unter sterilen Kautelen plaziert werden kann. Flexible Endoskope, die für die fiberendoskopische Intubation benutzt werden, sollten immer einen Arbeitskanal haben, weil bei der fiberendoskopischen Intubation des wachen Patienten, insbesondere des Kindes, eine Lokalanästhesie unabdingbar ist. Das für Kleinkinder und Säuglinge geeignete Endoskop BF-N20 erlaubt die Intubation mit trachealen Tuben der Größe 2,5 mm ID, hat aber keinen Biopsiekanal. Die Lokalanästhesie muß deshalb mit einem größeren Gerät (BF3-C30) durchgeführt werden. Die Intubation kann anschließend mit der 2,2-mm-Optik durchgeführt werden. In Erprobung befindet sich ein Prototyp (XPF-27CA[A1027]) mit einem Durchmesser von 2,7 mm am distalen Ende. Dieses Gerät hat einen Arbeitskanal von 0,8 mm, der die gezielte Applikation des Lokalanästhetikums erlaubt. Die Erfahrungen mit diesem Gerät für die diagnostische Bronchoskopie bei Kleinkindern und Säuglingen und die fiberendoskopische Intubation mit Trachealtuben von 3,0 mm ID sind sehr gut (149).

Besondere Anforderungen werden an das Fiberendoskop gestellt, wenn es auf der Intensivstation für Bronchoskopien zur Diagnostik und Therapie verwendet wird. Einerseits muß der Biopsiekanal möglichst groß sein, um Instrumente (z. B. Biopsiezangen) einführen und zähflüssiges Sekret absaugen zu können, andererseits darf der Durchmesser des Einführungsteils eine Größe von 5,0 bis maximal 6,0 mm nicht überschreiten, wenn die Beatmung über den Tubus bei eingeführtem Endoskop fortgeführt werden soll. Man wird in der Regel gut mit einem BF-P30 zurechtkommen, dessen Einführungsteil einen Durchmesser von 5,0 mm und dessen Arbeitskanal einen Durchmesser von 2,0 mm hat. In Tab. 1.5 sind die für unterschiedliche klinische Anwendungen geeigneten Endoskope zusammengestellt.

Gesichtsfeld

Durch den Gesichtsfeldwinkel wird das für den Betrachter verfügbare Bild definiert. Ein weites Gesichtsfeld ermöglicht eine bessere Übersicht und damit eine bessere Einordnung der anatomischen Strukturen. Eine Erweiterung des Gesichtsfelds ist nur durch Verminderung der Bildauflö-

Tabelle 1.5 Flexible Fiberendoskope für verschiedene klinische Anwendungen

Anwendung	Gerätetyp	Alternativer Gerätetyp
Intubation:		
• Erwachsene	BF-P30	LF2
• Kinder	BF-3C30	LF2
• Kleinkinder / Säuglinge	BF-3C30	oder LF-P / BF-N20
Plazierung des Doppellumentubus:		
• Erwachsene	BF-3C30	LF2
• Kinder	BF-3C30	oder LF-P / BF-N20
Bronchoskopie auf der Intensivstation:		
• Erwachsene	BF-P30	BF-30 / BF-1T30 / BF-XT30 / BF-2T10
• Kinder	BF-3C30	BF-N20

sung bzw. der Bildqualität möglich. Der Gesichtsfeldwinkel beträgt bei größeren Endoskopen 120°, bei dem kleinen Endoskop LF2 90°. Bei den ultradünnen Endoskopen kann wegen des geringen Durchmessers des Fiberfaserbündels nur ein Winkel von 75° ermöglicht werden. Die ultradünnen Endoskope erfordern nicht zuletzt aus diesem Grund eine größere Erfahrung.

Abwinkelung des distalen Endes

Eine ausreichende Abwinkelung des distalen Endes ist erforderlich, um das Einführungsteil über gekrümmte Wege vorschieben zu können, ohne eine Verletzung der Schleimhaut zu verursachen. Für die fiberoptische Intubation ist die Abwinkelung nach oben besonders wichtig, damit das flexible Fiberendoskop von der Rachenhinterwand sicher in den Larynxeingang eingeführt werden kann. Besonders bei einem Tumor oder einer Schwellung im Bereich der oberen Atemwege ist eine möglichst große Flexibilität des distalen Endes erforderlich. Auch für die Durchführung der Bronchoskopie ist eine ausreichende Abwinkelung nach oben und unten unabdingbar. Im Minimum sollte eine Abwinkelung nach oben und unten um 120° möglich sein.

Kaltlichtquellen

Die Bedeutung einer guten Kaltlichtquelle wird vom Anfänger meist unterschätzt. Bei der Auswahl einer Kaltlichtquelle stellt man sich am besten folgende Fragen:

- Soll mit einer Kamera, die auf das Bedienungsteil des flexiblen Fiberendoskops montiert ist, photographiert werden?
- Sollen auch kleinere flexible Fiberendoskope, z. B. ultradünne, verwendet werden?
- Soll zur Ausbildung oder Dokumentation eine Videoanlage angeschlossen werden?

Wenn eine der Fragen mit Ja beantwortet wird, kommt nur eine Xenonkaltlichtquelle (Olympus CLV10, Abb. 1.**16**) in Frage.

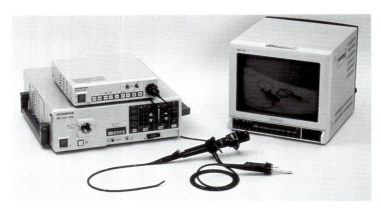

Abb. 1.**16** Xenonkaltlichtquelle (Typ CLV 10) mit fiberendoskopischer Videoanlage OTV-F3.

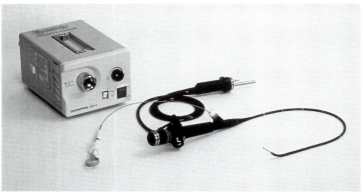

Abb. 1.**17** Kleine tragbare Kaltlichtquelle (Typ CLK-4).

Wenn die Endoskope lediglich für Erwachsene im Routinebetrieb verwendet werden sollen, ist eine kleine, gut transportable Kaltlichtquelle (CLK-4, Abb. 1.**17**) völlig ausreichend.

1.2.8 Fiberendoskopische Videoanlage

Einen großen Fortschritt bei der Ausbildung von Kollegen, Hospitanten und Studenten hat die Einführung eines Videosystems gebracht. Über eine Kamera (OTV-F3), die auf das Bedienungsteil des flexiblen Fiberendoskops montiert ist, werden die endoskopischen Bilder für mehrere Personen gleichzeitig mit einem Steuergerät auf dem Bildschirm sichtbar gemacht (Abb. 1.**16** u. 1.**18**). Der große Vorteil dieser Anlage besteht darin, daß der Lehrer die Technik am Patienten demonstrieren und den Lernenden während der Endoskopie kontrollieren kann. Der Lehrer kann zu jedem Zeitpunkt in den fiberendoskopischen Intubationsvorgang oder die Bronchoskopie eingreifen. Durch die Integration eines Videorekorders kann die Anlage auch zur Dokumentation von endoskopischen Befunden und zur Herstellung von Lehrfilmen benutzt werden.

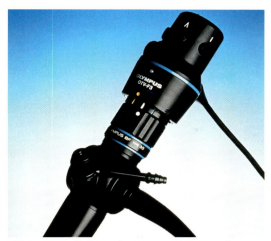

Abb. 1.**18** Endoskopische Kamera OTV-F3 auf einem BF-P30.

1.3 Anhang

1.3.1 Checkliste für die Wiederaufbereitung von flexiblen Endoskopen
Kenntnis der gültigen Betriebsanleitungen ist unbedingt Voraussetzung

1.3.1.1 Nach fiberendoskopischer Intubation ohne endobronchiale Absaugung

WAS?	WIE?	CHECK bitte abhaken
Unmittelbar nach F.E.I.T.	→ wenn Aufbereitung nicht sofort möglich • Arbeitskanal mit Wasser durchspülen • Einführungsteil feucht mit Wasser abreiben • sicher ablegen	
Dichtigkeitstest	→ Wie oft soll geprüft werden? • am besten vor jedem Desinfektionsbad • bei Verdacht auf Beschädigung des Endoskops durch Biß • nach Notfallendoskopien • nach Fallen auf den Boden • genaue Durchführung s. Seite 17	
Reinigung mit speziellen Bürsten	• vor dem Desinfektionsbad werden Arbeitskanal, Ventilansatz und Ventil gründlich mit der passenden Bürste gereinigt	

WAS?	WIE?	CHECK bitte abhaken
Desinfektionslösung	• Konzentration nach Angabe des Herstellers z.B. Lysoformin 0,75 % (Einwirkungszeit 1 Stunde) Lysetol FF 2,0 % (Einwirkungszeit 1 Stunde) *Desinfektionsmittel müssen für Endoskope zugelassen sein (s. Etikett bzw. Desinfektionsmittelliste von Fa. Olympus!)*	☐
Kontinuierliche Spülung des Arbeitskanals mit Desinfektionslösung	• mit volumetrischer Pumpe (z.B. Imed) Vorteil: Zeitbegrenzung, kontinuierlicher Flow • mit Perfusor (Nachteil: Spritze muß öfter gefüllt werden) • mit Endoskopiewannespülsystem (Fa. Olympus) • Spüldauer mindestens 1 Stunde über Spülventil	☐
Abspülen von Desinfektionsmittelresten und Funktionsprüfung	• Bereitstellen von sterilem Wasser, sterilen Tüchern, sterilen Kompressen und sterilen Folienhandschuhen • Arbeitskanal mit mindestens 100 ml sterilem Wasser spülen • Ventilöffnung und Ventilansatz ebenfalls mit sterilem Wasser spülen • Endoskop mit angefeuchteten Kompressen von außen gut abreiben • anschließend von außen trocknen • Arbeitskanal mit Druckluft trocknen • Okularlinse und Frontlinse abreiben • Funktion und klare Sicht prüfen • Einführungsteil und flexibles Ende in eine sterile Hülle packen	☐
Aufbewahrung	• Endoskop immer „hängend" und schnell griffbereit sowie für alle gut sichtbar aufbewahren. Anschlußstecker für Lichtquelle soll ebenfalls arretiert werden, so daß das Lichtleitkabel nach unten hängt	☐

1.3.1.2 Nach fiberendoskopischer Intubation mit endobronchialer Absaugung

WAS?	WIE?	CHECK bitte abhaken
Spülen des Arbeitskanals und Grobreinigung	• unmittelbar nach Beendigung der Maßnahme werden mindestens 100 ml Wasser direkt durch den Arbeitskanal abgesaugt	☐
Einlegen des Fiberendoskops in das Desinfektionsbad	• vor dem Spülen werden zuerst der Arbeitskanal, der Ventilansatz, das Ventil sowie der Absaugstutzen mit den entsprechenden Bürsten gereinigt • weiterer Ablauf wie unter 1.3.1.1, S. 15 • anschließend Gassterilisation (s. S. 17)	☐

Genaue Beschreibung des Dichtigkeitstests

Warum wird der Dichtigkeitstest durchgeführt?	um die Unversehrtheit des Fiberendoskops einschließlich des flexiblen Abwinkelungsteils sicher zu überprüfen
Wann wird der Dichtigkeitstest durchgeführt?	optimal wäre Duchführung vor jedem Desinfektionsbad; jedoch immer: • nach vermuteten Patientenbiß • nach Notfallendoskopien • nach Fallen des Endoskops auf den Boden • nach Transporten • nach Fremdbenutzung (Gefahr von unsachgemäßem Gebrauch)
Wie wird der Dichtigkeitstesters durchgeführt?	1. Sicherstellen, daß die Anschlüsse des Dichtigkeitstesters (MB-155) und des Belüftungsventils trocken sind. 2. Lichtquelle oder Wartungspumpe MU-1 anschalten (Luftzufuhr). 3. Zuerst Dichtigkeitstester in die Lichtquelle stecken, dann Anschluß an Versorgungsstecker. 4. Distales Abwicklungsteil bläht sich geringfügig auf. 5. Jetzt wird das Endoskop komplett in klares Wasser eingetaucht. 6. Ein aufsteigender Luftblasenstrom beweist die Undichtigkeit (anfänglich kleine Luftblasen sind unerheblich). 7. Endoskop wird aus dem Wasser genommen. 8. Wichtig: Zuerst Tester nur von der Lichtquelle oder MU-1 trennen, danach den Tester ca. 30 Sekunden am Versorgungsstecker belassen, damit der Überdruck im Endoskop entweichen kann. 9. Tester vom Endoskopstecker abnehmen.

Ist das Endoskop undicht, nicht benutzen, sondern zur Reparatur einschicken!

Gassterilisation

Mit Gassterilisations-Entlüftungskappe MB 156!	• Sterilisation mit Ethylenoxid • vor dem Ethylenoxidsterilisationszyklus muß die Kappe am Versorgungsstecker aufgesetzt werden • hier erfolgt ein Druckausgleich während der Druck- und Vakuumphasen • die Desorptionsphase findet im Gassterilisationsgerät statt → *Achtung:* Fehlen der Kappe führt zum Totalschaden des Endoskops! • *Vor erneuter Benutzung bzw. Eintauchen in Desinfektionslösung muß die Entlüftungskappe unbedingt entfernt werden, damit keine Flüssigkeit in das Endoskop eindringen kann!*

1.3.2 Programmablauf eines Desinfektionsautomaten

Nach dem Drücken der Starttaste durchläuft der Automat das Progamm (wobei abweichende Programme aufgrund spezieller Wünsche und Vorschriften möglich sind):

1. *Drucktest/Dichtigkeitsprüfung:*
   Pneumatische Überprüfung der Endoskopummantelung auf Leckstellen. (Dieser Drucktest wird über die ganze Programmdauer mehrfach wiederholt; ein registriertes Leck wird signalisiert und stoppt den Automaten sofort.)
2. *Vorreinigung:*
   Mit kaltem Wasser wird das Endoskop durch Abspritzen und Einlegen außen vorgereinigt; danach werden die Kanäle durch Spülung innen vorgereinigt.
3. *Ausblasen/Entleeren:*
   Gleichzeitig mit dem Entleeren der Vorreinigungsflotte werden die Endoskopkanäle ausgeblasen und damit entleert.
4. *Reinigung:*
   Analog dem Prozeß der Vorreinigung wird das Endoskop nun mit Warmwasser unter Beigabe des Reinigungsmittels gereinigt (Abspritzen, Einlegen, Durchspülen).
5. *Ausblasen/Entleeren:*
   Gleichzeitig mit dem Entleeren der Reinigungsflotte werden die Endoskopkanäle ausgeblasen und damit entleert.
6. *Desinfektion:*
   Das Endoskop wird je nach seiner Beschaffenheit chemisch (unter Beigabe des Desinfektionsmittels) desinfiziert. Die Desinfektion ist gewährleistet, weil sowohl in den Kanälen als auch durch das volle Einlegen des Endoskops die Kontaktierung des Wassers (Desinfektionsmittels) um die volle Außenkontur des Endoskops gewährleistet ist.
7. *Ausblasen:*
   Gleichzeitig mit dem Entleeren der Desinfektionsflotte werden die Endoskopkanäle ausgeblasen und damit entleert.
8. *Spülung:*
   Analog der Vorreinigung, Reinigung und Desinfektion wird das Endoskop mit sterilem Wasser gespült.
9. *Ausblasen/Entleeren:*
   Gleichzeitig mit dem Entleeren der Spülflotte werden die Endoskopkanäle ausgeblasen und damit entleert.
10. *Trocknen:*
    Mit wassergefilterter Luft wird das Endoskop innen und außen getrocknet; die Innentrocknung wird durch pulsierende Druckluftstöße unterstützt und beschleunigt.

- *Prozeßkontrolle:*
  In allen Programmphasen kontrollieren Sensoren den Volumenstrom durch die Endoskopkanäle und signalisieren sofort Verstopfung oder Fehlfunktion der Pumpe. Nur diese Kontrolleinrichtung ermöglicht eine garantierte Reinigung und Desinfektion des Endoskops ohne manuelle Zusatzarbeiten.

2. Obere Atemwege – Anatomie und Sicherung

M. Lipp

2.1 Anatomie und Pathophysiologie

Die Darstellung in diesem Kapitel erfolgt „anwenderbezogen", d.h. unter primär klinischen Gesichtspunkten. Für detailliertere Ausführungen zur Anatomie, Physiologie und Pathologie wird deshalb auf die entsprechende Literatur verwiesen (30, 168, 197, 264, 336).

2.1.1 Knöcherne Strukturen

Die knöchernen Strukturen mit Bezug auf die Atemwege sind die Knochen der Nase (Os palatinum, Os lacrimale, Ossa nasalis), der Oberkiefer (Maxilla), das Schläfenbein (Os temporale), das Jochbein (Os zygomaticum), der Unterkiefer (Mandibula), das Zungenbein (Os hyoideum) sowie das Kehlkopfskelett (s. hierzu Kap. 2.1.6).

Funktionell ist neben der eigentlichen Strukturbildung für die Atemwege die freie Beweglichkeit des Kiefergelenks zur Mundöffnung und Einsehbarkeit des Larynx relevant (s. Kap. 2.1.2). Pathologische Veränderungen mit Auswirkungen auf die Atemwege sind Fehlbildungen (z.B. Progenie, Prognathie, Kieferspalten) und traumatische Schäden, die zum Verlust der Stützfunktion oder Beweglichkeit des Kiefergelenks führen (z.B. Jochbogenimpressionsfraktur).

2.1.2 Kiefergelenk

Das Kiefergelenk hat als einziges voll ausgebildetes Doppelgelenk des menschlichen Körpers eine sehr komplexe Anatomie und Physiologie (Abb. 2.1). Gelenkbildende Knochen sind die Pars squamosa, das Os temporale und das Capitulum mandibulae. In der zentrischen Kondylenposition ruht der walzenförmige Kopf des Unterkiefers in der Fossa articularis. Zwischen Caput mandibulae und Os temporale ist das Gelenk durch den Discus artricularis komplett in ein oberes und ein unteres Kompartiment getrennt (Abb. 2.1). Für die Funktion des Discus articularis lassen sich 3 Aspekte formulieren:

- Korrektur der Inkongruenz der Gelenkoberflächen,
- Verminderung des Drucks auf die Gelenkflächen,
- Trennung der beiden Bewegungsarten im Kiefergelenk (Rotation und Translation).

Für die Bewegungen im Kiefergelenk ist eine Vielzahl von Muskeln verantwortlich, die bei den verschiedenen Unterkieferbewegungen sehr differenziert (teilweise nur in einzelnen Anteilen) und in wechselnden Kombinationen aktiviert werden.

Für den Vorgang der Intubation ist die Kenntnis der verschiedenen Bewegungskomponenten essentiell: Ein nahezu ausschließlich rotierender Bewegungsanteil findet im unteren Gelenkanteil und eine ventral-dorsale Translationsbewegung im oberen Anteil statt. Bei der Mundöffnung überwiegt zunächst eine Rotation im diskomandibulären (unteren) Gelenk, die ab einer Schneidekantendistanz von etwa 15–20 mm in die Translationsbewegung im diskotemporalen (oberen) Anteil übergeht. Der Diskus wird hierbei massiv nach vorne mitbewegt. Diese beschriebene Bewegung im Kiefergelenk wird durch den Regelkreis des stomatognathen Systems gesteuert – die Koordination, Kontrolle und Imitation der einzelnen Bewegungsabläufe erfolgt aufgrund der relativ geringen ossären und ligamentären Führung in den Kiefergelenken vorwiegend durch die Muskulatur. Die iatrogene Mundöffnung zur endotrachealen Intubation kann den komplexen Bewegungsablauf im Kiefergelenk auch nicht annähernd korrekt nachvollziehen, so daß allein hieraus entsprechende Intubationsschwierigkeiten und Schäden am Kiefergelenk entstehen können (s. hierzu auch Kap. 2.2.4).

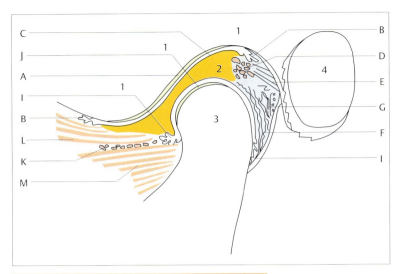

Abb. 2.1 Schnittdarstellung des Kiefergelenks in anterior-posteriorer Richtung.
1 Os temporale
2 Discus articularis
3 Kondylus
4 äußerer Gehörgang
A Gelenkfläche des Os temporalis
B Synovialhaut der oberen Kavität
C obere Kavität
D Genu vasculosa
E bilaminäre Zone, obere Schicht
F bilaminäre Zone, untere Schicht
G retroartikuläres Polster
H posteriore Kapsel
I Synovialhaut der unteren Kavität
J Gelenkfläche des Kondylus
K Blutgefäße
L M. pterygoideus lateralis, oberer Kopf
M M. pterygoideus lateralis, unterer Kopf
Der rotierende Bewegungsanteil findet im (unteren) diskomandibulären Gelenk, die Translationsbewegung im (oberen) diskotemporalen Gelenk statt (modifiziert nach 187).

2.1.3 Nase

Die Nase wird durch die mediane Scheidewand (Septum nasi) in eine rechte und linke Höhle unterteilt. Das knorpelige, teilweise knöcherne Septum ist zumeist nach einer Seite hin gekrümmt, so daß die Querschnitte unterschiedlich sein können. Von der lateralen Nasenwand entspringen die Nasenmuscheln (Konchen), die eine Wirbelbildung der Atemluft verhindern und funktionell einen oberen, mittleren und unteren Nasengang bilden. Der untere Nasengang ist zumeist am weitesten ausgebildet, so daß hier eine endonasale Tubuseinführung erfolgen kann. Die Schleimhaut der Nase liegt überall dem Knochen und dem Knorpel straff an, eine Submukosa ist nicht ausgebildet. Besonders an den vorderen und hinteren Enden der Muscheln ist die Schleimhaut dicker und sehr reich an Venen (Gefahr von Blutungen). Auch die Nasenscheidewand ist reich an Gefäßen, deren Verletzung zu (unstillbarem) Nasenbluten führen kann.

Am hinteren Ende der Nasenhöhle mündet der nasale Atemweg in den Nasopharynx, hier finden sich in der Pars nasalis die Rachenmandeln. Diese lymphatischen Strukturen (Teil des Waldeyer-Rings) kann bei der Passage eines nasal eingeführten Tubus Probleme verursachen:

- Verhinderung der Passage,
- Abriß der Rachenmandeln,
- Verlegung des Tubuslumens,
- Verschleppung von Gewebe in den Larynx,
- Auslösung schwerer Blutungen.

2.1.4 Mundhöhle

Die Mundhöhle läßt sich topographisch in den taschenförmigen Vorhof (Vestibulum oris) und die eigentliche Mundhöhle (Cavum oris proprium) einteilen.

Das Vestibulum oris wird nach innen von den Alveolarfortsätzen und den Zähnen begrenzt – nach außen von den Wangen und Lippen. Pathologische Veränderungen in diesem Bereich, die Auswirkungen auf den Intubationsvorgang bedingen können, sind mediane und laterale Lippenspalten (Behinderung der Sicht durch Gewebebewülste) sowie (massive) Einengungen der Mundöffnung (z. B. bei Sklerodermie).

Das Cavum oris proprium wird seitlich von den Alveolarfortsätzen begrenzt, nach kranial von dem harten und dem weichen Gaumen sowie gegenüber dem Hals von dem Mundboden (Diaphragma oris). Über dem Mundboden ist die Zunge gelegen, daneben die Glandula sublingualis.

Relevante pathologische Veränderungen der Mundhöhle betreffen alle Strukturen: (Lippen-)-Kiefer-Gaumen-Spalten, tumoröse Veränderungen, Makroglossie, Abszesse und Blutungen. Wegen der ausgeprägten vaskulären Versorgung des Kopfes, aber auch wegen der Schwellungsneigung von Zunge und Schleimhäuten kann jedes Trauma oder entzündliches Geschehen zu einer sich schnell entwickelnden Atemwegsobstruktion führen.

2.1.5 Pharynx

Im Pharynx vereinigen sich die Atemwegsanteile Nase und Mundhöhle.

Der Schlund ist vor der Wirbelsäule lokalisiert und reicht von der Schädelbasis bis zum Unterrand des Ringknorpels, wo er in die Speiseröhre übergeht. Der Pharynx kann als eine von Schleimhäuten überzogene muskulöse Halbrinne aufgefaßt werden, die mit der Nasenhöhle, der Mundhöhle und dem Kehlkopf in Verbindung steht. Topographisch werden 3 Anteile unterschieden:

- Pars nasalis (oberhalb des weichen Gaumens),
- Pars oralis (zwischen Gaumen und Kehlkopfeingang),
- Pars laryngea (hinter dem Kehlkopf).

Entsprechend den zwischen Nase und Pars nasalis lokalisierten Rachenmandeln können die in der Pars oralis gelegenen Gaumenmandeln (zwischen den Gaumenbögen) bei ausgeprägter Hypertrophie zu Intubationsschwierigkeiten führen.

2.1.6 Larynx

Hauptsächliche Funktionen des Larynx sind die Trennung von Atem- und Speiseweg (Aspirationsschutz) sowie die Phonation. Der Larynx besteht aus einem knorpeligen (von dem 40. Lebensjahr an zunehmend verknöchernden) Skelett: Schildknorpel (Cartilago thyroidea), Ringknorpel (Cartilago cricoidea), paarig angelegtem Stellknorpel (Cartilago arytaenoidea) sowie Kehldeckel (Cartilago epiglottica).

Die einzelnen Knorpel sind nach Waldeyer wie folgt verbunden (336):

Zwischen Schildknorpel und Zungenbein befinden sich die viereckige Membrana thyreohyoidea, das kräftige Lig. thyrohyoideum medianum und die Ligg. thyrohyoidea. Schildknorpel und Ringknorpel sind in ihrem hinteren Anteil gelenkig verbunden – in diesen Gelenken erfolgt eine Kippbewegung des Schildknorpels, wodurch der Schildknorpel dem Ringknorpel genähert und das Stimmband gespannt wird. Das kräftige und elastische Lig. cricothyroideum verbindet im anterioren Anteil Schild- und Ringknorpel. Diese lockere Kapsel zwischen Ring- und Stellknorpel erlaubt, daß der Stellknorpel auf dem Ringknorpel „gestellt" wird und somit die Stellung der Stimmbänder sowie die Form und Größe der Stimmritze regelt. Das Stimmband (Lig. vocale) wird durch einen elastischen Faserzug gebildet, der sich zwischen dem Processus vocalis des Stellknorpels und der Rückfläche des Schildknorpels ausspannt.

Aus diesen Strukturen bildet sich das charakteristische Bild, das während der Intubation besteht (bei nicht „aufgeladener" Epiglottis): Vom Zungengrund ziehen zum Kehldeckel 3 Falten (die mediane Plica glossoepiglottica und die lateralen Plicae glossoepiglotticae). Lateral der Plicae aryepiglotticae ist der Recessus piriformis, innerhalb der Plicae aryepiglotticae sind die Taschenfalten (Plicae vestibulares) und die Stimmfalten (Plicae vocales) zu erkennen.

Pathophysiologisch bedeutsam sind traumatische, tumoröse oder entzündliche Veränderungen mit entsprechenden Schwierigkeiten bei der Visualisierung des Larynx und der Einführung des Tubus, Stimmbandparesen (Schädigung des N. laryngeus recurrens) können die Einführung des Tubus erschweren. Um traumatische Läsionen der Stimmbänder zu vermeiden, soll stets unter uneingeschränkter Sicht (Laryngoskopie, fiberoptische Technik) intubiert werden – eine ausgeprägte Stimmbandparese ist somit eine relative Kontraindikation für die blind-nasale Intubation oder den Einsatz der Transilluminationstechnik. Die reiche Innervation der Region führt (physiologischerweise) bei Berührung, Temperaturreizen oder Einwirkung chemischer Noxen zu einem Glottisverschluß (Schutzreflexe). Kinder reagieren auf entsprechende Stimuli mit einem länger anhaltenden Glottisverschluß (Apnoe) – ein Verhalten, das im späteren Leben nachläßt. Der Laryngospasmus ist als pathologisch verlängerter Glottisverschluß aufzufassen, der durch (wiederholte!) supraglottische Stimuli hervorgerufen wird und sich im schlechtesten Falle erst bei konsekutiv eintretender Hypoxie löst.

2.2 Erkennung möglicher Schwierigkeiten bei der Sicherung der Atemwege

Die Erkennung schwieriger Atemwegsverhältnisse und die damit gegebene Möglichkeit zum primären Einsatz besonderer Techniken basieren auf 4 Komplexen, wobei in der Literatur als Referenzmaßnahme zumeist die schwierige endotracheale Intubation angesehen wird:

- sichere Zeichen,
- warnende Hinweise,
- klinische Screeningverfahren,
- bildgebende Verfahren.

2.2.1 Sichere Zeichen und warnende Hinweise

Sichere Zeichen. Eindeutige anatomische und/oder pathologische Befunde, die eine komplizierte endotracheale Intubation mit dem Laryngoskop erwarten lassen (Tab. 2.1), gelten als sichere Zeichen. Diese Auffälligkeiten sind durch eine gezielte Anamnese und die routinemäßige anästhesiologische Untersuchung vor einer Intubationsnarkose eindeutig zu erfassen; sie erlauben häufig eine recht genaue Einschätzung der zu erwartenden Situation (Tab. 2.2).

Warnende Hinweise. Sie deuten auf mögliche Probleme bei einer endotrachealen Intubation hin, ihr Vorhandensein muß jedoch nicht zwangsläufig zu einer potentiell gefährlichen Situation führen (Tab. 2.3). Zahlenmäßige Aussagen zur Wahrscheinlichkeit von Schwierigkeiten bei der Atemwegssicherung liegen für die einzelnen Befunde in aller Regel nicht vor, jedoch ist bei gleichzeitigem Auftreten mehrerer warnender Hinweise von einer entsprechenden größeren Gefährdung auszugehen. Die Evaluierung erfordert teilweise eine recht detaillierte Anamnese und eine genaue Untersuchungstechnik.

2.2.2 Klinische Screeningverfahren

Die klinischen Screeningverfahren werden angewandt, um bei Patienten ohne sichere Zeichen und warnende Hinweise dennoch eine „unerwartet schwierige Intubation" zu erkennen.
Die Anforderungen an die einzelnen Verfahren können wie folgt formuliert werden:

Tabelle 2.1 Schwierige Intubation – sichere Zeichen

- Kiefergelenkankylose
- Mundöffnung < 2 cm
- Ausgeprägte Mikrogenie
- Vollständig aufgehobene Beweglichkeit der Halswirbelsäule
- Ausgeprägter Morbus Bechterew
- Extreme Makroglossie (z. B. bei Mukopolysaccharidose)
- Mißbildungssyndrom:
  - Treacher-Collins-Syndrom
  - Crouzon-Syndrom
  - Klippel-Pfeil-Syndrom
  - Franceschetti-Syndrom
  - Pierre-Robin-Syndrom
  - Engelmann-Erkrankung
- Ausgeprägte Narbenbildungen:
  - Zustand nach Tumoroperationen
  - Verbrennungen
  - Bestrahlungen
- Ausgeprägte rheumatische Arthritis (Grade II–IV nach D'Arcy)
- Epiglottitis
- Tumoren mit Obstruktion der Atemwege
- Massive Traumata des Gesichts und des Schädels

Tabelle 2.2 Routinemäßige Untersuchungen zur Einschätzung der Intubationsschwierigkeit

- Anamnestische Erhebungen:
  - Hinweise auf frühere Intubationsschwierigkeiten
  - Operationen an Nase, Mund, Larynx oder Pharynx
  - Hinweise auf tracheale Einengungen
  - Hinweise auf Tumorleiden im Bereich der oberen Atemwege
- Einschätzung der Physiognomie
- Prüfung der maximal möglichen aktiven Mundöffnung
- Palpation der Kiefergelenkbewegungen
- Inspektion des Halses
- Prüfung der Beweglichkeit der Wirbelsäule
- Prüfung der Beweglichkeit des Kehlkopfes
- Überprüfung der Rigidität von Mund- und Halsweichteilen
- Seitengetrennte Prüfung der freien Nasenatmung
- Erhebung des Zahnstatus (Parodontose, lockere Zähne im Frontzahnbereich, Zahnersatz)
- Inspektion der Mundhöhle und des Mesopharynx
- Messung des Abstands zwischen Kehlkopf und Unterkieferrand (Test nach Patil)
- Graduierung nach Mallampati
- Graduierung nach Wilson
- Beurteilung der Sprechqualität

2.2 Erkennung möglicher Schwierigkeiten bei der Sicherung der Atemwege

- einfache und praktikable Durchführung,
- eindeutige Kriterien,
- geringe Interpretationsbreite zwischen unterschiedlichen Anwendern,
- ausgeprägte Sensitivität (korrekte Erkennung schwieriger Intubationen),
- hohe Spezifität (korrekte Erkennung problemloser Intubationen),
- großer positiver Vorhersagewert (PVW) (Anteil der tatsächlich schwierigen Intubationen an allen vorhergesagten schwierigen Intubationen).

Der Test nach *Patil* (Abb. 2.2) wurde als erstes Screeningverfahren im Jahre 1983 publiziert. Er besteht in der Bestimmung des Abstands zwischen Schildknorpel und Vorderkante des Unterkiefers bei maximal überstrecktem Kopf (239). Bei einer Distanz < 7 cm muß mit einer schwierigen, aber durchführbaren Intubation gerechnet werden, bei einer Distanz < 6 cm ist die Intubation in aller Regel sehr schwierig, u.U. sogar unmöglich. In bezug auf die oben genannten Anforderungen ist das Verfahren einfach und praktikabel, das Kriterium ist eindeutig, die Interpretationsbreite zwischen verschiedenen Anwendern ist als gering einzustufen. Nach Frerk (101 b) beträgt die Sensitivität 90,0 %, die Spezifität 81,5 %. Tse evaluierte 1995 folgende Kenngrößen (328): Sensitivität 32 %, Spezifität 80 %, PVW 20 %.

1985 veröffentlichte *Mallampati* zur Vorhersage der schwierigen Intubation einen Test, der die Einsicht in den Pharynx bei maximaler aktiver Mundöffnung als Kriterium zugrunde legt (186). Die Beurteilung erfolgt in sitzender Position des Patienten, der aufgefordert wird, den Mund so weit wie möglich zu öffnen und gleichzeitig die Zunge herauszustrecken – die hierbei erzielte Einsicht wird in 3 Graden klassifiziert (Abb. 2.3).

Tabelle 2.3 Schwierige Intubation: warnende Hinweise

- Anamnestische Hinweise aufgrund früherer Intubationen
- Hoher, schmaler Gaumen
- Prominente, lange oder wackelige obere Schneidezähne
- Lückenhaftes Gebiß
- Lippen- Kiefer- Gaumenspalte
- Progenie
- Retrogenie
- Mäßig ausgeprägte Makroglossie
- Kurzer, dicker Hals
- Larynxhochstand
- Eingeschränkte Beweglichkeit der Halswirbelsäule
- Akromegalie
- Ausgeprägte Kiefergelenkbeschwerden
- Adipositas
- Stumpfes Trauma von Gesicht oder Larynx

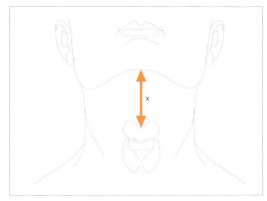

Abb. 2.2 Test nach Patil.

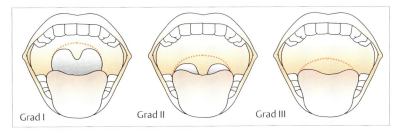

Abb. 2.3 Test nach Mallampati. Bei maximaler aktiver Mundöffnung und dabei maximal herausgestreckter Zunge sollten folgende anatomischen Strukturen erkennbar sein (eine Phonation des Patienten ist zu vermeiden):

Grad I: unterer, vorderer und hinterer Gaumenbogen, weicher Gaumen.
Grad II: nur vorderer Gaumenbogen und weicher Gaumen.
Grad III: nur weicher Gaumen.

Beeinflußt wird dieser Test durch eine unwillkürliche Phonation des Patienten, nicht jedoch durch eine liegende Position. Hierdurch ist das Verfahren nach Mallampati auch für eine notfallmäßige Beurteilung (z.B. vor einer dringlichen Narkoseeinleitung) anwendbar. Die Betrachtung des Verfahrens aufgrund der Forderungen an ein klinisches Screening zeigt, daß der Test einfach durchzuführen ist, die Kriterien jedoch nicht eindeutig sind: So wurde die ursprüngliche Graduierung in 3 Klassen bereits 1987 von Sampsoon u. Young um eine vierte Stufe erweitert (277b). Oates zeigte 1991, daß von 4 Anwendern 1 Anästhesist im Vergleich zu den 3 anderen Beurteilern völlig abweichende Resultate erzielte (221a). Somit ist die Forderung nach einer geringen Interpretationsbreite zwischen den Anwendern nicht erfüllt. Die statistischen Größen wurden von Mallampati in seiner Originalpublikation sehr positiv angegeben (Sensitivität über 95 %, Spezifität nahezu 100 %). Nachfolgende Studien konnten diese Zahlen jedoch nicht bestätigen: Nach Oates beträgt die Sensitivität 42 %, die Spezifität 84 %, der positive Vorhersagewert nur 4,4 % (221a). Tse ermittelte eine Sensitivität von 66 %, eine Spezifität von 65 % und einen positiven Vorhersagewert von 22 % (328). Lediglich Frerk veröffentlichte positive Eckdaten zu dem Mallampati-Test: Sensitivität 81,2 %, Spezifität 89,5 % (101b). Besonders auffällig ist, daß der Anteil der später tatsächlich schwierigen Intubationen (z.B. in der Einstufung nach Cormack u. Lehane) (66b) an der Gesamtmenge der Grade III und IV nach Mallampati relativ gering ist (ausgesprochen niedriger PVW).

Der dritte klassische Screeningtest ist von *Wilson* eingeführt worden (Erstpublikation 1988), in den neben Gewicht und Freiheit der Kopfbewegungen auch verstärkt anatomisch-physiologische Aspekte des stomatognathen Systems in einer Bewertungsskala einfließen (Tab. 2.4) (353b). Im Gegensatz zu den Verfahren nach Patil und Mallampati nutzt dieser Test eine Risikoskalierung, für die alle Kriterien mit 0 bis 2 Punkten bewertet werden müssen. Eine definitive Risikoschwelle wird jedoch nicht angegeben, allerdings ist ab 2 und mehr Punkten von einer schwierigen Intubation auszugehen. Gemessen an den oben formulierten Kriterien ist der Wilson-Test aufwendiger als die Verfahren nach Patil und Mallampati, jedoch klinisch praktikabel (er umfaßt Aspekte, die ohnehin bei der anästhesiologischen Risikoeinschätzung erfaßt werden sollten). Die Kriterien sind eindeutig und die Interpretationsbreite zwischen verschiedenen Anwen-

Tabelle 2.4 Schwierige Intubation – Wilson-Test: Die Punkte, die sich aus Einschätzung jedes Risikofaktors ergeben, werden addiert – 0 Punkte lassen keine Intubationsschwierigkeiten erwarten, 2 oder mehr Punkte sind als warnender Hinweis aufzufassen, der Maximalwert ist 10 Punkte (sicheres Zeichen). Die Tabelle ist leicht modifiziert aus 353b wiedergegeben

Risikofaktor	Kriterium	Punktzahl
Gewicht	unter 90 kg 90–110 kg über 110 kg	0 1 2
Kopfbewegungen zur Neutralachse	über 90° etwa 90° (± 10°) unter 90°	0 1 2
Unterkieferbewegungen	MMO > 5 cm oder PROT: UK vor OK MMO < 5 cm und PROT: UK = OK MMO < 5 cm und PROT: UK hinter OK	0 1 2
Zurückliegender Unterkiefer	normal mäßig ausgeprägt stark ausgeprägt	0 1 2
Prominente OK-Frontzähne	normale Ausprägung mäßig starke Ausprägung starke Prominenz	0 1 2

MMO = maximale Mundöffnung UK = Unterkiefer
PROT = maximale Protrusionsbewegung OK = Oberkiefer

dern scheint gering ausgeprägt zu sein (221a). Die statistischen Kenngrößen verschieben sich in Abhängigkeit von der gewählten Schwelle: Bei 2 Punkten gibt Wilson die Sensitivität mit 75 % an, der PVW beträgt jedoch nur 12,1 %. Eine Risikoschwelle von 4 Punkten würde zwar den PVW auf über 90 % anheben, die Sensitivität (also das Erkennen von tatsächlich schwierigen Intubationen) aber auf unakzeptable 42 % senken (353b). Bei der klinisch vertretbaren Schwelle von 2 und mehr Punkten evaluierte Oates in einer Nachuntersuchung folgende Eckdaten: Sensitivität 42 %, Spezifität 92 %, positiver Vorhersagewert 8,9 % (221a).

Gemeinsam ist allen 3 Screeningverfahren, daß sie als Hinweise auf schwierige Intubationsverhältnisse gelten können, bei sehr deutlicher Ausprägung auch im Sinne eines sicheren Zeichens. Keinesfalls kommen sie dem oben formulierten Ziel nahe, in der präanästhesiologischen Risikoeinschätzung schnell und eindeutig schwierige Atemwegsverhältnisse erkennen zu können. Diese unbefriedigende Situation versuchten verschiedene Autoren durch Modifikation und Kombination der verschiedenen Tests zu verbessern – exemplarisch werden nachfolgend die ermutigenden Ergebnisse von Frerk und die enttäuschenden Resultate von Tse vorgestellt (101b, 328).

Frerk kombinierte die Verfahren von Mallampati und Patil, für die er bei alleiniger Durchführung bereits hohe Sensitivitäts- und Spezifitätswerte evaluierte (stets > 80 %). In der simultanen Auswertung wurden alle Patienten positiv eingestuft (d.h. mit der Erwartung schwerer Intubationsverhältnisse), die in beiden Tests die pathologischen Kriterien erfüllten (Mallampati Grad III und IV, Kehlkopf-Kinn-Distanz < 7 cm). Die Sensitivität betrug bei diesem Vorgehen nahezu unverändert 81 %, die Spezifität erreichte aber 98 %. Somit traten in dieser Studie (n = 244) nur in 2 Fällen unerwartet Intubationsschwierigkeiten auf. Aus der Arbeit Frerks läßt sich nicht entnehmen, ob mehrere Untersucher beteiligt waren oder ob eine Personalunion von einschätzender Person und Intubateur bestand.

Tse u. Mitarb. schlossen in ihre 1995 veröffentlichte Studie 471 Patienten ein, die von verschiedenen Personen präanästhesiologisch untersucht und intubiert worden waren. Die modifizierten Kriterien (Tab. 2.5) wurden 2mal von differenten Anästhesisten getestet und anschließend im Ergebnis gemittelt; die Resultate demonstrieren die teilweise extrem unzureichende Aussagekraft der verschiedenen Tests. Insbesondere die Kombinationen konnten keine Verbesserung der Vorhersagewerte bedingen.

Tabelle 2.5 Schwierige Intubation – Vorhersagewerte klinischer Screeningverfahren: Ergebnisse einer Untersuchung von Tse u. Mitarb., leicht modifiziert wiedergegeben aus (328). In die Studie gingen 471 Patienten ein, bei allen wurden die Tests nach Mallampati und Patil durchgeführt sowie die Beweglichkeit der Halswirbelsäule (HWS) getestet. Bei 61 Patienten traten anschließend Intubationsschwierigkeiten auf (Grade III und IV nach Cormack und Lehane). Die nachfolgend wiedergegebenen statistischen Eckdaten beziehen sich auf den Vergleich dieses Kollektivs mit den 410 Patienten ohne Intubationsauffälligkeiten. Die einzelnen Prädiktoren wurden isoliert und in den dargestellten Kombinationen betrachtet

Testverfahren und -befund	Richtig positive Vorhersage	Falsch positive Vorhersage	Richtig negative Vorhersage	Falsch negative Vorhersage	Sensitivität (%)	Spezifität (%)	Positiver Vorhersagewert (%)
M3	41	145	264	21	66	65	22
PP	20	82	327	42	32	80	20
PHWS	6	27	382	56	10	93	18
M3 und PP	13	33	376	49	21	92	28
M3 und PHWS	4	10	399	58	6	98	29
PP und PHWS	3	11	398	59	5	97	21
M3 und PP und PHWS	3	5	404	59	5	99	38

M3 = Mallampati Grad III
PP = pathologischer Wert im Test nach Patil (Abstand Kehlkopf – Kinnspitze < 7 cm)
PHWS = eingeschränkte Beweglichkeit der Halswirbelsäule < 80°

2.2.3 Bildgebende Verfahren

Sowohl Röntgenaufnahmen der Halswirbelsäule und der Kiefergelenke als auch die Auswertung der MRT erlauben Rückschlüsse auf pathologisch-anatomische Veränderungen, die bei der Intubation zu schwierigen Situationen führen können. Entscheidender Nachteil der Verfahren ist, daß sie sehr zeitaufwendig und (strahlen-)belastend für den Patienten sind sowie u. U. ihre Durchführung teuer ist. Weiterhin ist die klinische Wertigkeit zumeist nur im Sinne von warnenden Hinweisen zu erachten. Nur äußerst selten sind überraschende und sichere Zeichen zu erhalten, die nicht zuvor zu einer klinischen Symptomatik geführt haben. Aufschlußreich sind z. B. gezielte Röntgenuntersuchungen oder die Kernspintomographie vor allem bei entzündlichen oder tumorösen Veränderungen, die potentiell Stenosen erzeugen können (174). Trotz dieser Einschränkungen sollten entsprechende Befunde bildgebender Verfahren, sofern vorhanden, gezielt in die anästhesiologische Risikoeinschätzung einbezogen werden. Ausgesprochen relevant ist das Wissen um derartige pathologische Veränderungen für die Vermeidung von intubationsbedingten (Langzeit-)Schäden, z. B. an der Halswirbelsäule oder an den Kiefergelenken (128, 174).

Beispiele für warnende Hinweise, die aus umfangreichen Studien von Röntgenaufnahmen und der Kernspintomographie abgeleitet wurden, sind (174, 211, 215):

- Verhältnis der Strecke Schneidezähne – Kiefergelenk zur Strecke 3. Molar – Kieferwinkel > 3,6,
- deutliche Reduktion des atlantookzipitalen Abstands,
- geringer Abstand zwischen den Dornfortsätzen des 1. und 2. Halswirbelkörpers (239),
- stark vergrößerte Zungenbasis mit pathologischer Aufrichtung der Epiglottis und stark eingeengtem Oropharynx,
- Einschränkung der Extension zwischen dem 1.–4. Halswirbelkörper und im atlanto-axialen Gelenk,
- Fusion von Wirbelkörpern der Halswirbelsäule.

2.2.4 Bedeutung der Kiefergelenkbewegungen für die Intubation

Die freie Beweglichkeit des Kiefergelenks ist eine der wesentlichen Voraussetzungen für die erfolgreiche laryngoskopische endotracheale Intubation. Die Erkennung möglicher Motilitätseinschränkungen gehört daher zu den zentralen Untersuchungen in der präoperativen Beurteilung des Patienten durch den Anästhesisten (8, 15, 58, 163, 174, 224, 261, 331). In aller Regel werden hierzu die im Kap. 2.2.2 beschriebenen Tests nach Mallampati und Wilson eingesetzt. Für die oben beschriebene unbefriedigende Sensitivität und Spezifität der Tests sind unter Berücksichtigung der Bewegungen in den Kiefergelenken folgende Aspekte von Bedeutung:

- Beide Vorhersageverfahren orientieren sich an der maximalen *aktiven* Mundöffnung des wachen Patienten. Möglicherweise bestehende pathologische Befunde in den Kiefergelenken und in der muskulären Koordination werden nicht berücksichtigt, Kompensationsbahnen nicht diagnostiziert (172).
- Weder die beschriebenen Testverfahren noch andere Einschätzungsverfahren zur laryngoskopischen trachealen Intubation berücksichtigen individuelle Bewegungsmuster des jeweiligen Intubateurs, die auch bei „gleicher" erlernter Technik zu unterschiedlichen Bewegungsbahnen im Kiefergelenk des narkotisierten Patienten führen dürften.
- Aufgrund der präoperativen Einschätzung eines Patienten kann ebenfalls keinerlei Vorhersage zu der Wirkung des Muskelrelaxans (Anstieg des Muskeltonus nach Succinylcholin) während der Narkoseeinleitung gemacht werden.

Ein sehr eindrucksvoller Fallbericht zur Diskrepanz zwischen präoperativ zunächst unauffälliger Mundöffnung und Unfähigkeit der Mundöffnung nach Narkoseeinleitung ist im Jahre 1987 von Redick veröffentlicht worden (256): Bei einer 26jährigen Patientin konnte nach der Narkoseeinleitung mit Thiopental und Succinylcholin der Mund zur trachealen Intubation nicht geöffnet werden. Die von verschiedenen Anästhesisten maximal erreichbare Schneidekantendistanz betrug lediglich 4 mm. Mehrere Versuche der Einführung des Laryngoskops mißlangen, auch die Durchführung der blind-nasalen Intubation war nicht erfolgreich, so daß die Narkose wieder ausgeleitet und die Operation verschoben wurde. Bei der Prämedikationsvisite zu dem erneuten Anästhesieversuch (2 Tage später) konnte die Patientin ihren Mund wiederum ohne Probleme sehr weit öffnen (Kriterium der üblichen Tests). Es fiel dem prämedizierenden Anästhesisten jedoch auf, daß die Patientin bei der Mundöffnung primär eine deutliche Vorschubbewegung (Translationsbewegung) des Unterkiefers ausführte. Ein nach dorsal gerichteter manueller Druck auf die Kinnspitze verhinderte dann auch prompt die aktive Mundöffnung. Der zweite Intubationsversuch gelang am nächsten Tag problemlos: Der Unterkiefer wurde mit dem Handgriff nach Esmarch zunächst nach ventral bewegt, der Mund konnte dann in üblicher Weise, ohne Widerstand, geöffnet werden. Im Unterschied zu den in Kap. 2.1.2 dargestellten normalen Bewegungsabläufen im Kiefergelenk lag bei dieser Patientin offenbar eine „Umkehr" des Bewegungsmusters vor: Zur Mundöffnung wurde erst die Translation und anschließend eine Rotation durchgeführt.

Die deutliche Diskrepanz zwischen den aktiven Kiefergelenkbewegungen des Patienten und den passiven (iatrogenen) Bewegungsabläufen unter der Intubation kann auch mit Registraten eines modifizierten SAS-Programms (SAS = Scharnierachsen-Schreibsystem) gezeigt werden (174). Hierbei werden die Unterkieferzähne fest mit einem extraokklusalen Löffel mit einem Gesichtsbogen verbunden, der so die Bewegungen des Unterkiefers auf parallel zum Gesicht angebrachte Meßfolien (über den Kiefergelenken) überträgt (Abb. 2.**4**). Die Achse zwischen den beiden Tastpunkten auf den Meßfolien liegt genau auf der Achse der Kiefergelenke, die während der initialen Rotation bei einer Mundöffnungsbewegung definiert wird. Das System errechnet alle 24 ms die Raumkoordinaten beider Kiefergelenkköpfchen und reproduziert die resultierenden Bahnen graphisch in 3 Dimensionen.

Bei Auswertung von 40 laryngoskopisch durchgeführten endotrachealen Intubationen konnten folgende typische Bewegungsmuster evaluiert werden (174):

- Klinisch unauffällige Intubation mit Übereinstimmung der Intubationsbahn und der Mundöffnungsbahn, keine postoperativen Kiefergelenkbeschwerden (Abb. 2.**5** u. 2.**6**).

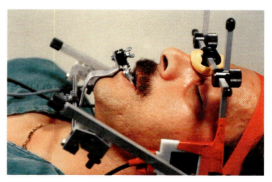

Abb. 2.**4** Registrierung der Kiefergelenkbewegungen. Das modifizierte SAS-System wird vor der Narkoseeinleitung am Patienten fixiert. Der extraokklusale Löffel wird an den Unterkieferzähnen angeklebt, somit können die Unterkieferbewegungen über den Gesichtsbogen auf die beiden Tasterspitzen übertragen werden, die sich beidseits über dem Kiefergelenk befinden und die Meßfolien berühren. Zur Eichung (Ermittlung der Rotationsachse der Kiefergelenke bei initialer Rotationsbewegung) öffnet der Patient mehrfach den Mund bis zu einer Schneidekantendistanz von 1 cm – mit Hilfe der beidseits erkennbaren Stellschrauben wird die Tastspitze genau auf die biologisch determinierte Bewegungsachse justiert. Bei der maximalen Mundöffnung (aktiv oder passiv) „zeichnet" die Tasterspitze die Bewegung auf die (elektronische) Meßfolie, Seitenbewegungen erfaßt das System durch horizontale Bewegungen der Meßspitze in dem Meßarm.

- Massive Abweichung der Intubationsbahn von der Mundöffnungsbahn mit ausgeprägter Distraktion und Laterotrusion der Kiefergelenke (Abb. 2.**7**–2.**9**).
- Blockierte oder eingeschränkte Bewegungen in einem Kiefergelenk, hieraus resultierende Intubationsprobleme (Abb. 2.**10** u. 2.**11**).

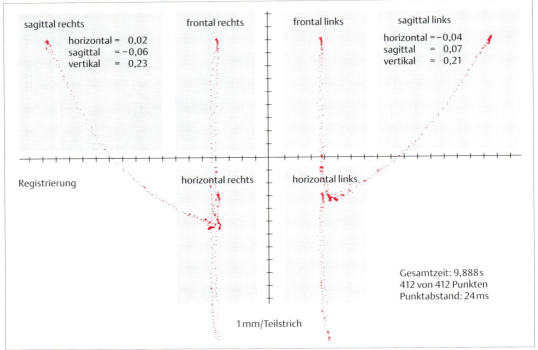

Abb. 2.5 Übereinstimmung von Intubations- und Mundöffnungsbahn: aktive Mundöffnung. Registrierung der aktiven Mundöffnungsbewegung unmittelbar vor Narkoseeinleitung in bereits eingenommener Intubationsposition des Kopfes: Die Exkursions- und Inkursionsbahnen sind in jeder Dimension (sagittal und vertikal) deckungsgleich, pathologische Befunde lassen sich nicht eruieren.

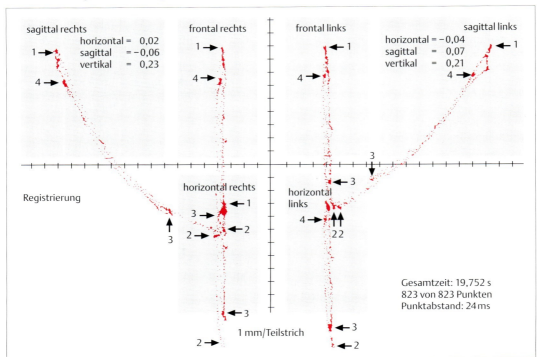

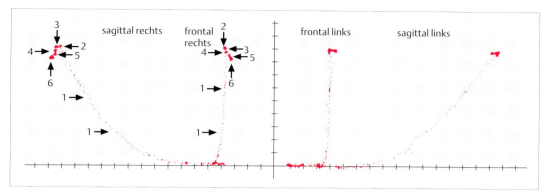

Abb. 2.7 Distraktion und Lateralverlagerung bei der Intubation: aktive Mundöffnungsbewegung/Applikation der Anästhetika. Die Kombinationsdarstellung der aktiven Mundöffnungsbahn (Pfeil 1) und der Registrierungen während der Injektion der Einleitungsmedikamente zeigt eine sukzessive Lageveränderung im rechten Kiefergelenk, die auf den nachlassenden Muskeltonus zurückzuführen ist.

Pfeil 2: Ausgangspunkt.
Pfeil 3: Injektion von Alcuroniumchlorid.
Pfeil 4: Injektion von Fentany.
Pfeil 5: Injektion von Thiopental.
Pfeil 6: Injektion von Vecuronium.

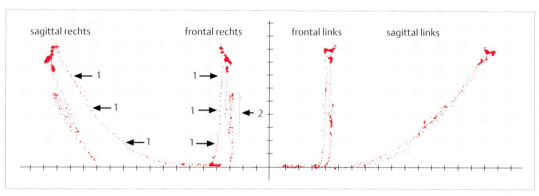

Abb. 2.8 Distraktion und Lateralverlagerung bei der Intubation: Intubationsbahn. Die Intubationsbahn im rechten Kiefergelenk weicht vollständig von der Mundöffnungsbahn (Pfeil 1) ab – zur Visualisierung des Larynx ist eine deutliche Distraktion erforderlich. Gleichzeitig erfolgt im linken Kiefergelenk eine zusätzliche Lateralverlagerung (Pfeil 2).

◀ **Abb. 2.6** Übereinstimmung von Mundöffnung und Intubationsbahn: Kombination beider Bewegungsbahnen. Nach 19,75 s konnte bei diesem Patienten die endotracheale Intubation abgeschlossen werden. Die Kiefergelenke haben eine der Mundöffnungsbahn identische Bewegung beschrieben, der Ausgangspunkt wird jedoch nicht erreicht (verbleibende Mundöffnung durch eingeführten Tubus).

Pfeil 1: Beginn der aktiven Mundöffnungsbahn.
Pfeil 2: maximale Exkursion der aktiven Mundöffnungsbahn.
Pfeil 3: maximale Exkursion der Intubationsbahn bei erfolgreicher Einführung des Tubus.
Pfeil 4: Endpunkt der Intubationsbahn.

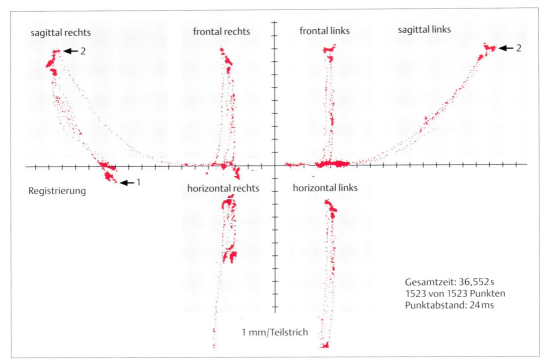

Abb. 2.**9** Distraktion und Lateralverlagerung bei der Intubation: Mundöffnung und vollständige Intubationsbahn. In Fortführung der Abb. 2.8 ist nun auch die Phase der Tubuseinführung (Pfeil 1) zu beobachten: Es erfolgt eine weitere Distraktion im rechten Kiefergelenk. Die linke Kiefergelenkbahn verbleibt auf der Spur der aktiven Mundöffnung, ebenfalls endet die Rückbewegung in dieser Kombinationsdarstellung beiderseits in den Ausgangspunkten (nasale Intubation, Pfeil 2).

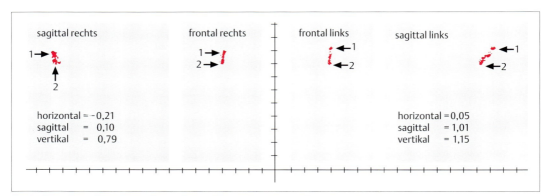

Abb. 2.**10** Blockade in einem Kiefergelenk: initiale Phase. Bei Einführung des Laryngoskops zur Intubation kann nur im linken Kiefergelenk eine (sehr gering ausgeprägte) Bewegung beobachtet werden (Pfeile 1 u. 2). Im rechten Kiefergelenk verbleibt der Kopf in seiner ursprünglichen Position.

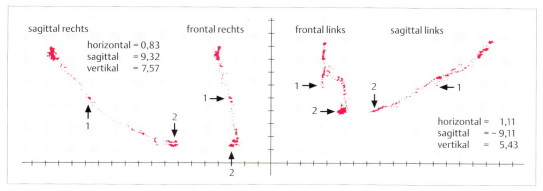

Abb. 2.11 Blockade in einem Kiefergelenk: Visualisierung des Larynx. Die für die Intubation notwendige Vorbewegung im rechten Kiefergelenk ist erst nach einer maximalen Lateralverlagerung im linken Kiefergelenk möglich (Pfeile 1 u. 2). Dieser (pathologische) Bewegungsablauf, der offensichtlich mit einer Ruptur des lateralen Bands im linken Kiefergelenk verbunden war, führte bei dem Patienten in der postoperativen Phase zu einer drastischen Einschränkung der Mundöffnungsbewegungen (Dauer 9 Tage).

2.3 Methoden zur Sicherung der Atemwege

Der sicher und in korrekter Position in der Trachea plazierte Tubus ist der *Goldstandard* in der Anästhesie und Intensivmedizin zur Kontrolle der Atemwege. Im Kontext dieses Buchs zur fiberoptischen Intubation sollen nachfolgend klassische und alternative Methoden beschrieben werden, mit denen die Atemwegssicherung und (temporäre) Beatmung ebenfalls erreicht werden können. Die Kenntnis der Verfahren und die Fähigkeit zur Anwendung sind für jeden Anästhesisten essentiell, um in einer Notsituation ein breites Repertoire an Maßnahmen zur Abwendung einer drohenden Hypoxie zu besitzen.

2.3.1 Konventionelle Intubation

Die Einführung des Tubus mit Hilfe eines Laryngoskops ist die primäre Methode, die nahezu uneingeschränkt bei allen klinisch unauffälligen Patienten (ohne Erwartung schwieriger Intubationsverhältnisse) angewandt wird. Üblich ist die Nutzung eines Laryngoskops nach Macintosh und eines Tubus mit Low-pressure-Cuff. Bei Kindern ist die Nutzung gerader Spatel sinnvoll und die Verwendung nicht geblockter Tuben angezeigt. Zur konventionellen Intubation ist der Patient adäquat analgesiert, hypnotisiert und relaxiert; hiermit ist die zwingende Notwendigkeit gegeben, eine (wiederholte) Beatmung über die Maske durchführen zu können und zu müssen, falls die Intubation nicht gelingt. Unabdingbare Vorsichtsmaßnahmen sind daher:

- Vorhandensein von diversen Spateln, Beatmungshilfen, Führungsmandrins,
- Probebeatmung des Patienten vor Applikation des Muskelrelaxans,
- Durchführung der Intubation durch entsprechend ausgebildetes Personal (Anästhesist und Pflegekraft).

Aus den Überlegungen in Kap. 2.2.4 ergibt sich, daß Patienten mit unzureichender Relaxierung, Hypnose und Analgesie durch (reflektorische) Anspannung der Kaumuskulatur den Intubationsvorgang eher erschweren dürften. Da die Bewegungen in den Kiefergelenken ohne entsprechendes Monitoring nicht einzuschätzen sind, empfiehlt es sich, bei Intubationsschwierigkeiten den Spatel vollständig aus dem Mund zu entfernen und bei erneutem Vorgehen einen optimaleren Bewegungsverlauf zu suchen.

2.3.2 Besondere Formen der endotrachealen Intubation

Für die Bewältigung schwieriger Atemwegsverhältnisse wurden in der Vergangenheit die unterschiedlichsten Techniken entwickelt, um einen Tubus sicher in der Trachea zu plazieren.

Blind-nasale Intubation. Sie ist das älteste Verfahren – es wurde von Rowbottom und Magill im Jahre 1921 eingeführt (236). Bei der klassischen Durchführung wird der Patient in der „Schnüffelposition" (oder auch verbesserten Jackson-Position) gelagert und der Tubus nasal unter erhaltener Spontanatmung in die Trachea vorgeschoben. Das Dirigieren des Tubus erfolgt durch die einwirkenden Kräfte am Tubus selbst und durch Kopfbewegungen (*Cave:* Halswirbelsäulentrauma). Atemgeräusche am äußeren Ende des Tubus sind der Beweis für seine richtige Lage. Die Methode kann sowohl unter flacher Allgemeinanästhesie als auch bei erhaltenem Bewußtsein unter ausreichender Oberflächenanästhesie durchgeführt werden. Unter dem Aspekt schwierige Atemwege ist in jedem Falle eindringlich vor der East-Grinstead-Methode zu warnen, bei der der Patient zur blind-nasalen Intubation relaxiert (!) wird: In nur 30 % der Fälle kann so der Tubus direkt in der Trachea plaziert werden – bei Versagen soll versucht werden, durch extensive Kopf- und Tubusbewegungen eine korrekte Lage zu erreichen.

Eine weitere Variationsmöglichkeit der blinden Intubation ist die digitale Technik, bei der Zeige- und Mittelfinger oral zur Tubusführung am Zungengrund eingesetzt werden. Diese Methode ist sicherlich eine ausgesprochene Notmaßnahme und sollte im klinischen Routinealltag nicht angewandt werden.

Vorteile (blind-nasale Technik in der klassischen Form):

- Apparativ nicht aufwendige Methode,
- bei Durchführung in Oberflächenanästhesie kein zeitkritisches Verfahren,
- durch Erhaltung der Spontanatmung Minimierung der Patientengefährdung,
- unkomplizierter Abbruch möglich.

Nachteile:

- Technisch anspruchsvolle und übungsintensive Methode,
- Anwendung bei eingeschränkter Beweglichkeit der Halswirbelsäule problematisch,
- keine Einsicht in Pharynx- und Glottisregion,
- Gefahr der Verletzung von Nase, Pharynx, Larynx, Trachea und Ösophagus.

Wache laryngoskopische Intubation. Hierfür ist eine profunde Oberflächenanästhesie von Mund, Pharynx, Larynx und Trachea erforderlich, um sympathische und vagale Reflexe während der mit konventioneller Technik durchgeführten Laryngoskopie zu vermeiden (114). Unter zusätzlicher Sedierung kann der Patient intubiert werden, jedoch setzt dieses Vorgehen die für eine konventionelle Intubation ebenfalls übliche freie Beweglichkeit von den Kiefergelenken und von der Halswirbelsäule sowie normale anatomische Bedingungen voraus. Somit ergibt sich eine Indikation lediglich bei der Einleitung eines Patienten mit Ileus oder unklaren pharyngealen Raumforderungen.

Vorteile:

- Erhaltene Spontanatmung,
- jederzeit Abbruchmöglichkeit,
- erhaltene oder zumindest nur eingeschränkte Schutzreflexe.

Gravierende Nachteile:

- Seltenheit der Anwendung,
- aufwendige Oberflächenanästhesie,
- physische und psychische Belastung für den Patienten,
- eingeschränkter Indikationsbereich.

Spezielle Laryngoskope (in nahezu unzähligen Variationen) und Notfallrohr. Sie modifizieren den mechanischen Ablauf der Intubation und können so den vorhandenen Raum im Einzelfall durchaus optimaler nutzen.

Das Laryngoskop nach McCoy (Abb. 2.**12**) erlaubt das Anheben der Spatelspitze und kann so die Einsicht auf die Stimmbänder verbessern.

Das Bullard-Laryngoskop (Abb. 2.**13**) verbindet den mechanischen Anteil der Laryngoskopie mit einer fiberoptischen Vorrichtung, die von der Spitze des Laryngoskops aus die Einsicht auf die Stimmbänder und die Kontrolle der Tubuseinführung erlaubt. Die Anwendung erfordert eine wei-

Abb. 2.**12** Bewältigung schwieriger Atemwegsverhältnisse. Deutsche Übersetzung des Algorithmus „Difficult airway" der American Society of Anesthesiologists (in deutscher Übersetzung wiedergegeben aus (27).

2.3 Methoden zur Sicherung der Atemwege

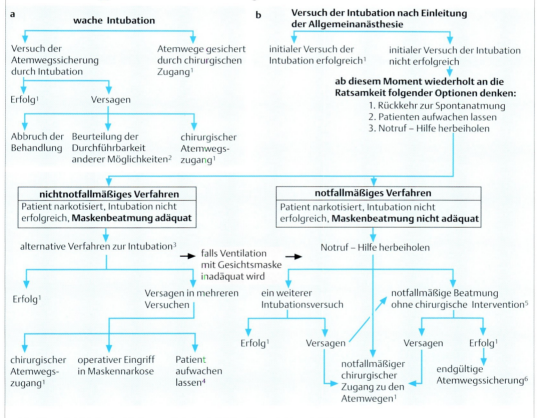

Algorithmus „Schwierige Atemwege"

1. **Einschätzung der Wahrscheinlichkeit und der klinischen Bedeutung grundlegender Probleme**
   a) schwierige Intubation
   b) schwierige Beatmung
   c) schwierige Kooperation mit Patient

2. **Beurteilung der Vorteile und Durchführbarkeit grundlegender Behandlungsverfahren:**
   a) nichtchirurgisches Verfahren als primärer Versuch zur Intubation — gegen — chirurgisches Verfahren als primärer Versuch zur Intubation
   b) wache Intubation — gegen — Versuch der Intubation nach Einleitung der Allgemeinanästhesie
   c) Erhalt der Spontanatmung — gegen — Verzicht auf Spontanatmung

3. **Entwicklung primärer und alternativer Strategien:**

   a wache Intubation
   - Versuch der Atemwegssicherung durch Intubation
     - Erfolg[1]
     - Versagen
       - Abbruch der Behandlung
       - Beurteilung der Durchführbarkeit anderer Möglichkeiten[2]
       - chirurgischer Atemwegszugang[1]
   - Atemwege gesichert durch chirurgischen Zugang[1]

   b Versuch der Intubation nach Einleitung der Allgemeinanästhesie
   - initialer Versuch der Intubation erfolgreich[1]
   - initialer Versuch der Intubation nicht erfolgreich
     - **ab diesem Moment wiederholt an die Ratsamkeit folgender Optionen denken:**
       1. Rückkehr zur Spontanatmung
       2. Patienten aufwachen lassen
       3. Notruf – Hilfe herbeiholen

   nichtnotfallmäßiges Verfahren
   Patient narkotisiert, Intubation nicht erfolgreich, **Maskenbeatmung adäquat**
   - alternative Verfahren zur Intubation[3]
     - Erfolg[1]
       - chirurgischer Atemwegszugang[1]
       - operativer Eingriff in Maskennarkose
       - Patient aufwachen lassen[4]
     - Versagen in mehreren Versuchen

   notfallmäßiges Verfahren
   Patient narkotisiert, Intubation nicht erfolgreich, **Maskenbeatmung nicht adäquat**
   - Notruf – Hilfe herbeiholen
     - falls Ventilation mit Gesichtsmaske inadäquat wird
     - ein weiterer Intubationsversuch
       - Erfolg[1]
       - Versagen
     - notfallmäßige Beatmung ohne chirurgische Intervention[5]
       - Versagen → notfallmäßiger chirurgischer Zugang zu den Atemwegen[1]
       - Erfolg[1] → endgültige Atemwegssicherung[6]

---

1 Bestätigung der Intubation durch Bestimmung des endexspiratorischen CO_2
2 andere Möglichkeiten beinhalten (sind jedoch nicht beschränkt auf): Operation unter Maskennarkose, Operation unter Lokal- oder Regionalanästhesie, Intubationsversuche nach Einleitung der Allgemeinanästhesie
3 alternative Verfahren zur schwierigen Intubation beinhalten (sind jedoch nicht beschränkt auf): Einsatz verschiedener Laryngoskopspatel, wache Intubation, blind-orale oder -nasale Intubation, fiberoptische Intubation, Führungsdrähte, Transilluminationstechnik, retrograde Intubation, chirurgischer Atemwegszugang
4 siehe wache Intubation
5 Möglichkeiten der notfallmäßigen nichtchirurgischen Atemwegssicherung beinhalten (sind jedoch nicht beschränkt auf): Transtracheale Jet-Ventilation, Beatmung mit der Larynxmaske, Beatmung mit dem Combitubus
6 Möglichkeiten zur Erzielung einer definitiven Atemwegsssicherung beinhalten (sind jedoch nicht beschränkt auf): Rückkehr zum wachen Bewußtseinszustand mit Spontanatmung, Tracheotomie, endotracheale Intubation

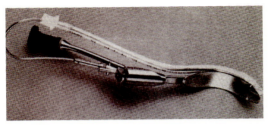

Abb. 2.**13** Bullard-Laryngoskop.

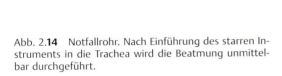

Abb. 2.**14** Notfallrohr. Nach Einführung des starren Instruments in die Trachea wird die Beatmung unmittelbar durchgeführt.

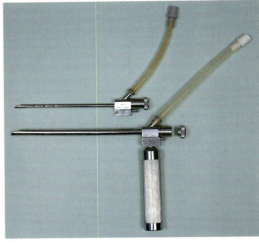

te Mundöffnung, jedoch keine ausgeprägte Protrusionsbewegung.

Bei Nutzung des Notfallrohrs (Abb. 2.**14**) werden die pharyngealen und oralen Weichteile in einem flacheren Winkel zum Larynx hin mechanisch verdrängt, die Einführung erfordert (insbesondere bei retromolarem Vorgehen) häufig keine ausgeprägte Mundöffnung. Auch bei massiven Schwellungen der Weichteile ist eine Sicht auf die Stimmbänder und das Einführen des Notfallrohrs in die Trachea noch möglich.

Vorteile:

Die veränderte mechanische Komponente.

Nachteile:

- Technisch komplexer und übungsintensiver Ablauf (Bullard-Laryngoskop),
- keine Einführung eines Tubus in die Trachea (Notfallrohr).

Retrograde Intubation. Durch die Membrana cricothyroidea wird eine Touhy-Nadel eingestochen, die korrekte intratracheale Lage ist durch Luftaspiration nachzuweisen. Ein Katheter wird nun nach kranial durch die Touhy-Nadel vorgeschoben, bis er aus Mund oder Nase herausragt. Hierüber wird nun der Tubus (unter örtlicher Anästhesie) vorgeschoben und in die Trachea eingeführt. Ein Risiko der Methode ist das Auftreffen des Tubus auf den transkutan eingeführten Katheter am Punktionsort: Wird nun der Katheter abgeschnitten und nach kranial herausgezogen, kann der Tubus nach dorsal in den Ösophagus „springen". Zur Vermeidung dieser Komplikation kann die Trachea auch kaudaler, durch das Lig. cricotracheale, punktiert werden.

Vorteile:

- Intubation des wachen, spontan atmenden Patienten,
- Einführung bei absoluten Intubationshindernissen möglich,
- kein zeitkritisches Verfahren,
- keine Bewegungen der Halswirbelsäule und keine Mundöffnung notwendig.

Nachteile:

- Invasives Verfahren,
- Gefahr von Blutungen und Einreißen des Schildknorpels (bei Eingehen durch die Membrana cricothyroidea),
- Gefahr der ösophagealen Fehllage,
- übungsintensives Verfahren.

2.3.3 Larynxmaske

1985 berichteten Brain u. Mitarb. erstmals über Erfahrungen mit der von ihnen entwickelten Larynxmaske (175). Die Maske hat seither eine weite Verbreitung gefunden und wird bei verschiedenen Anästhesieverfahren angewandt. Der Erfinder hat diese Atemwegshilfe primär als ein „Mittelding zwischen Maskennarkose und Intubationsnarkose" beschrieben. Durch die Larynxmaske (Abb. 2.**15**) wird mit einem um den ovalen Körper angebrachten Cuff unter Abdichtung des Larynxraums eine Beatmung des Patienten ermöglicht, ohne die Trachea zu intubieren.

Vorteile:

- Einfache Erlernbarkeit der Methode,
- geringer Zeitaufwand im Vergleich zur endotrachealen Intubation,
- geringere hämodynamische und intraokulare Reaktionen,
- geringere Verletzungsgefahr.

Nachteile:

- Fehlender Aspirationsschutz,
- Fehllagen (20–35 %),
- Deflektionen der Epiglottis (63 %),
- Unmöglichkeit der Plazierung (5 %),
- pharyngeale und laryngeale Reaktionen bei nicht ausreichend anästhesierten Patienten.

Kontraindikationen:

- Erkrankungen oder Verletzungen im Pharynxbereich,
- Atemwegsobstruktionen,
- niedrige Compliance und hohe Resistance (adipöse Patienten, Bronchospasmus, relevante Lungenerkrankungen),
- erhöhte Regurgitationsgefahr bei übergewichtigen und nicht nüchternen Patienten.

Aufgrund dieser Fakten ist ein geplanter Einsatz der Larynxmaske zur Bewältigung schwieriger Intubationsverhältnisse als sehr bedenklich einzustufen (84, 117):

- Die Larynxmaske erfordert eine passive Mundöffnung mit einer Schneidekantendistanz von mindestens 35 mm und kann nur oral eingeführt werden.
- Zur Plazierung der Maske muß der Patient tief sediert und analgesiert sein; die damit verbundene Apnoe erzwingt nach kurzer Zeit gesicherte Atemwege oder eine Beatmung über die Gesichtsmaske.
- Die relativ häufigen Fehllagen, die posteriore Deflektion der Epiglottis und u. U. die Unmöglichkeit der Plazierung bedeuten bei Patienten mit erwarteten Intubationsschwierigkeiten eine zusätzliche Gefährdung.

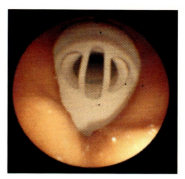

Abb. 2.**15** Larynxmaske. „Retrograde" Ansicht eines korrekt plazierten Instruments (Sicht von der Bifurkation aus auf die Stimmbänder und die Maske).

2.3.4 Transilluminationstechnik

Eine alternative Technik zur konventionellen Intubation ist die von Yamamura 1959 erstmals beschriebene endotracheale Intubation mit Hilfe der Transillumination der Halsweichteile (359): Das Instrumentarium bestand aus einem starren Führungsstab (Kupfer), an dessen Spitze eine Laryngoskopbirne befestigt war und auf den der Tubus aufgezogen wurde. Nach Erreichen der korrekten Position der Birne (Lichtschein durch das Lig. cricothyroideum nach Passage der Stimmbänder) (Abb. 2.**16**) konnte der Tubus in die Trachea vorgeschoben werden. In den 70er und 80er Jahren wurden verschiedene Serienprodukte zur Light-guided-Intubation entwickelt: Die Systeme bestanden wiederum aus einem rigiden Kupferstab, an dessen Spitze eine Lichtquelle angebracht war, nun ergänzt durch einen Kunststoffhandgriff mit Batteriefach. Der Kupferstab konnte ebenfalls einige Zentimeter vom distalen Ende entfernt ca. 90° gebogen werden (Hockeyschlägerform). Ein aktuell neu eingeführtes Intubationsinstrument für die Transilluminationstechnik (Trachlight, Abb. 2.**17**) weist wesentliche Modifikationen auf: ein in der Länge an den Tubus adaptierbares Führungsstilett mit einem entfernbaren inneren (steifen) Metalldraht, eine hellere Lichtquelle, ein stabiler Handgriff mit Fixationsmöglichkeit des aufgezogenen Tubus und eine Zeitautomatik, die nach 30 s durch Blinken der Lampe vor einer zu langen Intubationsdauer warnt.

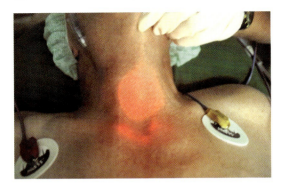

Abb. 2.16 Intubation mit der Transluminationstechnik. Optimaler Lichtschein nach Passage der Stimmbänder (Lichtstärke bei Aufnahme: 100 lx), bei helleren Umgebungsverhältnissen oder einem adipösen Patienten kann dieser Effekt wesentlich schwächer ausgeprägt sein.

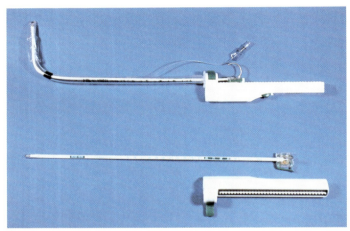

Abb. 2.17 Trachlight. Handgriff und Führungsstilett separiert (unten) sowie mit aufgezogenem Tubus zur Intubation korrekt vorbereitet (oben).

Vorteile:

- Einfache Handhabung,
- keine Verletzung von Schleimhäuten oder Zähnen,
- korrekte Einführtiefe des Tubus.

Nachteile:

- Ausreichende Transillumination zumeist nur nach weitgehendem Abdunkeln des Einleitungsraums,
- keine pharyngeale Einsicht während des Intubationsvorgangs („blinde" Technik),
- Intubationsversager trotz vermeintlich korrekter Position (etwa 5 %),
- Unmöglichkeit der Plazierung bei Patienten mit ausgeprägter Struma nodosa oder bei unzureichender Transillumination (extreme Adipositas).

Die Indikation für die Intubation mit der Transilluminationstechnik kann bei unbedenklichen Atemwegsverhältnissen unter der Prämisse der Vermeidung von Weichteil- und Kiefergelenkschäden gegeben sein. Bei Patienten mit erkennbar schwierigen Intubationsverhältnissen sollte stets der Fiberoptik der Vorzug gegeben werden.

2.3.5 Combitube

Der Combitube ist primär als Notfalltubus entwickelt worden. Er zeichnet sich dadurch aus, daß sowohl in ösophagealer als auch in trachealer Position eine Beatmung des Patienten erzielt werden kann: Der Combitube ist ein „Doppellumentubus", der die Funktionen des Ösophagusverschlußtubus und des Endotrachealtubus in sich vereinigt (Abb. 2.18). Der „ösophageale" Tubus ist am unteren Ende verschlossen, hat im pharyngealen Bereich jedoch mehrere Perforationen. Der „tracheale" Tubus ist entsprechend einem normalen endotrachealen Tubus am unteren Ende offen. Die beiden Tuben sind durch eine Zwischenwand voneinander getrennt und jeweils über einen kurzen Schlauch mit einem üblichen Konnektor verbunden. Oberhalb der pharyngealen Perforationen ist ein Oropharyngealcuff angebracht, der nach dem Aufblasen Mund- und Nasenhöhle abdichtet. Am unteren Ende des Combitube befindet sich ein Cuff, der zur Abdichtung des Ösophagus oder (bei trachealer Einführung) der Trachea dient.

Nach Öffnen des Munds (notwendige Schneidekantendistanz etwa 25 mm) wird der Tubus „blind" eingeführt, bis die Ringmarken zwischen den Zähnen zu liegen kommen. Es wird zuerst der pharyngeale und danach der distale Ballon aufgeblasen. Zumeist (nach eigenen Erfahrungen fast ausschließlich) liegt der Combitube nach der Einführung in dem Ösophagus. Deshalb wird die erste Ventilation über den „ösophagealen" Tubus durchgeführt – die Luft strömt über die Epiglottis in die Trachea. Eine Auskultation über beiden Lungen mit Gegenprobe über dem Epigastrium bestätigt eine adäquate Ventilation. Ist die Auskultation über den Lungen negativ und die Auskultation über dem Epigastrium positiv, liegt der Combitube in der Trachea: In diesem Fall wird die Beatmung über den „trachealen" Tubus durchgeführt.

Vorteile:

- Technisch unkomplizierte Einführung,
- geringe Komplikationsrate bei der Anwendung,
- Beatmung in ösophagealer und trachealer Lage möglich,
- auch in ösophagealer Lage weitgehender Aspirationsschutz.

Nachteile:

- „Blinde" Technik,
- teures Verfahren (Einmalartikel),
- nur ausnahmsweise endotracheale Lage erzielbar,
- ausgeprägte Halsbeschwerden.

Im Gegensatz zur Larynxmaske und Transilluminationstechnik ist die Verwendung des Combitube eine echte Notfallmaßnahme, die bei unerwartet auftretenden Intubationsschwierigkeiten eine sichere Ventilation erlaubt.

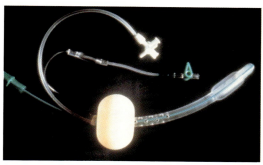

Abb. 2.18 Combitube. Beide Cuffs sind mit der vorgeschriebenen Luftmenge gefüllt.

2.3.6 Chirurgische Atemwegssicherung

Bei vollständiger Verlegung der oberen Atemwege, Unmöglichkeit der Maskenbeatmung und Intubation sowie der Atemwegssicherung durch andere Verfahren kann der invasive chirurgische Atemwegszugang die letzte Chance sein, den Patienten zu oxygenieren. Grundsätzlich sind hierzu die Tracheotomie und die Koniotomie geeignet; die Tracheotomie wird eher als elektives Verfahren und die Koniotomie als Notfallmaßnahme eingesetzt. Die Koniotomie ist schneller durchführbar und weniger komplikationsträchtig als die Tracheotomie – sie wird durch das Lig. conicum, das sich zwischen Schildknorpel und Ringknorpel aufspannt, durchgeführt.

Indikationen für eine Koniotomie im Notfall sind:

- massive Schwellungen im Bereich des Oro- oder Hypopharynx,
- entzündlich bedingte Raumforderungen,
- massive allergische Reaktionen,
- schwere Mittelgesichtstraumen oder Verbrennungen im Gesicht und oberen Respirationstrakt.

In bestimmten Situationen ist die Indikation für eine (nicht zeitkritische) elektiv durchzuführende Tracheotomie denkbar: bei Patienten mit anstehenden Tumoroperationen im Gesichts- und Halsbereich oder beabsichtigter Langzeitbeatmung.

Die Durchführung beider Verfahren erfolgt in bewährter Weise operativ mit dem Skalpell, für die Koniotomie stehen auch diverse Bestecke zur Verfügung. Mit Hilfe dieser Instrumente kann rasch ein direkter Zugang zur Trachea geschaffen werden, die angebotenen Sets lassen sich in 2 Gruppen einteilen:

- Systeme, mit denen das Lig. conicum mit einer kräftigen Stahlkanüle – ähnlich einer Venenverweilkanüle – direkt punktiert wird und anschließend ein Kunststoffkatheter in die Trachea vorgeschoben werden kann.
- Sets, die diverse Modifikationen der Seldinger-Technik vorgeben.

2.3.7 Vorgehen bei schwierigen Atemwegsverhältnissen

Die Bewältigung schwieriger Atemwegsverhältnisse bedarf eines strukturierten Vorgehens, das in seinen Grundzügen vor Eintritt der Komplikation festgelegt sein muß. Die klassische Referenz hierzu ist der ASA-Algorithmus „Difficult airway", der in deutscher Übersetzung in Abb. 2.**12** wiedergegeben ist. Je nach vorliegender Situation erlaubt ein derartiger Ablaufplan das gezielte und schnelle Ergreifen alternativer Maßnahmen, wobei klinikspezifische und persönliche Bedingungen berücksichtigt werden müssen.

2.4 Folgen der konventionellen Intubation

Die Folgen einer endotrachealen Intubation können unterteilt werden in Nebenwirkungen durch den eingeführten Tubus, Komplikationen des Intubationsvorgangs und pathophysiologische Reaktionen.

2.4.1 Nebenwirkungen

Jeder (lege artis) eingeführter Tubus kann in unterschiedlicher Ausprägung zu Nebenwirkungen führen, die den Patienten in der postoperativen Phase belasten (Tab. 2.**6**). Die Inzidenz und Intensität sind sehr uneinheitlich; verschlechternde Faktoren sind u. a. lange Liegedauer, Verwendung eines Tubus mit High-pressure-Cuff, schlechte Fixation, intraoperative Atropingabe, nasale Intubation, zu starke oder unzureichende Blockung. Prädisponierende Faktoren seitens der Patienten sind u. a. akute und chronische Infektionen, Rauchen sowie Abwehrschwächen.

Die aufgelisteten Nebenwirkungen lassen sich teilweise durch gezielte Maßnahmen vermindern, häufig sind sie jedoch unvermeidlich: Die typischen Nebenwirkungen Husten und Hustenreiz treten bei Einsatz von Tuben mit einem High-pressure-Cuff (HPC) am 1. postoperativen Tag in 40 bzw. 45 % der Fälle auf – die Nutzung von Low-pressure-Cuffs (LPC) verringert die Inzidenz auf 30 bzw. 38 %. Nach einer Maskenbeatmung klagen nur etwa 20 % der Patienten über diese Begleiteffekte (Abb. 2.**19**). Ein Beispiel für eine weitgehend nicht beeinflußbare Nebenwirkung ist die Ausbildung eines Kloßgefühls nach der Intubationsnarkose (Abb. 2.**20**).

Tabelle 2.**6** Nebenwirkungen durch den endotrachealen Tubus

- Abknicken des Tubus
- Cuffhernie
- Hernie im Tubuslumen
- Halsschmerzen
- Glottisödem
- Infektionen
- Ulzeration und Granulom am Larynxeingang
- Synechie der Stimmlippen
- Fibrose des Larynxeingangs
- Fibrose der Trachea

2.4.2 Komplikationen

Der Intubationsvorgang kann zu diversen Komplikationen führen, die insbesondere bei traumatisierendem Vorgehen massiv ausgeprägt sind (Tab. 2.**7**). Im Gegensatz zu den in Kap. 2.4.1 beschriebenen Nebenwirkungen lassen sich viele Komplikationen durch eine Intubation ohne Nutzung des Laryngoskops eliminieren. Als Beispiele sind alle mechanischen Schädigungen und die postoperativen Störungen im stomatognathen System zu nennen (174): Der Vergleich der peroralen laryngoskopischen Intubation mit der nasalen

Abb. 2.**19** Inzidenz von Husten und Hustenreiz nach Intubations- und Maskennarkose. Angabe von Husten und Hustenreiz (direkte Frage) mit Anteil starker Beschwerden, unterteilt nach HPC-Tuben und LPC-Tuben sowie Maskennarkosen (174).

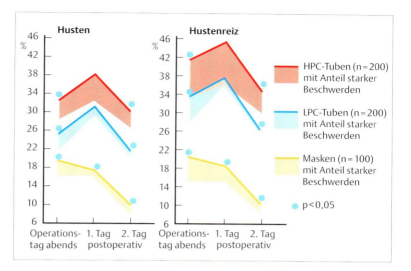

Tabelle 2.**7** Komplikationen der endotrachealen Intubation

- Verletzungen von Zähnen, Lippen, Zunge, Nase, Pharynx oder Larynx
- Fraktur/Luxation der Halswirbelsäule
- Verletzungen der Augen
- Mediastinalemphysem
- Retropharyngeale Dissektion und Abszeß
- Aspiration von Mageninhalt und Fremdkörpern
- Intubation des Ösophagus
- Fehlplazierung des trachealen Tubus (endobronchiale Intubation)
- Ruptur der Trachea oder des Bronchus
- Schwirige oder unmögliche Extubation
- Lähmung des N. lingualis
- Funktionsstörungen und/oder Verletzung des stomatognathen Systems

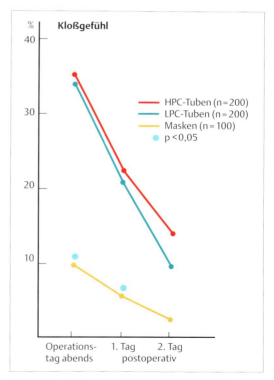

fiberoptischen Intubation und der Maskennarkose zeigt deutlich geringer ausgeprägte Funktionseinschränkungen in den Kiefergelenken nach der fiberoptischen Intubation und der Maskennarkose (Abb. 2.21). Die Inzidenz der Komplikation muß für den 1. postoperativen Tag mit 33–44 % angenommen werden – länger andauernde Kiefergelenkbeschwerden (< 10 Tage) können bei 2–4 % der Patienten beobachtet werden (74).

Alternativ können die fiberoptische Technik (ohne jede Einschränkung), die Transilluminationstechnik (nicht bei zu erwartenden Intubationsschwierigkeiten) oder die blind-nasale Tech-

Abb. 2.**20** Inzidenz von Kloßgefühl nach Intubations- und Maskennarkosen. Angabe von Kloßgefühl (direkte Frage), unterteilt nach HPC-Tuben und LPC-Tuben sowie Maskennarkosen (174).

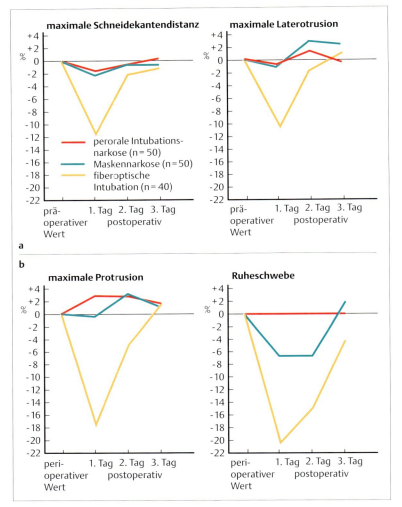

Abb. 2.**21 a u. b** Ausprägung von postoperativen Funktionsstörungen im stomatognathen System. Mittlere perioperative prozentuale Veränderungen von maximaler Schneidenkantendistanz, maximaler Laterotrusion, maximaler Protrusion und Ruheschwebe, unterteilt nach peroraler Intubationsnarkose, Masennarkose und fiberoptischer Intubation (Ausgangswert = 100 %) (177).

nik in Betracht gezogen werden. Hierdurch ist dem Anästhesisten eine breite Palette von Vorgehensweisen gegeben, die eine endotracheale Intubation bei jeder Indikation gefahrlos und komplikationsfrei ermöglicht.

2.4.3 Pathophysiologische Reaktionen

Auswirkungen der Intubation auf kardiale, pulmonale, intrazerebrale und intraokulare Parameter sind bekannt und vielfach beschrieben (Tab. 2.**8**). Vor allem der Anstieg des intrakraniellen Drucks und massive Blutdruckspitzen können bei bestimmten Patientengruppen problematisch

Tabelle 2.**8** Pathophysiologische Reaktionen auf die tracheale Intubation

- Herzrhythmusstörungen
- Arterielle Hypertonie
- Laryngospasmus
- Spasmus der Atemmuskulatur
- Bronchospasmus
- Verschlechterung der Atemwegsklimatisierung
- Erhöhter intrakranieller Druck
- Erhöhter intraokularer Druck
- Postoperativer Muskelschmerz
- Maligne Hyperthermie

sein (Abb. 2.**22**). Hier ist die fiberoptische Intubation unter sehr guter Oberflächenanästhesie die eindeutig überlegene Technik. Grundsätzlich lassen sich bei Verwendung der Fiberoptik auch drastische Blutdruckabfälle nach Applikation der für eine laryngoskopische Intubation erforderlichen Hypnotika, Analgetika und Muskelrelaxanzien bei entsprechenden Risikopatienten vermeiden.

Es ist bemerkenswert, daß sich diese pathophysiologischen Reaktionen nur durch Vermeidung des Laryngoskops und unter Oberflächenanästhesie von Pharynx, Larynx und Trachea eliminieren lassen: Der Vergleich der konventionellen Intubation mit der Transilluminationstechnik zeigt bei den Kreislaufparametern vergleichbare Blutdruckspitzen (Abb. 2.23). Offensichtlich ist der laryngeale und tracheale Reiz bei der Tubuseinführung mit dem der Laryngoskopie vergleichbar.

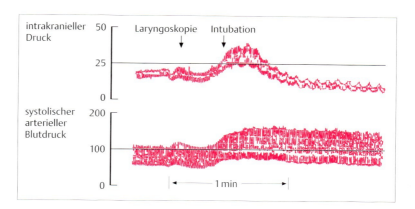

Abb. 2.**22** Auswirkungen der endotrachealen Intubation auf Blutdruck und intrakraniellen Druck. Wiedergabe der akuten Veränderungen unter Laryngoskopie und Intubation bei einem Patienten mit einem kleinen Gehirntumor (aus 68).

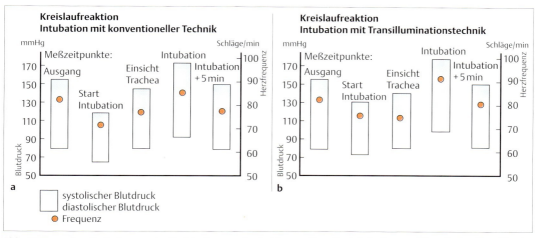

Abb. 2.**23 a** u. **b** Veränderung der Kreislaufparameter bei konventioneller Intubation und Einsatz der Transilluminationstechnik.

3. Indikationen für die fiberendoskopische Intubation

P. P. Kleemann

Für die Bewältigung der schwierigen trachealen Intubation sind zahlreiche Methoden und Geräte entwickelt worden (Tab. 3.1). Dennoch zeigt die Mortalitäts- und Morbiditätsstatistik (26, 32, 52), daß trotz aller Bemühungen das Mißlingen des Airway-Managements eine der Hauptursachen schwerer hypoxischer Hirnschäden und anästhesiebedingter Todesfälle ist. Bei den Verfahren, die für die Bewältigung der schwierigen Intubation empfohlen werden, besteht je nach Situation mehr oder weniger Aussicht auf Erfolg (168, 264). Neben der Anwendung spezieller Laryngoskope und Mandrins, die eine adäquate Mundöffnung erfordert, werden invasive Techniken, wie die retrograde Intubation, die Anwendung des Notfallrohrs und die Koniotomie, vorgeschlagen. Weniger invasive Techniken sind die „blinde" nasale Intubation, die eine freie Beweglichkeit der Halswirbelsäule erfordert, und die Anwendung des leuchtenden Intubationsstiletts (Trachlight) sowie der Larynxmaske. Bei allen Verfahren muß im Einzelfall, abhängig von der pathologisch-anatomischen Veränderung, entschieden werden, ob die Voraussetzungen für eine erfolgreiche Anwendung erfüllt sind. Darüber hinaus erfordern die einzelnen Techniken, vor allem die Anwendung spezieller Laryngoskope, Übung und Erfahrung.

Ein großer Vorteil des flexiblen Fiberendoskops ist dessen breites Einsatzspektrum. Das flexible Fiberendoskop kann bei allen Patienten, die laryngoskopisch schwierig oder nicht zu intubieren sind, unabhängig von der Ursache, eingesetzt werden. Die Indikationen für die fiberendoskopi-

Tabelle 3.1 Methoden für die Bewältigung der schwierigen Intubation

Methode	Voraussetzungen	Nachteile
Verwendung eines speziellen Laryngoskops • nach Bumm • nach Bullard • nach Mc Coy	ausreichende Mundöffnung Relaxation, Möglichkeit der Maskenbeatmung	Aspirationsgefahr, Trauma, Hypoxie, nicht sicheres Einführen und Vorschieben des Tubus
„Blinde" nasale Intubation	frei bewegliche Halswirbelsäule, Spontanatmung	Aspirationsgefahr, unsicherer Erfolg
Intubation durch die Larynxmaske	tiefe Narkose, Lagekontrolle	Aspirationsgefahr, korrekte Lage der Larynxmaske nur bei 60 % der Patienten
Anwendung eines Mandrins	ausreichende Mundöffnung, Relaxation, Möglichkeit der Maskenbeatmung	Aspirationsgefahr, Hypoxie, unsicherer Erfolg
Verwendung eines beleuchteten Stiletts (Trachlight)	Dunkelheit < 100 lx	Aspirationsgefahr, Hypoxie, unsicherer Erfolg
Retrograde Intubation	ausreichende Mundöffnung, tiefe Narkose	Aspirationsgefahr, Trauma
Anwendung des Notfallrohres	Relaxation	(unvermeidliche Verletzung des Larynx und der Trachea)
Koniotomie	Umwandlung der Koniotomie in eine Tracheotomie	Hypoxie

sche Intubation sind in Tab. 3.2 zusammengestellt. Als klassische Indikation gilt die schwierige Intubation.

Tabelle 3.2 Indikationen für die fiberendoskopische tracheale Intubation

- Schwierige Intubation
- Intubation des wachen Patienten
- Endoskopische Untersuchung vor der Intubation
- Plazierung und Lagekontrolle des trachealen Tubus
- Streßarme fiberendoskopische Intubation
- Kontraindizierte Gabe von Anästhetika und Muskelrelaxanzien
- Verhütung von Intubationsschäden
- Kontraindiziertes Überstrecken der Halswirbelsäule
- Schwierige Intubation bei vollem Magen
- Ausbildung in der Technik

3.1 Schwierige Intubation

Von einer *schwierigen Intubation* sprechen wir, wenn die direkte Laryngoskopie, das Einführen des trachealen Tubus in den Larynxeingang oder das Vorschieben des Tubus problematisch oder unmöglich ist. Die sorgfältige und gründliche Untersuchung des Patienten ist unabdingbar, um Intubationsrisiken rechtzeitig zu erkennen und die fiberendoskopische Intubation geplant vornehmen zu können. Als Minimalprogramm sollte

- der Zahnstatus beurteilt,
- das Größenverhältinis *Zunge / pharyngealer Raum* (nach Mallampati) bestimmt (186),
- die Größe des Unterkiefers und die des submandibulären Raums durch Vermessung des Abstands zwischen Prominentia laryngea und Unterkieferrand ermittelt (239) und
- die Beweglichkeit der Halswirbelsäule geprüft werden (Extension und Flexion).
Ein Hinweis auf äußerlich nicht erkennbare anatomische Veränderungen, die eine schwierige Intubation erwarten lassen, kann der inspiratorische oder biphasische Stridor sein.

Die oben empfohlenen Untersuchungen haben zwar eine hohe Spezifität, aber nur eine geringe Sensitivität. Deshalb wird bei einer erheblichen Anzahl von Patienten eine falsch positive Vorhersage getroffen, d. h., die als schwierig eingeschätzte Intubation kann entgegen der Erwartung ohne Probleme durchgeführt werden (328). Dennoch ist es sinnvoll, die Untersuchungen sorgfältig durchzuführen, weil wegen der hohen Spezifität der Verfahren die Mehrzahl der schwierigen Intubationen rechtzeitig erkannt wird. Die Anwendung invasiver Techniken aufgrund falsch positiver Vorhersagen ist problematisch, die eines atraumatischen Intubationsverfahrens wie der fiberendoskopischen Intubation dagegen nicht.

Die Probleme der schwierigen Intubation werden mit dem Begriff *Difficult airway* (ASA 1989) zutreffend beschrieben (27). Ausgehend von der Definition des Begriffs ist die fiberendoskopische Intubation besonders dann indiziert, wenn weder die Maskenbeatmung noch die konventionelle Intubation möglich ist. In Tab. 3.3 sind verschiedene Erkrankungen zusammengefaßt, bei denen die Intubation mit dem flexiblen Fiberendoskop empfohlen wird.

Tabelle 3.3 Spezielle Indikationen für die fiberendoskopische Intubation

- **Gesichtsmißbildungen** (104):
  - Mikrogenie (Vogelgesicht)
  - kleiner Mund (83) und hoher Gaumen
  - prominente obere Schneidezähne
  - Prognathie
  - Protrusion der Maxilla
  - Lippen-Kiefer-Gaumen-Spalte
  - Robin-Syndrom (130, 147, 284, 314)
  - Treacher-Collins- bzw. Franceschetti-Syndrom (Dysostosis mandibulofacialis) (204, 254)
  - Nager-Syndrom (Dysostosis acrofacialis) (154, 156)
  - Kampomeliesyndrom
  - fetales Alkoholsyndrom
  - Engelmann-Krankheit (Osteopathia hyperostotica scleroticans multiplex infantilis)
  - Crouzon-Syndrom (Dysostosis craniofacialis)
  - Goldenhar-Syndrom (137)

- **Erworbene Anomalien des Gesichts und der Mundhöhle:**
  - Mukopolysaccharidosen (Hurler-Syndrom, Hunter-Syndrom) (351)
  - Makroglossie (Akromegalie) (227, 332)
  - Narbenkontrakturen der Gesichtsweichteile und Kieferklemme nach Verbrennungen (148, 164, 182)
  - schwere Unterkieferfrakturen, Zustand nach schweren Gesichtsschädelfrakturen
  - Zustand nach ausgedehnten Weichteilverletzungen im Gesichts-Hals-Bereich
  - Zustand nach Unterkiefer-, Mundboden- und Zungenresektion mit Neck dissection (156)
  - Zustand nach Radiatio im Gesichtsbereich (156)
  - Zustand nach traumatischem oder entzündlichem Unterkieferverlust (156, 207)
  - Zustand nach Unterkieferrekonstruktion (156)

- **Einschränkung der Kieferbeweglichkeit:**
  - knöcherne Kiefergelenkankylose (8, 11, 64, 147)
  - narbig bedingte Kieferklemme
  - entzündlich bedingte Kieferklemme (submandibulärer Abszeß) (129)
  - intermaxilläre Verschnürung (148, 154, 156)

- **Störungen der Beweglichkeit der Halswirbelsäule:**
  - kurzer Hals (Stiernacken)
  - Frakturen und Luxationen der Halswirbelsäule
  - Spondylarthritis ankylopoetica (Morbus Bechterew) (141, 208)
  - Zustand nach chirurgischer Versteifung der Halswirbelsäule
  - Synostosen der Halswirbelsäule
  - atlantoaxiale Instabilität (Morbus Morquio) (14, 178, 218)
  - Achondroplasie
  - angeborene Mißbildungen der Halswirbelsäule (Klippel-Feil-Syndrom) (74)

- **Raumfordernde Prozesse im Bereich der oberen Luftwege:**
  - Tumoren (90)
  - Hämangiome
  - Struma (maligna)
  - Mundbodenabszeß oder -phlegmone (154, 156, 289)
  - Phlegmone der Halsweichteile
  - Peritonsillarabszeß

- **Pathologisch-anatomische Veränderungen des Larynx und der Trachea:**
  - Epiglottitis (232, 244)
  - Rekurrensparese beidseits
  - Larynxstenose
  - laryngeale Papillomatose
  - Laryngeal web
  - Synechie im Bereich der Stimmbänder
  - Krupp
  - Trachealstenose
  - Tracheomalazie
  - Mediastinal mass syndrome (362)
  - Larynx- und Tracheaverletzung

- **Hochwertiger Zahnersatz im Bereich der Frontzähne oder Parodontose**

- **Kiefergelenkschäden**

- **Plastische Operation im Gesichtsbereich:**
  - Narkose zur definitiven Einlagerung von gestielten Hautlappen im Bereich der Lippen und der Mundhöhle

- **Adipositas**

- **Erfolglose konventionelle Intubation**

3.2 Fiberendoskopische Intubation des wachen Patienten

Die fiberendoskopische Intubation kann sowohl beim Patienten in Allgemeinanästhesie als auch beim wachen Patienten durchgeführt werden. In der Regel wird man den wachen Patienten fiberendoskopisch intubieren und den trachealen Tubus nach Applikation eines Hypnotikums in die Trachea vorschieben. In bestimmten Situationen darf nur der wache Patient mit dem flexiblen Fiberendoskop intubiert werden:

- wenn weder die konventionelle Intubation noch die Maskenbeatmung (difficult airway) möglich ist,
- wenn eine schwierige Intubation vorhersehbar ist und die Gefahr der Aspiration besteht,
- wenn ein respiratorischer Notfall oder eine schwere Erkrankung vorliegt,
- wenn in extremer Position des Patienten intubiert werden muß,
- wenn die Koniotomie als Ultima ratio nicht möglich ist und schließlich
- wenn nach der Intubation funktionell oder neurologisch untersucht werden soll (Tab. 3.**4**) (43, 176, 228, 234, 293).

Tabelle 3.**4** Indikationen für die tracheale Intubation des wachen Patienten

- Nicht mögliche Maskenbeatmung
- Aspirationsgefahr
- Respiratorischer Notfall
- Extreme Position des Patienten
- Schwerkranker Patient
- Nicht mögliche Koniotomie
- Erforderliche funktionelle und/oder neurologische Untersuchung

3.3 Endoskopische Untersuchungen vor der Intubation

Erkrankungen mit pathologisch-anatomischen Veränderungen des Pharynx, des Larynx oder der Trachea erfordern eine endoskopische Untersuchung des wachen Patienten, weil dadurch Hindernisse, die das Einführen des trachealen Tubus zwischen die Stimmbänder und das Vorschieben in die Trachea erschweren, rechtzeitig erkannt werden und geeignete Maßnahmen ergriffen werden können. Es ist ein Vorteil der fiberendoskopischen Intubationstechnik, vor der trachealen Intubation die Atemwege bis in den trachealen Bereich endoskopisch untersuchen zu können.

3.4 Plazierung und Lagekontrolle des trachealen Tubus

Die fiberendoskopische Plazierung ermöglicht die Kontrolle der einwandfreien Lage des trachealen Tubus. Mit Hilfe der Markierungen im Abstand von 5 cm, die an dem Einführungsteil des flexiblen Fiberendoskops angebracht sind, wird nach dem Vorschieben des trachealen Tubus der Abstand zwischen Tubusspitze und Bifurkation bestimmt. Vor allem beim Patienten, der nach der trachealen Intubation umgelagert werden soll, ist trotz des großen Sicherheitsabstands (im Vergleich mit dem nach endobronchialer Intubation) die Kontrolle der Lage des trachealen Tubus wichtig. Auch bei Säuglingen und Kleinkindern hat sich die endoskopische Kontrolle der Lage des trachealen Tubus bewährt, weil bei diesen Patienten sowohl die Gefahr der Dislokation des trachealen Tubus aus dem Larynxeingang in den Ösophagus als auch die Gefahr der bronchialen Fehlplazierung bestehen. Die endoskopische Plazierung und Kontrolle der Lage des trachealen Tubus ist bei dem Patienten ratsam, dessen Trachea pathologisch verändert ist, wie bei Tracheomalazie, Trachealstenose und Malformation des Bronchialsystems. Die fiberendoskopische Kontrolle gibt neben der direkten Laryngoskopie und dem Nachweis von CO_2 in der Exspirationsluft die Gewähr für die korrekte Lage des trachealen Tubus. Die bronchiale Lage des trachealen Tubus kann unter klinischen Bedingungen ausschließlich mit dem flexiblen Fiberendoskop verifiziert oder ausgeschlossen werden.

3.5 Streßarme fiberendoskopische Intubation

Wegen der überragenden Bedeutung der fiberendoskopischen Intubationstechnik für die Bewältigung der schwierigen Intubation wird häufig nicht bedacht, daß diese Technik bei einer Reihe anderer Indikationen der konventionellen Intubationstechnik überlegen ist. Mit dem flexiblen Fiberendoskop kann die streßarme Endoskopie des schwerkranken Risikopatienten unter Vermeidung des starren Bronchoskops durchgeführt werden. Ebenso ist die streßarme Intubation des Risikopatienten ohne Anwendung von Anästhetika und Muskelrelaxanzien möglich.

3.6 Kontraindizierte Gabe von Anästhetika und Muskelrelaxanzien

Bei Patienten mit vermuteter oder bekannter Disposition zur malignen Hyperthermie ermöglicht die fiberendoskopische Intubation das Airway-Management ohne Anwendung von Succinylcholin. Die fiberendoskopische Intubation ist immer dann eine Alternative zur konventionellen Intubation, wenn Anästhetika und Muskelrelaxanzien vermieden werden müssen, wie z. B. bei Muskelerkrankungen und Unverträglichkeit von Anästhetika.

3.7 Verhütung von Intubationsschäden

Durch die fiberendoskopische Intubation werden an den Zähnen, dem Unterkiefer und den Kiefergelenken Schäden vermieden, die für die konventionelle Intubation typisch sind. Die fiberendoskopische Intubation ist deshalb indiziert bei Schäden an den Kiefergelenken und bei Erkrankungen des Unterkiefers mit Frakturgefahr, wie Osteomyelitis, Unterkieferzysten und Unterkieferatrophie. Als Folge von Zahnschäden durch die konventionelle Intubation entstehen die häufigsten Haftpflichtansprüche in der anästhesiologischen Praxis. Vor allem bei Patienten mit hochwertigem Zahnersatz und mit Parodontose ist die nasale fiberendoskopische Intubation indiziert. Schließlich können Schäden vermieden werden, die durch die direkte Laryngoskopie mit dem starren Laryngoskop verursacht werden, wie beispielsweise Verletzungen und Druckschäden. Auch pathophysiologische Reaktionen, wie der Anstieg des Blutdrucks, des Pulses, des intrakraniellen und des intraokularen Drucks, sind bei der fiberendoskopischen Intubation geringer als bei der konventionellen Intubation.

3.8 Kontraindiziertes Überstrecken der Halswirbelsäule

Patienten mit instabiler Halswirbelsäule, bei denen die Gefahr der Tetraplegie durch Überstrecken der Halswirbelsäule droht, sollten möglichst fiberendoskopisch intubiert werden, weil die Reklination des Kopfes sicher vermieden werden kann (50, 86). Die Instabilität der Halswirbelsäule kann sowohl angeboren sein, beispielsweise bei der Mukopolysaccharidose des Typs Morquio (14, 178), als auch durch ein Trauma verursacht sein (122, 233, 339, 340, 360). Auch beim Patienten mit operativ stabilisierter Halswirbelsäule wird die fiberendoskopische Intubation bevorzugt angewandt.

3.9 Schwierige Intubation bei vollem Magen

Die fiberendoskopische Intubation wird immer dann durchgeführt, wenn ein Intubationshindernis erkennbar ist oder die Anamnese auf ein Intubationshindernis hinweist und wenn der Patient einen vollen Magen hat, wie besonders häufig bei der Narkoseeinleitung zur Schnittentbindung (185, 228). Das mißlungene Airway-Management bei der Narkoseeinleitung steht an erster Stelle der Morbiditäts- und Mortalitätsstatistik dieses operativen Eingriffs (266). Im Zweifelsfall muß bei Verdacht auf vollen Magen die fiberendoskopische Intubation des wachen Patienten primär angewandt werden, weil der Versuch der konventionellen Intubation, der beim nüchternen Patienten möglich ist, mit dem hohen Risiko der Aspiration verbunden ist.

3.10 Ausbildung in der Technik

Die Ausbildung der Anästhesisten in der Handhabung des flexiblen Fiberendoskops ist eine weitere Indikation für dessen Anwendung.

Es stellt sich die Frage, wie der Anästhesist ohne Risiken für den Patienten ausgebildet werden kann. In der Literatur werden sehr unterschiedliche Antworten gegeben (89, 97, 152, 194, 231, 243, 330, 361). Es wird vorgeschlagen, am Schweinemodell praktische Erfahrungen der fiberendoskopischen Intubation zu erwerben (231). Weiterhin wird auf die Möglichkeit der Kooperation zwischen Anästhesisten und Pulmologen hingewiesen (194): Der Anästhesist könnte bei der Bronchoskopie am wachen Patienten die Laryngoskopie erlernen und der Pulmologe anschließend die Bronchoskopie durchführen. Darüber hinaus wird empfohlen, die Laryngoskopie mit dem flexiblen Fiberendoskop in der Hals-Nasen-Ohrenklinik an Tumorpatienten in sitzender Position zu erlernen (243). Alle diese Möglichkeiten können aber nur wenig zur Ausbildung der großen Zahl von Anästhesisten beitragen. Als praktikable Lösung wird vorgeschlagen (330), in jeder Abteilung einen Anästhesisten auszubilden, der als Lehrer sowohl theoretische Kenntnisse als auch praktische Erfahrungen an die Kollegen weitergeben könne.

Sehr effektiv können praktische Erfahrungen in der Handhabung des Fiberendoskops nach dem Vierstufenplan von Ovassapian (231) erworben werden, den wir in modifizierter Form mit gutem Erfolg angewandt haben. Die Ausbildung beginnt mit der Teilnahme an einem Kurs.

1. Stufe:

- Aufbau flexibler fiberendoskopischer Geräte,
- Möglichkeiten der Anwendung flexibler fiberendoskopischer Geräte in der anästhesiologischen Praxis,
- Voruntersuchungen zur Erkennung der schwierigen Intubation, Folgen der konventionellen Intubation,
- Indikationen für die fiberendoskopische Intubation,
- Indikationen für die fiberendoskopische Intubation des wachen Patienten,
- Vorbereitung und Wiederaufbereitung der Geräte (Desinfektion, Sterilisation),
- Lokalanästhesie,
- Sedierung,
- Allgemeinanästhesie,
- Präoxygenierung und Monitoring bei geplanter fiberendoskopischer Intubation,
- nasale und orale fiberendoskopische Intubation,
- Intubation mit dem Mainzer Adapter,
- Beurteilung der Anatomie aufgrund endoskopischer Bilder,
- fiberendoskopische Intubation des Kindes,
- Streß und fiberendoskopische Intubation,
- Plazierung und Lagekontrolle des Doppellumentubus,
- Fiberbronchoskopie auf der Intensivstation.
  Es soll erlernt werden, wie eine Beschädigung des Fiberendoskops vermieden werden kann. Zur Demonstration sind Videofilme besonders geeignet, die die unterschiedlichen Techniken und endoskopische Bilder zeigen (152).

2. Stufe:

Die unterschiedlichen Techniken der fiberendoskopischen Intubation werden unter Anleitung am Phantom geübt. Das in jeder Klinik vorhandene Intubationsphantom ist prinzipiell brauchbar, besser geeignet ist das von *Nakhosteen* (213) für die fiberendoskopische Bronchoskopie entwickelte Übungsphantom. Durch Übung am Modell kann die Handhabung des Instruments während des Intubationsvorgangs ohne Risiko erlernt werden.

3. Stufe:

Unter Anleitung von erfahrenen Anästhesisten werden Patienten intubiert, die aus operativen Gründen nasal intubiert werden müssen und keine hochgradigen Intubationshindernisse haben. Die Indikation kann großzügig gestellt werden, weil die fiberendoskopische Intubation ein atraumatisches Verfahren ist, das nahezu immer gelingt. Selbst wenn es nicht gelingen sollte, das flexible Fiberendoskop in die Trachea einzuführen, ist der Patient nicht gefährdet. Er ist wach und ansprechbar. Selbstverständlich muß der Patient über die geplante fiberendoskopische Intubation aufgeklärt werden. Die *Conscious sedation* mit Thiopental in Repetitionsdosen während der Endoskopie und die Relaxierung mit Succinylcholin zum Einführen des trachealen Tubus können nicht empfohlen werden (361). Muskelrelaxanzien sollten für die geplante fiberendoskopische Intubation nicht eingesetzt werden, weil sie nicht nur eine Hypoxie bewirken können, sondern auch das endoskopische Vorgehen erschweren. Auch die transorale fiberendoskopische Intubation, entweder in Allgemeinanästhesie mit Airway und Mainzer Adapter oder beim wachen (sedierten) Patienten, kann bei gegebener Indikation von einem weniger Erfahrenen unter Anleitung und Überwachung durchgeführt werden.

Einen großen Fortschritt in der Ausbildung von Kollegen und Hospitanten hat die Einführung eines Videosystems gebracht. Über eine Kamera, die auf das Bedienungsteil des flexiblen Fiberendoskops montiert ist, werden die endoskopischen Bilder für mehrere Personen auf dem Bildschirm sichtbar gemacht. Der große Vorteil dieser Anlage besteht darin, daß der Lehrer die Technik am Patienten demonstrieren und den Lernenden während der Endoskopie kontrollieren kann. Der Lehrer kann zu jedem Zeitpunkt in den fiberendoskopischen Intubationsvorgang eingreifen. Die Kenntnisse und praktischen Erfahrungen der 1. und 2. Stufe können grundsätzlich während eines Kurses erworben werden, die praktischen Erfahrungen der 3. Stufe in der Regel während einer Hospitation in einem Zentrum oder größeren Klinikum.

4. Stufe:

Wenn die Handhabung des Geräts auch unter erschwerten Bedingungen, z. B. bei Einschränkung der Sicht durch Sekret, beherrscht wird, kann die Intubation des Patienten mit Intubationshindernissen versucht werden. Eine Traumatisierung oder Gefährdung des Patienten ist ausgeschlossen, wenn die Grundsätze beachtet werden.

Die Ergebnisse einer Umfrage (89) zeigen, daß nach Durchführung eines praktischen Kurses immerhin 35 % der Teilnehmer in der Lage gewesen sind, die fiberendoskopische Intubation in ihre klinische Praxis einzuführen oder ihre Erfolgsrate zu verbessern. Die für die Bewältigung extrem schwieriger Intubationen erforderliche Erfahrung kann nur durch ständige Übung mit dem flexiblen Fiberendoskop erworben werden. Vor der Annahme, die Teilnahme an einem Kurs mit Übungen am Phantom sei für die Bewältigung schwieriger Situationen oder von Notfällen ausreichend, muß gewarnt werden.

Häufig wird erst an die flexible Fiberskopie gedacht, wenn nach multiplen Versuchen der konventionellen Intubation der Patient durch Schwellung, Blutung, Sekretion und Hypoxie in eine bedrohliche Situation gebracht worden ist. Die Erfolgsaussichten sind dann gering. Gezielte Voruntersuchungen nützen wenig, wenn die fiberendoskopische Intubation nicht bereits im Zweifelsfall angewandt wird (194).

Das stufenweise Lernen schafft Bedingungen, die sowohl für den Lernenden als auch für den Patienten akzeptabel sind. Die Hospitation in einem Zentrum nach der Teilnahme an einem Kurs ist nach eigenen Erfahrungen die effektivste Methode für das Erlernen der fiberendoskopischen Intubationstechnik.

3.11 Fallbeispiele

Fallbeispiel 1

18jährige Patientin mit Nager-Reynier-Syndrom (Dysostosis acrofacialis). Bei der Patientin bestanden eine starke Mikrogenie, eine Kieferklemme (Mundöffnung 2 cm) und eine Blockwirbelbildung der Halswirbelsäule. Eine Intubation war bei der Patientin mit konventioneller Technik bisher nicht möglich gewesen. Die Intubation mit dem flexiblen Fiberendoskop zur Kiefergelenk-Nearthrose-Operation verlief ohne Komplikationen.

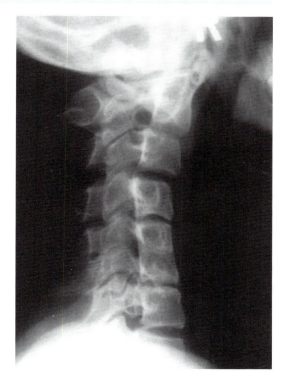

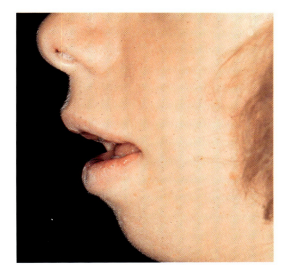

▶ **Fallbeispiel 2**

42jähriger Patient mit Morbus Bechterew (Stadium IV nach Ott). Bei dem Patienten bestanden eine völlige Versteifung der Halswirbelsäule und eine totale Kieferklemme. Die Intubation wurde mit dem flexiblen Fiberendoskop zur beidseitigen Kiefergelenkresektion durchgeführt.

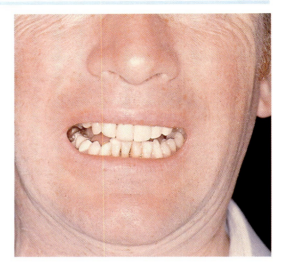

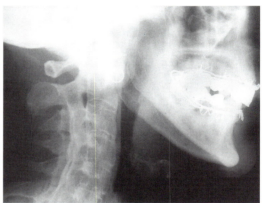

▶ **Fallbeispiel 3**

68jähriger Patient, bei dem ein submandibulärer Abszeß chirurgisch eröffnet werden sollte. Bei dem Patienten bestand eine primär chronische Polyarthritis mit völliger Versteifung der Halswirbelsäule und Kieferklemme (Mundöffnung 0,8 cm). Darüber hinaus war eine Struma maligna bekannt. Infolge des submandibulären Abszesses mit Phlegmone des Mundbodens und der Halsweichteile entwickelte sich eine erhebliche Schwellung im Bereich des Halses. Eine Tracheotomie oder Koniotomie wäre unmöglich gewesen. Da bei dem Patienten bereits ein inspiratorischer Stridor auffiel, wurde er wach transnasal nach sorgfältiger topischer Anästhesie fiberendoskopisch intubiert.

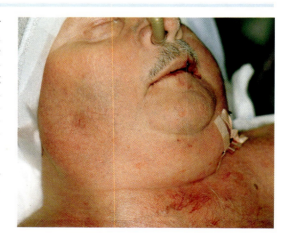

Fallbeispiel 4

22jährige Patientin mit Kiefergelenkankylose. Im Profil kann die ausgeprägte Mikrogenie (Vogelgesicht) sehr gut erkannt werden. Die Mundöffnung betrug 0,5 cm. Die Intubation erfolgte mit dem flexiblen Fiberendoskop für die beidseitige Gelenkresektion bei der wachen, sedierten Patientin.

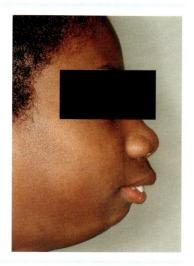

Fallbeispiel 5

11jähriger Junge mit starker Vernarbung im Bereich des Gesichts und Halses nach Verbrennung. Zur Lösung der Narben im Halsbereich war eine Intubationsnarkose erforderlich. Es wurde primär mit dem flexiblen Fiberendoskop in Ketaminnarkose intubiert.

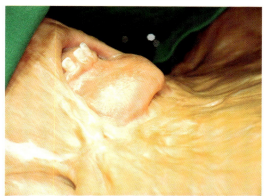

Fallbeispiel 6

30jährige Patientin mit Mundbodenabszeß sowie Phlegmone des Mundbodens und der gesamten Halsweichteile. Bei der Patientin bestand eine Agranulozytose nach Behandlung mit Zytostatika. Die Mundöffnung betrug 0,4 cm. Die Patientin befand sich im septischen Schock. Die Intubation wurde aufgrund zunehmender Atemnot als Notintubation mit dem flexiblen Fiberendoskop zur Abszeßinzision durchgeführt. Die im Bereich der Oberlippe erkennbare Blutung war Folgezustand der disseminierten intravasalen Koagulopathie. Die Patientin wurde wach nach sorgfältiger Lokalanästhesie der Schleimhaut des Nasen-Rachen-Raums und des Kehlkopfs transnasal fiberendoskopisch intubiert.

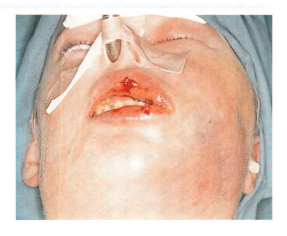

▶ **Fallbeispiel 7**

19jährige Patientin mit kavernösem Hämangiom im Bereich der Zunge, Zungenwurzel und Wange. Die direkte Laryngoskopie war unmöglich, weil es bereits nach geringem Druck mit dem Laryngoskopspatel zu einer exzessiven Schwellung der Zunge mit Verlegung der Atemwege gekommen war. Die Intubation erfolgte transnasal mit dem flexiblen Fiberendoskop nach topischer Anästhesie.

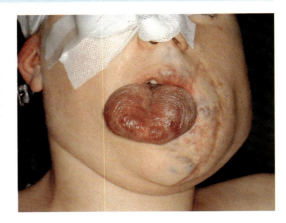

▶ **Fallbeispiel 8**

36jähriger Patient mit intermaxillärer Drahtverschnürung zur Stabilisierung einer Unterkieferfraktur. Um die eingestellte Okklusion nicht zu gefährden, wurde der Patient für weitere unfallchirurgische Eingriffe transnasal fiberendoskopisch intubiert.

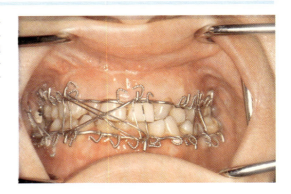

▶ **Fallbeispiel 9**

36jähriger Patient mit Sarkom der Zunge. Die extrem vergrößerte Zunge füllte das gesamte Cavum oris aus, so daß eine direkte Laryngoskopie nicht möglich war. Die fiberendoskopische Intubation wurde transnasal nach topischer Anästhesie der Schleimhaut der oberen Atemwege durchgeführt.

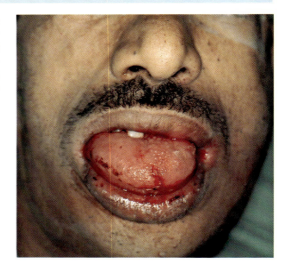

Fallbeispiel 10

35jähriger Patient mit Zustand nach Oberkieferresektion aufgrund eines Chondrosarkoms mit mehrfacher Nachresektion und Defektbildung im Bereich des harten Gaumens und der Oberlippe. Zur plastischen Deckung dieses Defekts wurde ein durch den Mundboden geführter Akromiopektorallappen eingelagert. Der Patient wurde transoral mit dem flexiblen Fiberendoskop bei extrem enger Mundspalte und narbig verlegten Nasengängen nach ausgedehntem Knochen- und Weichteilverlust intubiert. Zur endgültigen Einlagerung des Lappens waren 2 Narkosen mit oraler Intubation notwendig.

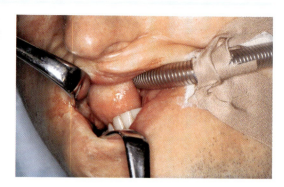

Fallbeispiel 11

40jähriger Patient mit Morbus Bechterew. Die in extremer Anteklination fixierte Wirbelsäule erforderte eine fiberendoskopische Intubation. Zur fiberendoskopischen Intubation wurde nicht wie üblich die Position hinter dem Kopf des Patienten, sondern seitlich vor dem Patienten gewählt, weil das flexible Fiberendoskop bei starker Anteklination der Halswirbelsäule einfacher transnasal eingeführt und vorgeschoben werden kann.

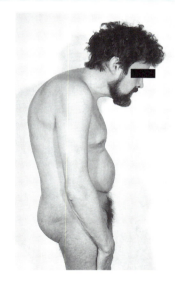

▶ **Fallbeispiel 12**

19jähriger Patient mit Ober- und Unterkieferanomalie (prognathes Erscheinungsbild bei extremer Oberkieferkompression und ausgeprägter Mikrogenie). Die Intubation zur Zahnsanierung des geistig behinderten Patienten war bei konventionellem Vorgehen nicht möglich, konnte jedoch problemlos mit dem flexiblen Fiberendoskop durchgeführt werden.

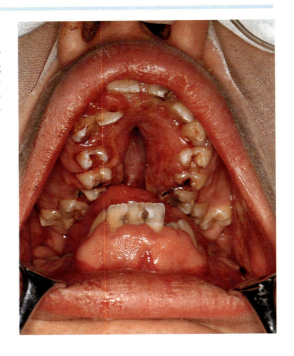

▶ **Fallbeispiel 13**

21jähriger Patient mit Zustand nach Halswirbelsäulenfraktur. Die Halswirbelsäule des Patienten war durch eine Extension mit der Crutchfield-Klammer ruhiggestellt worden. Es sollte eine unfallchirurgische Versorgung vorgenommen werden. Bei instabiler Halswirbelsäule ist die fiberendoskopische Intubation der *Goldstandard*.

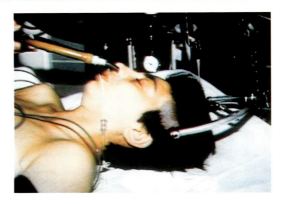

▶ **Fallbeispiel 14**

30jährige Patientin mit extremer Adipositas, bei der eine Intubationsnarkose zur Schnittentbindung durchgeführt werden mußte. Aufgrund der vorhersehbaren schwierigen Intubation bei vollem Magen wurde die Patientin wach nach sorgfältiger topischer Anästhesie der Schleimhaut der oberen Atemwege mit dem flexiblen Fiberendoskop intubiert.

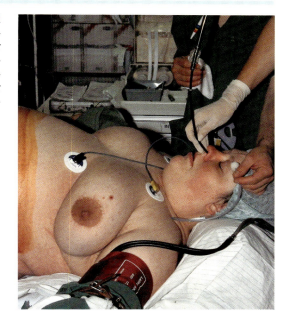

▶ **Fallbeispiel 15**

54jährige Patientin mit Zustand nach Laugenverätzung in suizidaler Absicht. Besonders im Bereich der Gesichts- und Mundhöhlenweichteile bestand eine extreme Narbenstriktur. Als Folge der Verätzung hatten sich eine vordere und eine hintere Synechie im Bereich der Stimmbänder ausgebildet, die bei der endoskopischen Inspektion vor der Intubation rechtzeitig erkannt wurden. Die Mundöffnung betrug 1 cm. Die diagnostische Endoskopie mit anschließender fiberendoskopischer Intubation wurde transnasal mit einem Tubus der Größe 5,5 mm ID durchgeführt.

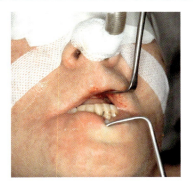

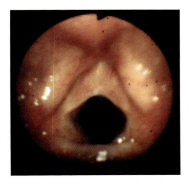

▶ **Fallbeispiel 16**

36jähriger Patient mit Zustand nach Tracheotomie. Aufgrund der bei der Voruntersuchung festgestellten großen Tracheotomienarbe wurde bei dem Patienten während der fiberendoskopischen Intubation eine Tracheoskopie durchgeführt, bei der eine erhebliche Trachealstenose erkannt wurde. Die tracheale Intubation erfolgte mit einem Tubus der Größe 5,5 mm ID.

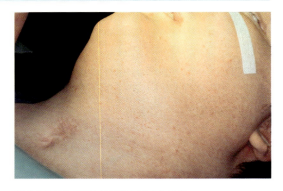

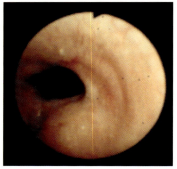

4. Technik der fiberendoskopischen Intubation

P. P. Kleemann

4.1 Lokalanästhesie

Der Erfolg der fiberendoskopischen Intubation hängt von der gewissenhaften Vorbereitung der Materialien und vor allem von der sorgfältigen Lokalanästhesie ab. Das Einführen und Vorschieben des flexiblen Fiberendoskops in die oberen Atemwege ist trotz des geringen Durchmessers des Geräts für den Patienten mit Angst und Schmerzen verbunden. Darüber hinaus müssen pharyngeale, laryngeale und tracheobronchiale vegetative Reflexe beim Vorschieben des Fiberendoskops und des trachealen Tubus verhindert werden. Die topische Anästhesie der Schleimhaut des Respirationstrakts ist bei sorgfältiger Durchführung und bei Kenntnis der pharmakologischen Eigenschaften (Tab. 4.1) der Lokalanästhetika sehr einfach und in hohem Maße wirksam. Die Lokalanästhetika werden über die Schleimhaut des Respirationstrakts sehr schnell resorbiert, so daß eine Überdosierung und toxische Reaktionen als deren Folge in die Überlegungen vor der Endoskopie mit einbezogen werden müssen.

4.1.1 Lidocain

Lidocain, ein Lokalanästhetikum vom Amidtyp, wird für die topische Anästhesie am häufigsten benutzt. Seine Toxizität ist geringer als die des Te-

Tabelle 4.1 Lokalanästhetika für die topische Anästhesie der Schleimhaut

Lokal-anästhetikum	Wirksame Konzentration und Darreichungsform	Anschlagszeit (min)	Wirkungsdauer (min)	Höchstdosis (mg)	Toxizität	Bemerkungen
Benzocain	10–20 % Aerosol, Gel, Lösung	0,5	5–10	nicht bekannt	nicht bekannt	für die Endoskopie geeignet Cave: Allergie
Tetracain	0,5–1,0 % Aerosol, Gel, Lösung	5–10	60	30–40 (0,5 mg/kg KG)	hoch	nützliche Alternative, wenn Amide kontraindiziert sind Cave: Toxizität, Allergie
Cocain	4–10 % Lösung	2,5	30	100 (1,5 mg/kg KG)	hoch	nur intranasale Anwendung empfohlen Cave: sympathikomimetische Wirkung
Lidocain	2–4 % Aerosol, Gel, Lösung	2–5	15–30	300 (3–4 mg/kg KG)	gering	Mittel der Wahl
Prilocain	2 % Lösung	2–5	60	400 (4–6 mg/kg KG)	sehr gering	Cave: Methämoglobinämie

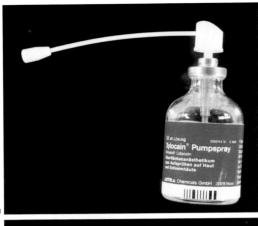

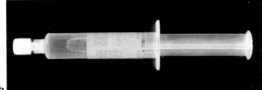

Abb. 4.1 a, b a Lidocainpumpspray 10 mg je Sprühstoß. b Lidocaingel 2 % in einer 10-ml-Spritze mit Verschlußstopfen.

tracains und Cocains, seine Wirkungszeit kürzer. Lidocain ist als 0,5-, 1,0-, 2,0- und 4,0 %ige Lösung verfügbar. Es wird auch als Aerosol 10 % und als Lidocaingel 2 % angewendet (Abb. 4.1). Die 4 %ige Lösung bewirkt eine topische Anästhesie für die Dauer von 15–20 Minuten; sie wird deshalb zur Anästhesie der Larynx- und Trachealschleimhaut vor der trachealen Intubation angewendet. Für die endoskopische Intubation ist die 2 %ige Lösung zur topischen Anästhesie der Schleimhaut des Nasen-Rachen-Raums sowie des Larynx und der Trachea ausreichend. Die 4 %ige Lösung ist für die endoskopische Intubation weniger geeignet, weil die für eine sorgfältige topische Anästhesie der Schleimhaut des Respirationstrakts erforderliche Menge etwa 20 ml beträgt und somit die empfohlene Höchstdosis von 300 mg (3–4 mg/kg) überschritten würde (290).

Die anästhetische Wirkung des topisch applizierten Lidocains 2 % ist nach etwa 2 Minuten ausreichend und nach 5 Minuten vollständig (290).

Lidocain wird über die Schleimhaut schnell resorbiert. Die in der Zeiteinheit resorbierte Menge variiert individuell in Abhängigkeit von dem Ort der Applikation und von der Dosis (242). Die Resorption erfolgt schneller aus den Alveolen als aus dem Tracheobronchialbaum und schneller aus dem Tracheobronchialbaum als aus dem Oropharynx. Die Konzentration des Lidocains im Plasma steigt schneller an nach topischer Applikation im Bereich des Respirationstrakts als nach Injektion in das Gewebe (7). Es wird vermutet, daß die Wirkung des laryngotracheal verabreichten Lidocains letztlich systemisch ist und daher durch i.v. Injektion dieselbe Wirkung erzielt werden kann (315). Gegen diese Theorie spricht die arterielle Konzentration des Lidocains im Plasma nach lokaler Applikation (268) – die höchste wird lange nach Eintritt der lokalen Wirkung erreicht – und der ausgezeichnete Erfolg der Spray-and-go-Technik. Die lokale Applikation des Lidocains ist nach aller Erfahrung für die fiberendoskopische Intubation eindeutig vorzuziehen. Lidocain wird nach der Resorption sehr rasch in die gut durchbluteten Gewebe verteilt. Die Konzentration im Plasma ist von der verabreichten Gesamtdosis abhängig, nicht von der Konzentration der Lösung. Gewicht und Alter des Patienten beeinflussen die maximale Konzentration im Plasma nicht (291). Entsprechend den Angaben in der Literatur beträgt die Schwellendosis für toxische Wirkungen des Lidocains am ZNS zwischen 5 und 10 $\mu g \cdot ml^{-1}$ Plasma (329). In einer klinischen Studie wurde die arterielle Konzentration des Lidocains im Plasma nach Applikation von je 100 mg auf die Larynxschleimhaut und Trachealschleimhaut bestimmt (268). Die Applikation wurde in einem Kollektiv A über den Biopsiekanal des flexiblen Fiberendoskops und in einem Kollektiv B gezielt über einen Periduralkatheter mit endständiger Öffnung, der durch den Biopsiekanal des Fiberendoskops eingeführt worden war, vorgenommen. Abb. 4.2 zeigt den Verlauf der Konzentration des Lidocains im Plasma nach den beiden Applikationstechniken. Die Dosen betrugen 1,9–4,0 $mg \cdot kg \, KG^{-1}$. Die Konzentration des Lidocains in den Plasmaproben wurde durch Hochdruckflüssigkeitschromatographie (HPLC) bestimmt (278). Im Kollektiv A betrug die durchschnittliche Konzentration des Lidocains im Plasma 0,969 $\mu g \cdot ml^{-1}$, im Kollektiv B 0,976 $mg \cdot ml^{-1}$. Setzt man voraus, daß die therapeutische Konzentration des Lidocains im Plasma für die Behandlung von Herzrhythmusstörungen zwischen 1,5 und

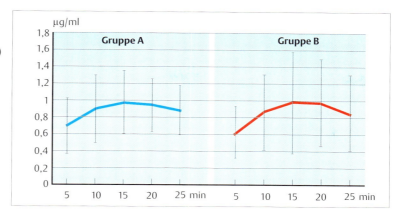

Abb. 4.2 Verlauf der Konzentration des Lidocains im Plasma nach topischer Anästhesie (230 mg Lidocain) für die fiberendoskopische Intubation.

$6{,}0\ \mu g \cdot ml^{-1}$ liegt, ergab sich bei 4 Patienten nach Applikation des Lidocains über den Periduralkatheter eine therapeutische Konzentration im Plasma. Bei allen anderen Patienten wurden weder therapeutische noch toxische Konzentrationen erreicht (3).

Lidocain wird wie die meisten Lokalanästhetika des Amidtyps vor allem in der Leber metabolisiert; weniger als 10 % werden unverändert im Urin, ein geringer Prozentsatz wird mit der Galle ausgeschieden. Die orale Bioverfügbarkeit des Lidocains ist wegen dessen ausgeprägten hepatischen First-pass-Metabolismus gering. Diese Tatsache ist für die topische Applikation des Lidocains im oberen Respirationstrakt von Bedeutung, weil ein großer Teil der Lösung vom Patienten geschluckt wird und deshalb nicht zu einer wesentlichen Erhöhung der Konzentration im Plasma beitragen kann. Die Plasmaproteinbindung des Lidocains beträgt 65 %, die Halbwertszeit 90 Minuten. Eine zweite Dosis, die nach 90 Minuten appliziert wird, sollte halbiert werden, um die Entwicklung toxischer Konzentrationen im Blut zu verhindern. Bei folgenden Erkrankungen sollte Lidocain als topisches Anästhetikum mit Vorsicht angewendet werden:

- Herzinsuffizienz (NYHA III und IV),
- AV-Block 2. und 3. Grads,
- Bradykardie,
- kardiogenem Schock,
- schwerer Leberfunktionsstörung.

Die topische Anästhesie mit Lidocain ist kontraindiziert, wenn eine allergische Reaktion auf Lokalanästhetika vom Amidtyp bekannt ist.

Bei Kombination zweier Lokalanästhetika ist zu bedenken, daß sich die systemischen Wirkungen addieren und somit toxische Reaktionen verstärkt möglich sind. Die Toxizität des Lidocains wird durch gleichzeitige Cocaingabe erhöht (82).

4.1.2 Prilocain

Als Alternative zu Lidocain kann für die topische Anästhesie des Respirationstrakts Prilocain benutzt werden, wenn eine äquipotente, aber weniger toxische Substanz geboten ist (68). Die Wirkung des Prilocains tritt sehr schnell ein und dauert ohne Zusatz eines Vasokonstringens etwa 75–90 Minuten. Prilocain ist als 2 %ige Lösung verfügbar. Die empfohlende Höchstdosis beträgt ohne Vasokonstringens 400 mg. Die Toxizität des Prilocains ist beim Menschen erheblich geringer als die des Lidocains (268, 321). Wenn Prilocain in sehr hoher Dosis verabreicht wird, kann sich eine Methämoglobinämie entwickeln. Das Ausmaß der Methämoglobinämie entspricht der verabreichten Gesamtdosis. Es ist daher zu empfehlen, die Dosis des Prilocains auf maximal 400 mg zu beschränken. Die Methämoglobinämie kann bei Zyanose als klinischem Leitsymptom erfolgreich mit Methylenblau $1\,mg \cdot kg\ KG^{-1}$ i.v. behandelt werden.

In einer Doppelblindstudie wurde Prilocain als topisches Anästhetikum für die fiberendoskopische Bronchoskopie hinsichtlich seiner Effizienz und Sicherheit mit Lidocain verglichen (321). $3{,}68\ mg \cdot kg\ KG^{-1}$ Prilocain und $3{,}91\ mg \cdot kg\ KG^{-1}$ Lidocain wurden als 2 %ige Lösungen lokal verabreicht. Die höchste Konzentration des Prilocains im Plasma nach Applikation betrug $0{,}5\ \mu g \cdot ml^{-1}$ und die des Lidocains $1{,}75\ \mu g \cdot ml^{-1}$.

Die Ursache für die geringere Toxizität des Prilocains ist dessen größeres Verteilungsvolumen und schnellerer Metabolismus (290). Die Konzentration des Methämoglobins im Plasma war nur wenig verändert. Die Autoren schließen daraus, daß Prilocain als topisches Lokalanästhetikum für die fiberendoskopische Bronchoskopie angewendet werden kann (321).

In der Bundesrepublik Deutschland ist Prilocain für die topische Anästhesie nicht zugelassen.

4.1.3 Cocain

Cocain, der Methylester des Benzoylekgonins, wird aus den Blättern des Kokabaums gewonnen. Es wurde als erstes Lokalanästhetikum zur Betäubung der Konjunktivalschleimhaut angewendet. Cocain ist das einzige Lokalanästhetikum, das sowohl eine gute topische als auch eine vasokonstringierende Wirkung hat, wenn es auf die Schleimhaut gebracht wird.

Cocain hat eine komplexe, bis heute nicht völlig aufgeklärte Wirkung auf die Nervenleitung sowie die Funktion des autonomen sympathischen und zentralen Nervensystems. Mehrere Bindungsstellen für Cocain sind am zentralen und peripheren Nervensystem nachgewiesen worden (96). Cocain verhindert, wie eine Reihe anderer Lokalanästhetika, die Leitung in Nervenfasern durch reversible Blockade der Natriumkanäle in den Membranen. Es wird an ein spezifisches membrangebundenes Protein tief im Natriumkanal reversibel gebunden. Im alkalischen Milieu überwiegt die nichtionisierte Base des Cocains, so daß die Rezeptoren besser erreicht werden können. Dies ist der Grund dafür, daß lokale Infektionen mit Säurebildung im Gewebe den Beginn der Wirkung und die adäquate Anästhesie behindern. Eine Azidose kann jedoch auch die Wirkungsdauer verlängern, weil das Kation als aktive Form des Cocains intrazellulär eingeschlossen bleibt. Cocain wirkt an allen erregbaren Geweben, u.a. negativ inotrop am Myokard. Die sympathomimetischen Wirkungen des Cocains maskieren die Reduktion der myokardialen Kontraktilität (96). Cocain wirkt sympathomimetisch, indem es die Wiederaufnahme von Noradrenalin und Adrenalin in die sympathischen Nervenendigungen blockiert und so die Konzentration beider Substanzen am Rezeptor erhöht. Die sympathomimetischen Wirkungen des Cocains lassen sich damit jedoch nicht hinreichend erklären. Es wird vermutet, daß Cocain in den Effektorzellen eine Veränderung hervorruft, die zu einer maximalen zellulären Antwort befähigt. Erörtert werden außerdem eine Verstärkung des Calciumeinstroms, eine Veränderung der Anzahl oder der Sensitivität der Rezeptoren sowie eine Veränderung der Übermittlung zwischen der Besetzung des Rezeptors und der zellulären Antwort (96).

Die zentralnervösen stimulierenden und euphorisierenden Wirkungen des Cocains sind maßgebend für die Verwendung als Droge. Bei mißbräuchlicher Anwendung besteht die Gefahr der Abhängigkeit.

Cocain wird trotz seiner vasokonstringierenden Wirkung innerhalb von Minuten über die Schleimhaut des oberen Respirationstrakts und äußerst schnell über die tracheale und laryngeale Schleimhaut resorbiert. Die Konzentration des Cocains im Plasma ist proportional der Dosis und unabhängig von der Konzentration der Lösung. Die höchsten Konzentrationen im Plasma werden 30–60 Minuten nach intranasaler Applikation gemessen. Die Substanz verbleibt wegen verzögerter Resorption 4–6 Stunden im Plasma. In einer klinischen Studie ist nachgewiesen worden, daß Cocain bei topischer intranasaler Applikation in einer Dosis von 1,5 mg·kg KG^{-1} schnell resorbiert wird und im Plasma Konzentrationen von 120–174 ng·ml^{-1} nach etwa 30–60 Minuten erreicht werden. Die Bioverfügbarkeit des topischen intranasalen Cocains ist 4- bis 6mal geringer als die des i.v. applizierten in äquivalenter Dosis. Die stark vasokonstringierende Wirkung des Cocains limitiert seine vollständige Resorption durch die Schleimhaut (96). Die Konzentrationen des Cocains im Plasma nach oraler Applikation sind mit denen nach intranasaler Applikation übereinstimmend. Dies ist bedingt durch das Fehlen des First- pass- Effekts der Leber. Für die klinische Anwendung ist diese Tatsache von großer Bedeutung. Es besteht ein wesentlicher Unterschied zu dem Lokalanästhetikum Lidocain, das als Vertreter des Amidtyps in der Leberzelle durch die Carboxylesterase hydrolysiert wird. Lidocain wird nach dem Schlucken schnell entgiftet, so daß der Anstieg der Konzentration im Plasma gering ist. Cocain wird durch die Plasmacholinesterase langsam hydrolysiert. Nur eine geringe Menge wird in der Leber metabolisiert oder unverändert ausgeschieden. Cocain sollte deshalb nicht angewendet werden bei Patienten, die einen Mangel an Plasmacholinesterase bzw. atypischer Cholinesterase haben, und bei Patienten, die Cholinesteraseinhibitoren wie Neostigmin einnehmen.

Cocain muß bei Patienten mit koronarer Herzerkrankung, arterieller Hypertonie und Hyperthyreose mit Vorsicht angewendet werden. Eine Kontraindikation besteht auch für Patienten, die regelmäßig Monoaminoxidasehemmer einnehmen.

Für die topische Anwendung des Cocains werden 2- bis 10 %ige Hydrochloridlösungen empfohlen. Eine adäquate topische Anästhesie wird mit einer Konzentration von wenigstens 4 % erzielt. Die optimale Wirkung tritt 3–5 Minuten nach Applikation dieser Lösungen ein. In der Literatur ist eine Höchstdosis von 200 mg angegeben. Die Mainzer Arbeitsgruppe hat die Höchstdosis auf 100 mg reduziert. Die Zeit bis zum Einsetzen der optimalen Wirkung kann durch Applikation einer 10 %igen Lösung wesentlich verkürzt werden. Bei Patienten ohne kardiovaskuläre Erkrankungen wird 1 ml der 10 %igen Cocainlösung, 0,5 ml je Nasenöffnung, mit einem Einmaldosisbehältnis appliziert. Diese Technik hat sich uns bei nunmehr etwa 10 000 fiberendoskopischen nasalen Intubationen bewährt. Schwerwiegende unerwünschte Wirkungen sind nicht aufgetreten. Bei Risikopatienten kann die Konzentration durch Verdünnung bis auf 4 % reduziert werden. Für die Toxizität ist nicht die Konzentration, sondern die Gesamtdosis entscheidend. Bei nasaler Applikation des Cocains muß beachtet werden, daß Cocain dem Betäubungsmittelgesetz unterliegt, mit den üblichen Auflagen für die Rezeptur und Dokumentation. Der entscheidende Vorteil der Anwendung des Cocains zur topischen Anästhesie besteht darin, daß mit nur einer Substanz sowohl die Analgesie als auch die Schleimhautabschwellung erzielt werden können.

Arterielle Hypertonie, Tachykardie und Herzrhythmusstörungen sind die ersten Symptome der sympathischen Stimulation nach Überdosierung. Die Herzrhythmusstörungen können in einem Kammerflimmern enden. Cocain erhöht die Herzarbeit und vermindert gleichzeitig die Sauerstoffversorgung durch Konstriktion der koronaren Gefäße. Zahlreiche Fälle von kardialer Ischämie oder Herzinfarkt sind beschrieben worden (70, 202). Auch die klassischen Symptome der toxischen Reaktion auf Lokalanästhetika sind nach Überdosierung des Cocains beobachtet worden. Sie bestehen in einer plötzlichen maximalen Erregung mit starken Krämpfen und anschließender Paralyse mit Herz- und Kreislaufstillstand.

Die Körpertemperatur kann durch Beeinträchtigung des Temperaturzentrums, gesteigerte Muskelaktivität und periphere Vasokonstriktion ansteigen.

4.1.4 Tetracain

Tetracain, ein Derivat der p-Araminobenzosäure, ist ein Lokalanästhetikum vom Estertyp. Seine Wirkung ist 6mal stärker als die des Lidocains und seine Toxizität 10mal höher. Die Wirkungsdauer ist länger als die des Lidocains und Cocains. Tetracain wird für die topische Anästhesie in 0,5- bis 1 %iger Lösung angewendet. Die 2 %ige Lösung ist als Aerosol in den USA erhältlich. Die 1 %ige Lösung ist ebenso effektiv wie die 10 %ige Cocainlösung, hat aber mit 50–90 Minuten die längere Wirkungsdauer. Tetracain wird sehr schnell durch die Schleimhaut des Respirationstrakts resorbiert (242). Bei Überschreiten der Höchstdosis kann der Tod des Patienten plötzlich und ohne vorherige Konvulsionen eintreten. Die Ursache dafür ist die sehr langsame Hydrolyse des Tetracains durch die Plasmacholinesterase. Die Toxizität des Cocains, Lidocains und Tetracains nach Applikation auf die Schleimhaut des Respirationstrakts ist unterschiedlich. Tetracain hat die höchste, Lidocain die geringste Toxizität. Die für die Anästhesie der Schleimhaut empfohlene Höchstdosis des Tetracains beträgt 30 mg. Bei 1 000 Bronchoskopien traten bei Verabreichung von jeweils 40 mg Tetracain 7 schwere toxische Komplikationen auf (347). Wegen der hohen Toxizität des Tetracains kann seine Anwendung zur topischen Anästhesie des Tracheobronchialbaums nicht empfohlen werden. Die 1 %ige Tetracainlösung kann in jeder Apotheke hergestellt werden. Im Handel sind auch tetracainhaltige Salben und Cremes erhältlich. Die Kombination des Tetracains mit Benzocain ist von Vorteil, weil die Wirkung der Mischung schnell eintritt und lange anhält. Eine Mischung aus Tetracain 2 % und Benzocain 14 % wird für die oropharyngeale topische Anästhesie angewendet (290).

4.1.5 Benzocain

Benzocain, der Ethylester der p-Aminobenzosäure, ist nicht wasserlöslich und kann deshalb nur als topisches Anästhetikum angewendet werden. Es steht in 10-, 15- und 20 %iger Konzentration für die Anästhesie der Schleimhaut zur Verfügung. Die Wirkung tritt 15–30 s nach Applikation ein und dauert 5–20 Minuten. Benzocain ist wegen seiner sehr kurzen Wirkungsdauer als topisches Anästhetikum für endoskopische Untersuchungen gut geeignet. Es wird hauptsächlich in Form von Salben und Cremes zur Oberflächenanästhesie angewendet (290).

4.1.6 Vorbehandlung der Nasenschleimhaut für die fiberendoskopische Intubation

Für die Vorbehandlung der Nasenschleimhaut zur transnasalen endoskopischen Intubation können an Stelle des Cocains Kombinationen von Lidocain mit verschiedenen Vasokonstringenzien oder Tetracain mit Oxymetazolin angewendet werden (Tab. 4.**2**). Als Alternative zu Cocain wird vor allem die Mischung aus Lidocain 4 % und Phenylephrin 1 % im Verhältnis von 3 : 1 empfohlen (110, 292). In einer prospektiven Studie (doppelblind, randomisiert) wurden 99 Patienten untersucht, bei denen eine fiberendoskopische nasale Intubation durchgeführt wurde. Die Patienten erhielten 6 Minuten vor der geplanten nasalen fiberendoskopischen Intubation zur topischen Anästhesie der Nasenschleimhaut entweder 1 ml Cocain 10 % oder 1 ml der Mischung von Lidocain 4 % und Phenylephrin 1 %. In den hämodynamischen Parametern unterschieden sich die beiden Gruppen vor und nach der Intubation nicht. Horizontale Senkungen der ST-Strecke im EKG traten bei 3 Patienten nach Cocain und bei 2 Patienten nach Lidocain/Phenylephrin auf. Auch hinsichtlich der während der Endoskopie angegebenen Schmerzen unterschieden sich die beiden Gruppen nicht. Nasenblutung trat bei 5 Patienten nach Cocain und bei 1 Patienten nach Lidocain/Phenylephrin auf. Es fanden sich keine signifikanten Unterschiede zwischen den beiden Gruppen. Die Autoren schließen daraus, daß die Mischung aus Lidocain 4 % und Phenylephrin 1 % ebenso wirksam und sicher ist wie Cocain 10 % und deshalb für die nasale fiberendoskopische Intubation geeignet ist (166).

Phenylephrin wirkt im Gegensatz zu Cocain direkt auf die α-adrenergen Rezeptoren. Weil die α_1-Rezeptoren durch Phenylephrin stärker stimuliert werden als die α_2- Rezeptoren, ist die venöse Vasokonstriktion stärker ausgeprägt als die arterielle. Kardiovaskuläre Wirkungen des Phenylephrins sind ein Anstieg des systolischen und des diastolischen Blutdrucks sowie eine Reflexbradykardie. Die Durchblutung der Nieren, des Splanchnikusgebiets und der Haut ist vermindert, die der Herzkranzgefäße erhöht. Blutdruck und Herzfrequenz waren in der erwähnten Studie weder nach Applikation des Cocains noch nach Applikation der Mischung von Lidocain und Phenylephrin angestiegen. Untersuchungen anderer Autoren bestätigen diese Ergebnisse (110, 292).

Eine weitere Alternative für die topische Anästhesie der Nasenschleimhaut ist die Kombination von Tetracain 1 % mit Oxymetazolin 0,05 %. Die Lösung muß wenigstens 10 Minuten einwirken, wenn eine adäquate Anästhesie und Vasokonstriktion erzielt werden sollen. In einer vergleichenden Untersuchung wurden die Lokalanästhetika Cocain, Lidocain, und Tetracain hinsichtlich ihrer Verwendbarkeit für die topische Anästhesie überprüft (219). Lidocain und Tetracain wurden mit Xylometazolin 0,05 % kombiniert. Die topische Anästhesie der Nasenschleimhaut mit einer Mischung von Tetracain und Oxymetazolin war besser als die mit Lidocain oder Cocain. Die vasokonstringierende Wirkung der verschiedenen Lösungen wurde in der Untersuchung nicht berücksichtigt.

Vasokonstringierend wirkende Substanzen werden vor der fiberendoskopischen Intubation nasal appliziert, um eine Abschwellung der Schleimhaut zu bewirken und Blutungen zu vermeiden. Mit allen in Tab. 4.**2** aufgeführten Vasokonstringenzien kann dieses Ziel erreicht werden. Cocain 10 %, Cocain 4 %, Oxymetazolin 0,05 % und Phenylephrin 0,5 % haben eine vergleichbare vasokonstringierende Wirkung (203, 255). Die abschwellende und vasokonstringierende Wirkung vasoaktiver Substanzen ist inzwischen am Beispiel des Xylometazolins sowohl durch CT als

Tabelle 4.2 Vorbehandlung der Nasenschleimhaut für die fiberendoskopische Intubation

- Cocainlösung 4–10 %, 0,5 ml/Nasenöffnung (Höchstdosis 100 mg)

Alternativ:
- Lidocain 4 % + Phenylephrin 1 % (Mischungsverhältnis 3 : 1), 0,5 ml/Nasenöffnung
- Lidocainpumpspray 10 % + Xylometazolin 0,1 %
- Lidocainpumpspray 10 % + Phenylephrin 1 %
- Lidocainpumpspray 10 % + Naphazolinnitrat 0,05 %
- Lidocainpumpspray 10 % + Oxymetazolin 0,05 %
- Tetracain 1 % + Oxymetazolin 0,05 %

auch durch Pneumotachographie nachgewiesen worden (63, 292). Weil Unterschiede in der Wirkung der verschiedenen Vasokonstringenzien letztlich nicht nachgewiesen worden sind, demnach alle in gleicher Weise als Adjuvanzien für die topische Anästhesie eingesetzt werden können, ist es dem Anwender überlassen, für die Vorbehandlung der Nasenschleimhaut entweder Cocain oder alternativ Lidocain mit einem Vasokonstringens zu wählen. Folgende Aspekte müssen beachtet werden:

- Patientenkollektiv (Kinder, Erwachsene, Risikopatienten),
- unerwünschte Wirkungen,
- Auflagen des Betäubungsmittelgesetzes,
- Möglichkeit der Herstellung von Lösungen und deren Mischung in der Apotheke.

Die Rezepturen für die Herstellung der Cocainlösung, der Mischung von Lidocain und Phenylephrin sowie von Tetracain und Oxymetazolin sind in Tab. 4.3 zusammengestellt.

Unabhängig von der getroffenen Wahl ist es erforderlich, die Wirkungen und die unerwünschten Wirkungen der gewählten Substanz oder Substanzkombination zu kennen. Cocain sollte bei Kindern aufgrund der Gefahr der Intoxikation und bei schwangeren Patientinnen aufgrund der sympathomimetischen Wirkung auf den Uterus nicht eingesetzt werden. Die Anwendung des Cocains zur fiberendoskopischen Intubation sollte auf die nasale Applikation beschränkt bleiben. Es muß bedacht werden, daß nach nasaler *Applikation hoher Dosen* schwere Komplikationen und Todesfälle durch zerebrale Blutung und Ischämie als Folge eines starken Blutdruckanstiegs auftreten können.

4.1.7 Methoden der topischen Anästhesie des Respirationstrakts

Topische Anästhesie der Nasenschleimhaut

Die topische Anästhesie der Nasenschleimhaut kann mit den in Tab. 4.3 aufgeführten Substanzen durchgeführt werden. Die Lösungen werden entweder mit einer 2-ml-Spritze oder mit einem von der Apotheke abgefüllten Einmaldosisbehältnis (Redipac, Firma Stella, Eltville) appliziert (Abb. 4.3). Die Anästhesie der Nasenschleimhaut sollte immer ergänzt werden durch die Applikation eines schleimhautabschwellenden Pharmakons. Eine einfache Methode ist die Applikation von Lidocainpumpspray 10 % (ein Sprühstoß je Nasenöffnung) und von Xylometazolin im Ein-

Tabelle **4.3** Rezepturen für die topische Anästhesie der Nasenschleimhaut

Lidocain-HCl 3 %-Phenylephrin-HCl 0,25 % Nasentropfen EDO		Cocain-HCl 10 % Nasentropfen EDO		Tetracain-HCl 1 %-Oxymetazolin-HCl 0,05 % Nasentropfen EDO	
Lidocain-HCL	0,03	Cocain-HCl	0,1	Tetracain-HCl	0,1
Phenylephrin-HCl	0,025	0,01 N HCl	0,1	Oxymetazolin-HCl	0,0005
EDTA-NA$_2$	0,005			Natriumchlorid	0,007
Natriumchlorid	0,0019			Methylenblaulösung 0,001 %	1 Tr.
Wasser für Injektionszwecke	1,0	*Wasser* für Injektionszwecke	1,0	*Wasser* für Injektionszwecke	1,0

- Haltbarkeit: 6 Monate 6 Monate 6 Monate
- Herstellung: Die Substanzen werden in Wasser für Injektionszwecke in sterilen Glasgefäßen unter Rühren gelöst und unter aseptischen Bedingungen (LF) durch Membranfilter (0,2 μm) in 1-ml-Redipac-Einmaldosisbehälter sterilfiltriert, dicht verschlossen und anschließend sterilisiert
- Bezugsquellen: Synopharm, Hamburg: Lidocain-HCl, Phenylephrin-HCl, Tetracain-HCl, Oxymetazolin-HCl Merck, Darmstadt: EDTA-NA$_2$ = Titriplex-III Art.-Nr. 8318, Natriumchlorid Art.-Nr. 6400, Cocain-HCl Art.-Nr. 2562
  Stella, Eltville: Einmaldosisbehältnis
  Sartorius: Minisart-Filter

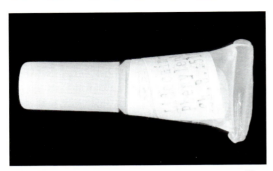

Abb. 4.3 Einmaldosisbehältnis für die nasale Applikation des Cocains oder der Gemische aus Lokalanästhetikum und Vasokonstringens.

maldosisbehältnis (0,5 ml je Nasenöffnung). Anstelle des Lidocainpumpsprays 10 % kann auch die Lidocainlösung 2 % (0,5 ml je Nasenöffnung) verwendet werden. Die Einlage von Gazestreifen, die mit Lidocain und einem Vasokonstringens getränkt sind, ist in der Regel nicht erforderlich. Auch benzocain- und/oder tetracainhaltige Sprays können angewendet werden, wenn Lokalanästhetika vom Amidtyp nicht vertragen werden. Für das Einführen des flexiblen Fiberendoskops und das Vorschieben des Tubus in den unteren Nasengang ist zusätzlich ein Gleitmittel erforderlich, um Blutungen zu vermeiden. Hierfür ist das Lidocaingel geeignet. Das Lidocaingel kann von der Klinikapotheke hergestellt (Abb. 4.1) oder im Handel bezogen werden. Bei Bedarf kann ein benzocainhaltiges Gel verwendet werden. Nach unserer Erfahrung reichen für eine adäquate Anästhesie und Schleimhautabschwellung 0,5 ml Cocain 10 % oder 0,5 ml einer Mischung von Lidocain 4 % und Phenylephrin 1 % im Verhältnis 3 : 1 je Nasenöffnung aus. Die Wirkung tritt nach 3–5 Minuten ein. Einige Autoren empfehlen 1 oder 2 ml der Mischung je Nasenöffnung (226).

Topische Anästhesie der Schleimhaut des Oropharynx

Die für die transorale fiberendoskopische Intubation erforderliche topische Anästhesie des Oropharynx kann sehr einfach mit Lidocainpumpspray 10 % (Abb. 4.2) durchgeführt werden. Der Kopf des Ventils mit Düse wird nach der Benutzung abgenommen und zur weiteren Verwendung resterilisiert. Mit einem Sprühstoß werden etwa 10 mg Lidocain freigesetzt. Bei sorgfältiger Anwendung reichen für die Anästhesie des Oropharynx 2–3 Sprühstöße aus, die über den geöffneten Mund appliziert werden. Aerosole sind für die topische Anästhesie der Schleimhaut des Oropharynx besonders geeignet, weil das Lokalanästhetikum optimal verteilt werden kann. Auch Tetracain oder eine Kombination von Tetracain und Benzocain kann als Aerosol (z. B. Gingicain M oder Sprücaine-Spray) verabreicht werden. Eine weitere Möglichkeit, den Oropharynx zu anästhesieren, besteht darin, daß der Patient 2–4 ml einer viskösen Lidocainlösung 2 % für die Dauer von 20–30 s gurgelt. Eine Anästhesie der Schleimhaut des Hypopharynx und der Rachenhinterwand kann auf diese Weise nicht erzielt werden, weil der Isthmus des Oropharynx beim Gurgelvorgang verschlossen wird. Es kann auch die Lidocainlösung 2 %, zur i.v. Injektion verwendet werden. Die erzielte Wirkung ist nach der Erfahrung der Mainzer Arbeitsgruppe für die orale fiberendoskopische Intubation vollständig ausreichend. Das Ziel der Vorbehandlung des Oropharynx ist, das Auftreten unangenehmer schmerzhafter Empfindungen sowie die Auslösung des Schluck- und Würgereflexes zu verhindern.

Topische Anästhesie der Schleimhaut des Larynx und der Trachea

Für die topische Anästhesie der Schleimhaut des Larynx und der Trachea stehen 4 verschiedene Techniken zur Verfügung:

1. Applikation des Lokalanästhetikums über den Biopsiekanal des flexiblen Fiberendoskops, evtl. mit Hilfe eines Katheters,
2. Anwendung des Kits für die laryngotracheale topische Anästhesie (LTA der Firma Abbott),
3. bilaterale Blockade des N. laryngeus superior sowie die perkutane translaryngeale Injektion,
4. Inhalation eines Aerosols s. S. 58.

Zu 1: Bei der Spray-and-go-Technik wird über den Biopsiekanal des flexiblen Fiberendoskops jeweils eine kleine Menge (2–3 ml) einer Lidocainlösung 2 % injiziert und bei Eintritt der Wirkung nach 1–2 Minuten das Endoskop weitervorgeschoben. Nach der Erfahrung der Mainzer Arbeitsgruppe reicht diese Technik bei sorgfältiger Durchführung aus, um für die fiberendoskopische Intubation zufriedenstellende Bedingungen zu erzielen.

Bei einem Durchmesser des Biopsiekanals von 2 mm und darüber wird das applizierte Lokalanästhetikum nicht in der erwünschten Weise auf der Schleimhaut verteilt. Es ist zu berücksichtigen, daß bereits für die Füllung des Kanals etwa 2 ml erforderlich sind. Um das Lokalanästhetikum gezielt auf die zu anästhesierende Schleimhautoberfläche applizieren zu können, benutzen wir einen Periduralkatheter mit endständiger Öffnung (Abb. 4.**4**, Firma Braun, Melsungen). Er wird durch den Biopsiekanal des flexiblen Fiberendoskops so eingeführt, daß die Spitze des Katheters gerade das distale Ende des Biopsiekanals erreicht. Das proximale Ende des Periduralkatheters wird mit dem Zentrierstück im Eingang des Biopsiekanals befestigt. An den Periduralkatheter wird eine 5-ml-Spritze mit Lidocain 2 % angeschlossen. Das erforderliche Volumen des Lokalanästhetikums kann auf diese Weise reduziert werden.

Zu 2: Der Kit ermöglicht die Anästhesie der oropharyngealen und der laryngotrachealen Schleimhaut. Über einen gebogenen, starren Kunststoffkatheter mit vielen, sehr kleinen Perforationen wird das Lokalanästhetikum gleichmäßig auf die Schleimhaut verteilt.

Zu 3: Die bilaterale Blockade des N. laryngeus superior, der die laryngeale Mukosa sensorisch innerviert, erfolgt entweder durch topische Anästhesie im Bereich des Sinus piriformis oder durch Infiltration des N. laryngeus superior (226).

Die Injektion zur perkutanen Blockade des Nervs wird in Höhe der Membrana hyothyroidea mit einer Nadel der Größe 25 G, deren Spitze nach kranial und medial gerichtet ist, durchgeführt. Wenn die Aspiration von Luft anzeigt, daß die Nadelspitze im Pharynxlumen liegt, wird die Nadel zurückgezogen und durch einen Aspirationsversuch die korrekte Lage der Nadel überprüft. Wird keine Luft angesaugt, werden 2–3 ml Lidocain 2 % injiziert.

Translaryngeale Instillation des Lokalanästhetikums

Die perkutane Punktion des Lig. cricothyroideum ermöglicht eine topische Anästhesie der Schleimhaut des Larynx und der Trachea. Die Methode ist von Bonica für die tracheale Intubation angegeben worden (37): Der Kopf des Patienten wird überstreckt und die Region der Injektion desinfi-

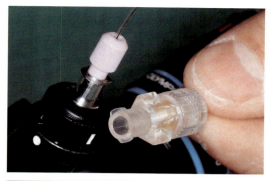

a

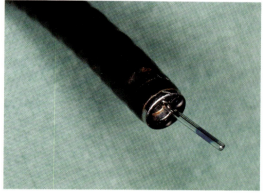

b

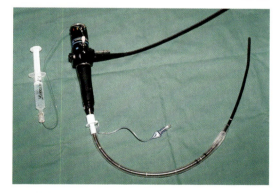

c

Abb. 4.**4 a–c** Anwendung eines Periduralkatheters mit endständiger Öffnung für die Applikation der Lokalanästhetikumlösung durch den Biopsiekanal: **a** Fixation des Periduralkatheters im Eingang des Biopsiekanals.
b Periduralkatheter im Biopsiekanal.
c Flexibles Fiberendoskop mit trachealem Tubus und integriertem Periduralkatheter.

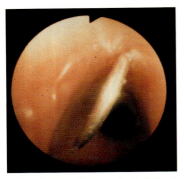

Abb. 4.5 Translaryngeale Anästhesie am Schweinemodell: Punktionsnadel in situ.

ziert. Der krikothyroidale Spalt zwischen Schildknorpel und Ringknorpel ist leicht zu tasten. Durch die krikoidale Membran wird nach Hautinfiltration eine Venenverweilkanüle der Größe 20 G in den Larynx eingeführt. Die Injektion erfolgt mit einer 5-ml-Spritze, die 3 ml einer Lidocainlösung 4 % enthält. Die korrekte Nadelposition in der Trachea wird an dem Widerstandsverlust und der Aspiration von Luft erkannt (Abb. 4.5). Die Nadel wird zurückgezogen und die Spritze mit der Kunststoffkanüle konnektiert. Nach nochmaliger Aspiration von Luft wird das Lidocain schnell injiziert, indem die eine Hand die Kunststoffkanüle in Position hält und die andere die Injektion vornimmt. Nach dem Zurückziehen des Katheters wird die Punktionsstelle mit einem Tupfer komprimiert, um die Entwicklung eines subkutanen Emphysems zu verhindern. Durch Husten wird das Lokalanästhetikum bis in den Oropharynx verteilt. Die Methode kann bei den Patienten angewendet werden, bei denen eine Anästhesie auf andere Weise nicht möglich ist. Als Komplikationen werden schwere Hustenanfälle, Laryngospasmus, ein Anstieg des Blutdrucks, der Herzfrequenz und des intrakraniellen Drucks genannt. Es können Schmerzen, Hämatome, eine Zellulitis, ein subkutanes Emphysem sowie eine Blutung und ein Ödem im Bereich der Trachealschleimhaut auftreten. Eine transösophageale Punktion ist selten. Kontraindikationen sind eine Infektion und maligne Tumoren im Injektionsbereich sowie anatomische Veränderungen, die eine eindeutige anatomische Festlegung der Punktionsstelle nicht ermöglichen, wie kurzer Hals bei Adipositas, vergrößerte Schilddrüse und Anteklination der Halswirbelsäule.

Weil sowohl die perkutane Blockade des N. laryngeus superior als auch die translaryngeale Instillation invasive Techniken sind, ist eine Aufklärung des Patienten erforderlich. Nach der Erfahrung der Mainzer Arbeitsgruppe bei etwa 10 000 fiberendoskopischen Intubationen sind diese invasiven Techniken jedoch nicht erforderlich, um eine adäquate Anästhesie der Schleimhaut von Larynx und Trachea zu erzielen. Sie sollten nur im Ausnahmefall angewendet werden, damit die Akzeptanz des fiberendoskopischen Verfahrens bei Anästhesisten und Patienten nicht in Frage gestellt wird.

Inhalation eines Aerosols. Wenn eine Bronchoskopie durchgeführt werden soll, ist bei Patienten mit erhöhtem intrakraniellem Druck, perforierenden Augenverletzungen oder schwerer koronarer Herzinsuffizienz die Inhalation eines Aerosols zur topischen Anästhesie der unteren Atemwege geeignet. Man verwendet einen Vernebler, der in ein Beatmungsystem integriert ist. Das Aerosol wird über das Beatmungsystem vom spontan atmenden Patienten inhaliert (135). Der Vernebler wird mit 4–6 ml der Lidocainlösung 4 % gefüllt. Die Vernebelung erfolgt mit Sauerstoff. Es ist besonders wichtig, daß die Partikelgröße zwischen 10 und 30 µ beträgt, weil nur diese Partikel vom Inspirationsgasstrom bis zur Schleimhaut des Bronchialsystems befördert werden. Partikel über 60 µ werden vor allem auf der Mukosa der Trachea und der Stammbronchien abgelagert. Durch gleichzeitige i.v. Gabe von Fentanyl 50–100 µg lassen sich eine Irritation der Atemwege und Husten vermeiden. Der Sauerstoffflow sollte 8–10 l/min betragen. Entsprechend der angewendeten Technik erreichen etwa 50–70 % des Lokalanästhetikums den gewünschten Wirkungsort, der Rest geht verloren.

Nachteile der Technik sind die oft unzureichende Anästhesie des Larynxeingangs und der erhebliche Zeitaufwand vor der Endoskopie. Die Technik erfordert darüber hinaus die Mitarbeit des Patienten. Sie ist ungeeignet für Patienten, bei denen die Gefahr der Aspiration besteht.

4.2 Analgosedierung, Allgemeinanästhesie

4.2.1 Ergänzung der Lokalanästhesie durch Analgosedierung

Nach Möglichkeit sollte der Patient vor der geplanten endoskopischen Intubation eine orale Prämedikation erhalten. Verschiedene Benzodiazepine, wie z.B. Oxazepam, Midazolam oder Flunitrazepam, können unter Einhaltung der erforderlichen Zeit bis zum maximalen Wirkungseintritt verwendet werden. Gute Erfahrungen wurden mit Midazolam bei i.v. Applikation unmittelbar vor der Endoskopie gemacht, wenn der zur Verfügung stehende Zeitraum für eine orale Prämedikation nicht ausreichte. Die emotionale Belastung des Patienten durch Angst und Schmerz wird deutlich vermindert. Darüber hinaus werden unerwünschte vegetative Reflexe beim Einführen des flexiblen Fiberendoskops oder des trachealen Tubus unterdrückt. Die Sedierung ist deshalb besonders bei der Behandlung des Risikopatienten indiziert. Durch Streß ausgelöste Komplikationen bei der endoskopischen Intubation können auf diese Weise vermieden werden.

Die Analgosedierung ist nur dann möglich, wenn ein adäquates Monitoring für die fiberendoskopische Intubation zur Verfügung steht. Das Verfahren kann bei der fiberendoskopischen Intubation nur als Sedierung mit eingeschränktem Bewußtsein (conscious sedation) durchgeführt werden. Die Folgen einer unbeabsichtigten tiefen Sedierung mit vermindertem Bewußtsein (deep oder unconscious sedation) sind Aspiration, Herz-Kreislauf-Depression und Hypoxie. Die Unterschiede zwischen der Conscious sedation, die für die fiberendoskopische Intubation erwünscht ist, und der Deep sedation sind in Tab. 4.4 dargestellt. Die in Deep sedation eintretende Erschlaffung der Gewebe erschwert die Identifizierung der anatomischen Strukturen, weil das flexible Fiberendoskop die Besichtigung eines „Raums", nicht aber einer „Spalte" ermöglicht. Besonders bei der Anwendung von Benzodiazepinen in Kombination mit Fentanyl muß beachtet werden, daß auf keinen Fall die Spontanatmung des Patienten beeinträchtigt sein darf. Die suffiziente Spontanatmung des Patienten bietet die Gewähr dafür, daß ausreichend Zeit für die sichere Identifikation des Larynxeingangs und der Trachea zur Verfügung steht. Bei sehr schwierigen Intubationsverhältnissen und bei Patienten mit vollem Magen sollten Sedativa und Analgetika nur mit großer Vorsicht und Zurückhaltung verwendet werden.

Die Analgosedierung wird grundsätzlich bei jedem Patienten empfohlen, der wach endoskopiert werden soll, sofern sein Zustand sie erlaubt. Als Vorbereitung auf die Endoskopie wird die Applikation von Benzodiazepinen und Fentanyl (0,1–0,2 mg beim Erwachsenen) vorgeschlagen, um einerseits die laryngealen Reflexe zu dämpfen und andererseits die Angst vor der Manipulation im Bereich der Atemwege zu vermindern. Die häufig mit der Applikation der Benzodiazepine verbundene Amnesie ist erwünscht. Die Atmung des Patienten sollte unbedingt erhalten bleiben. Die Kombination von Fentanyl und Midazolam kann Hypoxämie und Apnoe verursachen (19). Besonders bei Kindern kommt nach einer Prämedikation mit Atropin und Midazolam die Anwendung von Ketamin in Frage. Trotz der vielfach geäußerten Ansicht, durch Ketamin würden die la-

Tabelle 4.4 Unterschiede zwischen Conscious sedation und Deep sedation

Conscious sedation	Deep sedation
• Veränderte Stimmungslage	• Patient bewußtlos
• Kooperativ	• kooperationsunfähig
• Schutzreflexe stabil	• Schutzreflexe fehlen
• Vitalfunktion stabil	• Vitalfunktion instabil
• Schmerzausschaltung durch Lokalanästhesie	• Schmerzausschaltung zentral
• Amnesie möglich	• Amnesie immer vorhanden
• Kurze Überwachung	• längere Überwachungszeit
• Niedriges Komplikationsrisiko	• hohes Komplikationsrisiko
• Postoperative Komplikationen selten	• postoperative Komplikationen häufig
• Management von Inkooperativen und geistig Behinderten nicht möglich	• für Eingriffe im Bereich der oberen Atemwege unbrauchbar

ryngealen Reflexe gesteigert, ist Ketamin nach der Erfahrung der Mainzer Arbeitsgruppe vor allem bei Kindern für die fiberendoskopische Intubation ein geeignetes Pharmakon, wenn eine sorgfältige Lokalanästhesie durchgeführt wird (183, 275). Die laryngealen Reflexe werden durch Ketamin unterdrückt (317). Einige Autoren haben ebenfalls gute Erfahrungen mit Ketamin zur fiberendoskopischen Intubation gemacht (11, 33, 246).

Besorgnis, Angst und Schmerz sind wesentliche emotionale Komponenten der Streßreaktion bei der Durchführung der Endoskopie in Lokalanästhesie. Die Streßreaktion wird definiert als eine Reaktion des Körpers auf unangenehme Stimuli. Sie umfaßt emotionale, physiologische und verhaltensmäßige Elemente. Häufig führen nicht nur Schmerzreize, sondern auch visuelle Reize, wie der Anblick von Instrumenten, zu einer Verstärkung der Angst. Besonders der hochängstliche Patient und der Patient, der seine Angst nicht adäquat bewältigen kann, sind für die Endoskopie Risikopatienten. Es sind deshalb im Einzelfall hohe Konzentrationen der endogenen Katecholamine zu erwarten. Durch die nasale Applikation des Cocains wird die wirksame Konzentration des Noradrenalins am Rezeptor weiter gesteigert. Bei Patienten mit kardiovaskulären Risikofaktoren, wie Herzinfarkt, Angina pectoris und Hypertonie, können Angst und Schmerz während und nach der fiberendoskopischen Intubation Komplikationen bewirken.

Aufgrund psychologisch richtigen Verhaltens des Anästhesisten bei der Prämedikation und Aufklärung des Patienten kann bei der Endoskopie des wachen Patienten der durch Angst ausgelöste Streß beträchtlich vermindert werden. Psychologische Untersuchungen haben gezeigt, daß sich Interventionsverfahren an der Art der Angstbewältigung orientieren müssen, die von dem Patienten bevorzugt wird. So ist es kontraproduktiv, spezifische Informationen der Endoskopie dem „Vermeider" anzubieten und dem „Sensitizer" vorzuenthalten. Vor allem beim Patienten, der seine Angst nicht wirksam kontrollieren kann, ist die Endoskopie ohne Anwendung von Anxiolytika nicht möglich. Wenn eine Alternative nicht angeboten werden kann, muß damit gerechnet werden, daß der Patient die fiberendoskopische Intubation ablehnt oder die Durchführung in Allgemeinanästhesie fordert. Es besteht kein Zweifel, daß die Akzeptanz endoskopischer Techniken beim Patienten durch die Analgosedierung deutlich verbessert werden kann. Dabei darf aber nicht übersehen werden, daß der Erfolg der fiberendoskopischen Intubation von der gewissenhaften Vorbereitung der Materialien und der sorgfältigen Lokalanästhesie abhängt. Die Gabe von Sedativa und Analgetika hat dagegen eine marginale Bedeutung.

4.2.2 Allgemeinanästhesie

Die fiberendoskopische Intubation ist sowohl beim wachen als auch beim Patienten in Allgemeinanästhesie möglich. Die Endoskopie des wachen, sedierten Patienten ist vorzuziehen, weil sie auch unter schwierigen Bedingungen und selbst vom Anfänger sicher durchgeführt werden kann. Der Tubus wird nach Identifizieren der Trachea und Applikation eines Hypnotikums transoral oder transnasal in Narkose vorgeschoben, wobei das Endoskop als Führungsschiene dient. Nur in seltenen Fällen, in denen vorhersehbar der tracheale Tubus nicht vorgeschoben werden kann, wie bei der durch einen Tumor bedingten Larynxstenose, sollte kein Hypnotikum verabreicht werden. In allen anderen Fällen besteht keine Notwendigkeit, beim wachen Patienten den Tubus in die Trachea vorzuschieben.

Von den verschiedenen Hypnotika hat sich Etomidat am besten bewährt, weil es nur eine geringe Erschlaffung der Halsweichteile bewirkt und weil die Apnoephase sehr kurz ist. Wenn in der zur Verfügung stehenden Zeit aufgrund von Hindernissen der Tubus nicht plaziert werden kann, atmet der Patient wieder spontan. Die Gefahr einer Hypoxie wird durch die Zufuhr von Sauerstoff über eine Nasensonde während der Endoskopie ausgeschlossen. Andere Hypnotika, wie Propofol und Thiopental, sind weniger geeignet, weil sie eine erhebliche Erschlaffung der Muskulatur im Bereich der oberen Atemwege bewirken. Das Vorschieben des trachealen Tubus über das Endoskop ist dadurch erschwert. Unter diesen Umständen kann der tracheale Tubus oft nur nach Manipulation des Unterkiefers und der Zunge vorgeschoben werden. Darüber hinaus verursachen Propofol und Thiopental eine längere Apnoephase mit der Gefahr der Hypoxie.

Die Möglichkeiten, in Allgemeinanästhesie die fiberendoskopische Intubation durchzuführen, werden in Kap. 5 ausführlich besprochen.

4.3 Präoxygenierung

Sowohl bei oraler als auch bei nasaler fiberendoskopischer Intubation sollte auf eine Präoxygenierung über die Nasensonde (Abb. 4.**6**) oder eine transparente Gesichtsmaske nicht verzichtet werden. Die Verwendung einer Nasensonde, über die kontinuierlich ein Sauerstoffflow von 4–6 l/min zugeführt wird, hat im Vergleich zur Anwendung der Gesichtsmaske für die Erfordernisse der fiberendoskopischen Intubation oder Bronchoskopie folgende Vorteile (200):

- Der Katheter stört bei der Manipulation des Endoskops nicht so sehr wie die Maske, die sich über Nase und Mund befindet.
- Der Patient kann husten.
- Die inspiratorische Sauerstoffkonzentration kann über den Sauerstoffflow besser den Erfordernissen angepaßt werden.
- Die Nasensonde kann mühelos mit einem Spezialadapter und einer Verlängerung an das Kreissystem des Narkosegeräts angeschlossen werden (Abb. 4.**6**).

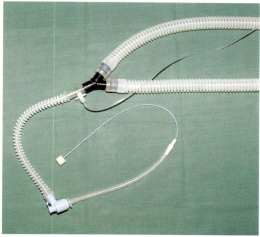

Abb. 4.**6** Nasensonde für die Präoxygenierung mit adaptiertem Kreissystem.

Die Zufuhr von Sauerstoff während der Endoskopie des wachen Patienten ist erforderlich, um die als Folge der Analgosedierung mögliche Hypoventilationshypoxie zu verhindern. Darüber hinaus kann die kurze Apnoephase nach der Applikation eines Hypnotikums und während der Einführung des trachealen Tubus überbrückt werden. Durch Zufuhr von Sauerstoff über eine Nasensonde kann die inspiratorische Sauerstoffkonzentration des Patienten auf etwa 40 % gesteigert werden. Das Verfahren wurde bei allen kontrollierten Studien der Mainzer Arbeitsgruppe angewendet (165, 166, 268). Ein Abfall der arteriellen Sauerstoffsättigung auf weniger als 95 % wurde nicht beobachtet.

Nach klassischer Präoxygenierung (Denitrogenisierung durch 5minütige Spontanatmung/ Beatmung über eine dicht sitzende Maske bei einem Sauerstoffflow von 6–8 l/min nach Spülung des Kreissystems) ist bei erwachsenen Patienten grundsätzlich auch die fiberendoskopische Intubation in Apnoe möglich. Dieses Vorgehen ist nur dann diskutabel, wenn die Beatmung über die Maske möglich ist und die Sauerstoffsättigung kontinuierlich überwacht wird. Apnoezeiten bis zu 10 Minuten sind möglich, vor allem wenn nach dem Eintritt der Apnoe der Sauerstoffflow aufrechterhalten wird (364, 365). Bei adipösen Patienten, bei Schwangeren (Apnoezeit nach Präoxygenierung < 6 Minuten) und bei Kindern (Apnoezeit nach Präoxygenierung < 3,5 Minuten) besteht das Risiko der arteriellen Hypoxie, wenn der Intubationsvorgang aufgrund anatomischer Hindernisse längere Zeit in Anspruch nimmt (364, 365). Von mehreren Autoren (263, 282, 283, 303) wird vorgeschlagen, die fiberendoskopische Intubation nach Einleitung der Allgemeinanästhesie und Relaxierung durchzuführen. Die Relaxierung bewirkt eine Erschlaffung der Muskulatur der oberen Atemwege, die eine beim spontan atmenden Patienten einfache fiberendoskopische Intubation zum riskanten Manöver werden läßt. Wenn im Notfall dieses Verfahren angewendet wird, muß eine Hilfsperson den Unterkiefer oder die Zunge des Patienten nach vorne ziehen, damit der Kehlkopfeingang sichtbar wird. Die erfolgreiche Bewältigung der fiberendoskopischen Intubation unter diesen Bedingungen erfordert Übung.

Es wurde über die fiberendoskopische Intubation in tiefer Halothannarkose berichtet (303). Die arterielle Sauerstoffsättigung fiel jedoch bei 30 % der Patienten unter 90 % und bei 12 % der Patienten unter 80 %. Das Verfahren kann deshalb für die Routine nicht empfohlen werden.

Die Zufuhr von Sauerstoff während der fiberendoskopischen Intubation kann auch über den Biopsiekanal des flexiblen Fiberendoskops erfolgen (269). Die Methode ermöglicht bei Verwendung eines Sauerstoffflows von 3–4 l/min vor allem bei Patienten mit Einschränkung der funktionellen Residualkapazität, wie z.B. bei Adipositas und bei der Schwangeren, eine zusätzliche Oxygenierung. Durch den hohen Sauerstoffflow wird Sekret, das sich vor dem distalen Ende des Fiberendoskops befindet, nachhaltig beseitigt. Die Technik kann bei der fiberendoskopischen Intubation in Apnoe unterstützend angewendet werden (320). Während der Injektion des Lokalanästhetikums und während des Absaugens muß die Applikation von Sauerstoff mit Hilfe eines Dreiwegehahns unterbrochen werden.

Sehr viel effektiver, aber mit größerem Risiko verbunden, ist die CO_2-Eliminierung und Oxygenierung durch die fiberendoskopische Jet-Ventilation. Nach Plazierung des Fiberendoskops im subglottischen Raum wird über den Biopsiekanal die Jet-Ventilation durchgeführt (279). Dadurch kann nicht nur eine adäquate Oxygenierung, sondern auch eine Normoventilation erreicht werden. Empfohlen wird auch die transtracheale High-frequency-jet-ventilation über eine Kanüle, die durch das Lig. cricothyroideum eingeführt wird. Die fiberendoskopische Intubation wird in der üblichen Weise transnasal oder transoral durchgeführt. Die Jet-Ventilation in Zusammenhang mit der fiberendoskopischen Intubation ist mit erheblichen Risiken verbunden, wie Pneumothorax, Pneumomediastinum mit Emphysem im Bereich der oberen Atemwege; sie kann deswegen als Routinemethode nicht empfohlen werden. Die Jet-Ventilation über den Biopsiekanal des Fiberendoskops ist zudem nur bei Inspektion der Atemwege in dem Bereich der Trachea möglich. Beim Patienten mit obstruktiver Atemwegserkrankung, Adipositas oder anatomischer Veränderung des Larynx kommt die Technik nicht in Frage.

4.4 Überwachung des Patienten während der fiberendoskopischen Intubation

Bei allen endoskopischen Techniken im Bereich der Atemwege ist die Überwachung des Patienten mit dem Pulsoxymeter eine Conditio sine qua non, sowohl in Allgemeinanästhesie als auch bei erhaltener Spontanatmung (189, 303). Besonders wenn der tracheale Tubus nach Applikation eines Hypnotikums (Etomidat) über das Fiberendoskop als Führungsschiene vorgeschoben wird, kann ein geringer Abfall der Sauerstoffsättigung bereits sehr frühzeitig erkannt werden. Eine besondere Bedeutung hat die Pulsoxymetrie bei der Überwachung von Säuglingen, Kleinkindern und Kindern. Die Sicherheit der fiberendoskopischen Technik im Bereich der Atemwege wird durch das pulsoxymetrische Monitoring erhöht. Die pulsoxymetrische Messung der arteriellen O_2-Sättigung ist dagegen nicht zur Überwachung der intrapulmonalen O_2-Reserve nach Präoxygenierung (PaO_2 = 670 mmHg!) geeignet. Wenn die pulsoxymetrisch gemessene O_2-Sättigung unter 90 % abgefallen ist, tritt die Hypoxie in wenigen Sekunden auf (364, 365).

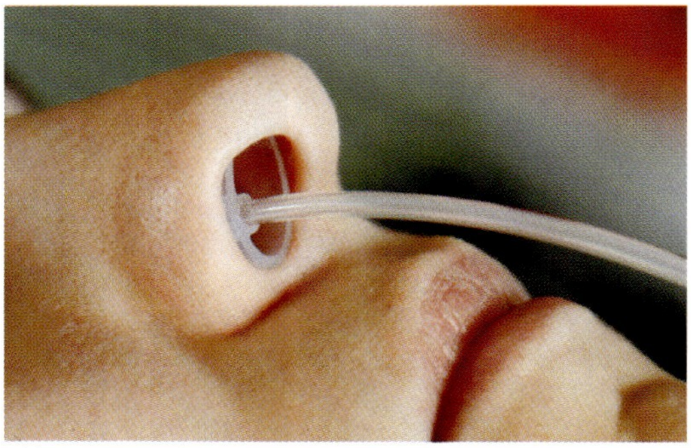

Die pulsoxymetrische Überwachung wird ergänzt durch die oszillometrische Blutdruckmessung und die fortlaufende EKG-Registrierung. Beim Patienten mit Verdacht auf kardiovaskuläre Erkrankung wird die Registrierung der Ableitung V5 empfohlen. Während einer länger dauernden fiberendoskopischen Intubation in Analgosedierung kann zusätzlich die endexspiratorische CO_2-Konzentration über einen in einem Naseneingang plazierten Katheter überwacht werden (Abb. 4.7).

Abb. 4.7 Endexspiratorische CO_2-Messung im Naseneingang.

4.5 Vorbereitung und Handhabung flexibler fiberendoskopischer Geräte

Nach der Konnektion des Versorgungssteckers mit der Kaltlichtquelle ist das flexible Fiberendoskop einsatzbereit. Vor der Intubation müssen alle Funktionen des flexiblen Fiberendoskops kontrolliert werden. Die Kontrolle des optischen Systems ist besonders wichtig. Mit dem Dioptrienkorrekturring wird das optische System der Sehschärfe des Auges des Untersuchenden angepaßt (Abb. 4.8). Man richtet das distale Ende des flexiblen Fiberendoskops auf eine beliebige Schrift und dreht den Dioptrienkorrekturring, bis die Schriftzeichen klar gelesen werden können. Gelegentlich müssen Verschmutzungen der distalen Linse oder des Okulars mit einem weichen Tupfer und Klarsichtmittel oder Alkohol entfernt werden.

Der tracheale Tubus wird kontrolliert und die Innenfläche mit Siliconöl besprüht (Abb. 4.9). Es wird auch vorgeschlagen, die Gleitfähigkeit des trachealen Tubus mit Kochsalzlösung herzustellen (280). Bei Verwendung der Kochsalzlösung muß aber mehr Kraft aufgewendet werden, um den trachealen Tubus über das flexible Fiberendoskop zu schieben. Durch die auftretenden Scherkräfte kann das Einführungsteil des flexiblen Fiberendoskops beschädigt werden.

Anschließend wird der tracheale Tubus mit Klebevlies am Bedienungsteil des flexiblen Fiber-

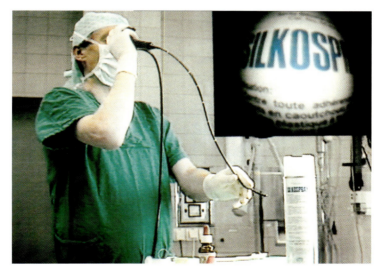

Abb. 4.8 Justierung des optischen Systems mit dem Dioptrienkorrekturring.

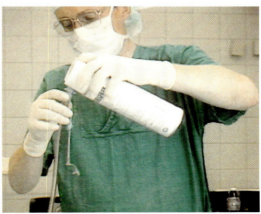

Abb. 4.9 Besprühen der Innenfläche des trachealen Tubus mit Siliconöl.

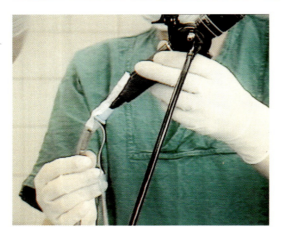

Abb. 4.**10** Befestigung des trachealen Tubus mit Klebevlies.

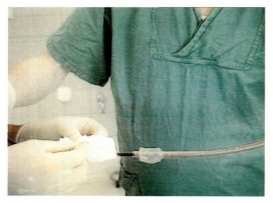

Abb. 4.**11** Lubrikation der äußeren Oberfläche des trachealen Tubus und des Einführungsschlauchs mit Lidocaingel.

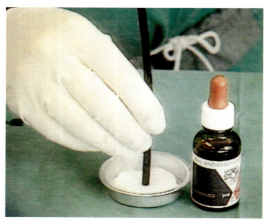

Abb. 4.**12** Aufbringen des Antibeschlagmittels.

endoskops befestigt (Abb. 4.**10**). Die sorgfältige Lubrikation des Einführungsschlauchs und des trachealen Tubus ist besonders wichtig. Für die Lubrikation der äußeren Oberfläche des trachealen Tubus und des distalen Teils des flexiblen Fiberendoskops verwendet man eine sterile Kompresse, die mit Lidocaingel getränkt ist (Abb. 4.**11**). Schließlich taucht man das distale Ende des flexiblen Fiberendoskops in ein Antibeschlagmittel (Abb. 4.**12**). Das Antibeschlagmittel kann auch mit einem weichen Tupfer auf die Linse gebracht werden. Alternativ kann die Spitze des flexiblen Fiberendoskops in angewärmtes steriles Wasser getaucht werden, um das Beschlagen der Linse zu verhindern. Wenn weder Antibeschlagmittel noch angewärmtes Wasser zur Verfügung stehen, muß nach dem Einführen des Fiberendoskops gewartet werden, bis die Temperatur ausgeglichen und die Sicht durch die Linse frei ist.

4.5.1 Auswahl des trachealen Tubus für die fiberendoskopische Intubation

Für die Intubation mit dem flexiblen Fiberendoskop ist jeder tracheale Tubus geeignet, sofern die Gleitfähigkeit der inneren Oberfläche hergestellt werden kann. Das Vorschieben gelingt meistens, wenn der Unterkiefer oder die Zunge nach vorne gezogen und der Tubus mit drehender Bewegung vorsichtig vorgeschoben wird, bis das anatomische Hindernis im Bereich der vorderen oder der hinteren Kommissur des Larynxeingangs überwunden ist und der Tubus in die Trachea gleitet. Wenn während des Vorschiebens des trachealen Tubus ein Widerstand auftritt, darf auf keinen Fall Gewalt angewendet werden. Der Tubus sollte ein Stück zurückgezogen und in der beschriebenen Weise nochmals vorgeschoben werden. Für die fiberendoskopische Intubation sind weiche, sehr flexible tracheale Spiraltuben, die sich den anatomischen Gegebenheiten anpassen und dem Endoskop als Führungsschiene folgen, besonders geeignet. Gute Erfahrungen sind mit dem Spiraltubus aus siliconisiertem PVC (Rüschelit) gewonnen worden (Abb. 4.**13**). Wiederaufbereitbare tracheale Tuben aus Silicon können nur dann für die fiberendoskopische Intubation verwendet werden, wenn die Innenfläche des Tubus mit Silicat oder Teflon beschichtet ist. Beim Tubus, der nicht

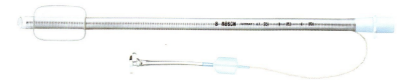

Abb. 4.**13** Spezialtubus für die Intubation mit dem flexiblen Fiberendoskop (Firma Rüsch, Waiblingen).

beschichtet ist, verklebt nach mehreren Zyklen der Wiederaufbereitung die Innenfläche mit dem Einführungsschlauch des flexiblen Fiberendoskops, so daß trotz Verwendung einer Kochsalzlösung oder von Lidocaingel der Tubus nicht vorgeschoben werden kann. Schäden am flexiblen Fiberendoskop sind dann nicht zu vermeiden.

Das Einführen von rigiden Magill-Tuben erfordert Übung und Erfahrung, weil die Steifigkeit des flexiblen Fiberendoskops häufig nicht ausreicht, um diese Tuben sicher in die Trachea einführen zu können. Es hat sich bewährt, für die geplante fiberendoskopische Intubation den trachealen Tubus sowie die benötigten Pharmaka und Instrumente auf einem sterilen Tuch vorzubereiten (Abb. 4.**14**).

4.5.2 Position des Arztes bei der fiberendoskopischen Intubation

Bei der Bronchoskopie des wachen Patienten mit dem flexiblen Fiberendoskop bevorzugen die Pulmologen eine Position seitlich des Kopfteils des Untersuchungstischs (213). Diese Position wurde anfänglich auch von Anästhesisten favorisiert (160). Es hat sich aber erwiesen, daß bei der fiberendoskopischen Intubation die Position hinter dem Kopfteil (Abb. 4.**15**) von Vorteil ist. Der Anästhesist ist an diese Position bei der Einleitung der

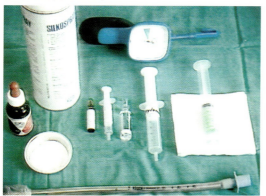

Abb. 4.**14** Instrumententisch.

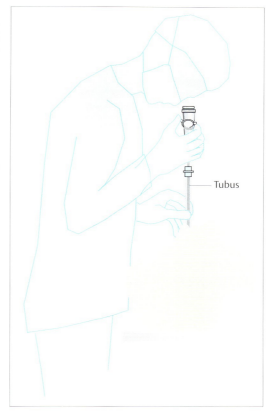

Abb. 4.**15** Position des Anästhesisten für die fiberendoskopische Intubation.

Narkose gewöhnt und kann das Narkosegerät und die Geräte für das Monitoring besser erreichen und überblicken. Für kleine Personen ist eine Treppe hilfreich. Das flexible Fiberendoskop sollte immer so gehalten werden, daß stärkere Krümmungen vermieden werden, weil anderenfalls die resultierende Bewegung des distalen Endes nicht sicher bestimmt werden kann (Abb. 4.**15**). Beim Einführen des flexiblen Fiberendoskops in die Nase oder Mundhöhle sollte das distale Ende mit Daumen und Zeigefinger gefaßt werden; der 4. und 5. Finger sollten sich auf dem Jochbogen des Patienten abstützen. Nur so ist eine wirksame Kontrolle des Einführungsteils im Nasengang oder in der Mundhöhle möglich (152, 154, 226). Beim Patienten mit extremer Anteklination der Halswirbelsäule, z.B. bei Morbus Bechterew, kann eine Position seitlich vor dem Kopfteil des Tischs besser geeignet sein.

4.5.3 Lage des Kopfes für die fiberendoskopische Intubation

Es ist ein Vorteil der fiberendoskopischen Intubation, daß sie bei jeder Position des Patienten und jeder Lage des Kopfes, wie z.B. bei Anteklination der Halswirbelsäule bei Morbus Bechterew oder bei Fixierung durch Halsextension, durchgeführt werden kann (154, 176, 340). Wenn es die anatomischen Bedingungen erlauben, sollte der Kopf ohne Beugung der Halswirbelsäule flach gelagert werden, weil bei der Flexion der Halswirbelsäule die Epiglottis in Richtung auf die Rachenhinterwand bewegt wird, so daß die Sicht auf den Larynxeingang behindert ist (226). Bei flacher Lage des Kopfes wird die Extension der Halswirbelsäule in der Articulatio atlanto-occipitalis empfohlen (296). Wenn aufgrund anatomischer Veränderungen der Kopf des Patienten in „sniffing-air-position" gelagert werden muß, sollte der Unterkiefer oder die Zunge des Patienten von einer Hilfsperson nach vorne gezogen werden, damit, wie bei der direkten Laryngoskopie, die Epiglottis aufgerichtet wird und den Eingang zum Larynx freigibt.

4.6 Nasale fiberendoskopische Intubation

Für die fiberendoskopische Intubation ist der nasale Zugang besser geeignet als der orale, weil die Handhabung des flexiblen Fiberendoskops einfacher ist und der Patient weniger beeinträchtigt wird.

Es ist sinnvoll, den wachen (sedierten) Patienten endoskopisch zu intubieren, weil anatomische Hindernisse rechtzeitig erkannt werden und genügend Zeit für eine sorgfältige Lokalanästhesie zur Verfügung steht.

Zunächst werden grundsätzlich immer beide unteren Nasengänge untersucht, der weitere wird für die Einführung des flexiblen Fiberendoskops gewählt. Das flexible Fiberendoskop wird durch den unteren Nasengang (Abb. 4.**16a**) vorgeschoben, bis die Choane (Abb. 4.**16b**) identifiziert werden kann.

Für den Anfänger ist es schwierig, endoskopisch die unterschiedliche Weite der Nasengänge zu bestimmen. Alternativ kann die Weite der Nasengänge durch Sondierung mit einem weichen, mit Lidocaingel gleitfähig gemachten Nasopharyngealtubus bestimmt werden. Die Untersuchung der Nasengänge ist besonders wichtig, weil der Unerfahrene zwar oft das Fiberendoskop plazieren, aber den trachealen Tubus wegen der Enge des gewählten Nasenganges nicht vorschieben kann.

Das Fiberendoskop gelangt nach Passage der Choane in den Nasopharynx, so daß in der Regel bereits die Epiglottis als anatomische Leitstruktur für das weitere Vorgehen sichtbar ist (Abb. 4.**16c**). Das Fiberendoskop sollte möglichst im Lumen des Pharynx geführt werden. Eine Berührung des laryngealen Systems sollte wegen dessen Irritabilität vermieden werden. Bei Verlegung der Sicht mit Schleim und Sekret wird das Fiberendoskop zurückgezogen, bis die anatomischen Strukturen klar erkennbar sind, und erneut vorgeschoben.

Es ist in der Regel sehr einfach, unter die Epiglottis und vor den Larynxeingang zu gelangen (Abb. 4.**16d**). Nach Applikation des Lokalanästhetikums über den Biopsiekanal im Abstand von 1–2 cm vom Larynxeingang (Abb. 4.**17a**) wird

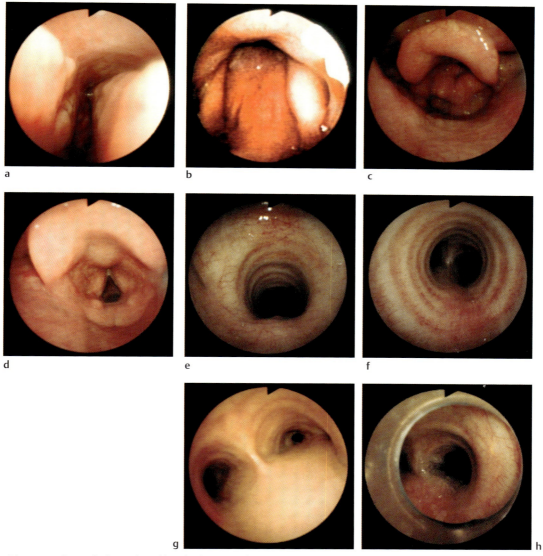

Abb. 4.16 a–h Endoskopische Bilder, die bei normaler Anatomie des Respirationstrakts während des Intubationsvorgangs beobachtet werden:
a Unterer Nasengang.
b Choane.
c Epiglottis.
d Larynxeingang.
e Subglottischer Raum.
f Trachea.
g Bifurkation.
h Abstand zwischen Ende des Tubus und Bifurkation.

das flexible Fiberendoskop etwas zurückgezogen und nach einer Wartezeit von etwa 1–2 Minuten zwischen den Stimmbändern in den subglottischen Raum vorgeschoben (Abb. 4.**16e** u. 4.**17b**). Durch Identifikation der Trachealringe kann jeder Irrtum ausgeschlossen werden. Beim nüchternen Patienten kann das Fiberendoskop nach der Applikation des Lokalanästhetikums in den Hypopharynx zurückgezogen werden, wenn die anatomischen Strukturen normal sind. In problematischen Fällen beläßt man das flexible Fiberendoskop im oberen Drittel der Trachea (Abb. 4.**16f**).

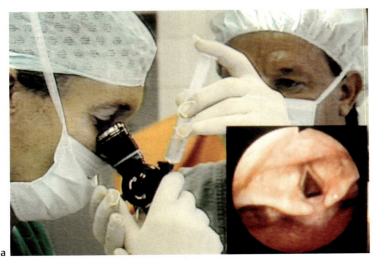

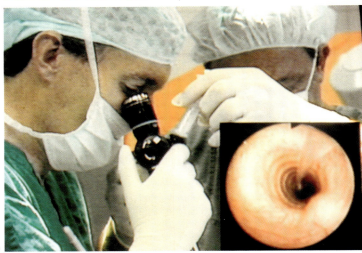

Abb. 4.**17 a, b** Applikation des Lokalanästhetikums für die topische Anästhesie. **a** Larynxeingang. **b** Trachea.

Nach dem Eintritt der anästhetischen Wirkung wird das Hypnotikum verabreicht. Wenn der Lidreflex erloschen ist, wird der tracheale Tubus über das flexible Fiberendoskop als Führungsschiene in die Trachea vorgeschoben. Dies geschieht mit einer drehenden Bewegung, ohne Gewalt anzuwenden. Es ist hilfreich, vor dem Einführen des Tubus 1–2 ml Lidocaingel in den Nasengang zu injizieren, um die Gleitfähigkeit des Tubus zu verbessern. Nach der Plazierung des Tubus in der Trachea wird das Fiberendoskop bis zur Bifurkation (Abb 4.**16g**) vorgeschoben. Mit Daumen und Zeigefinger wird das Fiberendoskop an der Stelle gefaßt, an der es in den Tubus eintritt, und langsam zurückgezogen, bis die Tubusspitze erkannt wird (Abb. 4.**16h**). Wird nun der Abstand zwischen Tubuskonnektor und der durch Daumen und Zeigefinger gegebenen Markierung vermessen, ergibt sich der Abstand zwischen Tubusende und Bifurkation. Anschließend wird der Cuff geblockt und das flexible Fiberendoskop entfernt. Die Narkose wird mit Anästhetika der Wahl fortgeführt. Blut, Schleim und Sekret sollten während der fiberendoskopischen Intubation nie über den Biopsiekanal des Endoskops abgesaugt werden. Es ist besser, einen Absaugschlauch zu benutzen, der über die kontralaterale Nasenöffnung oder den Mund eingeführt wird. Wenn eine stärkere Blutung die Sicht behindert, kann Kochsalzlösung über den Biopsiekanal gespritzt und über die kontralaterale Nasenöffnung oder den Mund mit einem Absauggerät entfernt werden.

Wichtige Grundsätze für die nasale fiberendoskopische Intubation sind:

- Erhaltung der Spontanatmung,
- sorgfältige Betäubung und Abschwellung der Schleimhaut,
- Vermeidung von Blutungen,
- Führung des Fiberendoskops unter Sicht,
- Endoskopieren ohne Hektik.

4.7 Orale fiberendoskopische Intubation

Die orale fiberendoskopische Intubation des wachen Patienten ist schwieriger und erfordert mehr Geschicklichkeit, weil am Übergang des Oro- zum Hypopharynx ein nahezu rechter Winkel überwunden werden muß (Abb. 4.**18**). Voraussetzung ist die sorgfältige Anästhesie der Mundhöhle, des Meso- und Hypopharynx. Die Anästhesie der Mundhöhle und des Mesopharynx kann sehr einfach mit 3 Sprühstößen des Lidocainpumpsprays durchgeführt werden. Eine ausreichende Wirkung wird durch Gurgeln von viskösem oder flüssigem Lidocain erreicht. Die topische Anästhesie des Meso- und Hypopharynx, des Larynxeingangs und der Trachea wird entweder durch die Spray-and-go-Technik mit dem flexiblen Fiberendoskop oder durch Applikation des laryngealen Kits ergänzt. Die Lokalanästhesie des Larynxeingangs und der Trachea sollte, sofern möglich, auch bei geplanter oraler fiberendoskopischer Intubation transnasal vorgenommen werden. Um einer schweren Beschädigung des flexiblen Fiberendoskops vorzubeugen, kann auf einen Beißschutz zwischen Ober- und Unterkiefer nicht verzichtet werden. Als Beißschutz können verschiedene Instrumente verwendet werden. Am besten hat sich uns ein von der Firma Olympus geliefertes Instrument bewährt (Abb. 4.**19**). Der Beißschutz wird dem Patienten zwischen die Frontzähne des Ober- und Unterkiefers gelegt. Durch die Öffnung des Instruments wird zuerst das flexible Fiberendoskop und dann der tracheale Tubus geschoben. Wenn der Beißschutz wieder entfernt werden soll, muß der Konnektor des Tubus abgenommen werden. Als Beißschutz kann auch der vordere Anteil eines oropharyngealen Tubus, ein Gummikeil (Abb. 4.**18**) oder ein Kiefersperrer verwendet werden. Auch bei kooperativen Patienten kann letztlich ein reflektorischer Verschluß der Kiefer nicht ausgeschlossen werden. Die typischen endoskopischen Bilder bei oralem Vorschieben des Fiberendoskops sind in Abb. 4.**20** zusammengestellt.

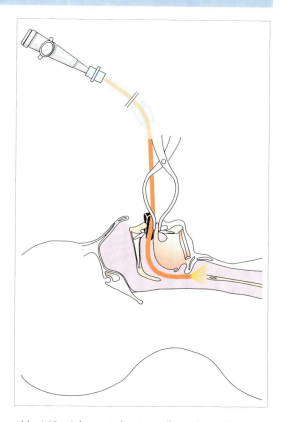

Abb. 4.**18** Schematische Darstellung der oralen fiberendoskopischen Intubation.

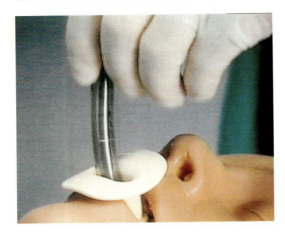

Abb. 4.**19** Beißschutz für die orale fiberendoskopische Intubation.

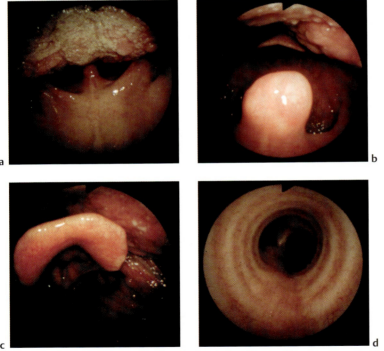

Abb. 4.**20 a–d** Endoskopische Bilder bei oraler Intubation:
a Zungengrund und Gaumen.
b Epiglottis.
c Larynxeingang.
d Trachea.

4.8   Mißerfolge der fiberendoskopischen Intubation

Vor allem durch eine ungenügende Lokalanästhesie werden beim Patienten subjektiv sehr unangenehme Reaktionen, wie Husten, Pressen und Würgen, ausgelöst. Sie können bei der Endoskopie des wachen Patienten eine erhebliche Streßreaktion oder einen Laryngospasmus bewirken. Die Anästhesie der Schleimhäute muß gezielt erfolgen und die Einwirkungszeit des Lokalanästhetikums eingehalten werden. Besonders beim starken Raucher mit überempfindlichen Schleimhäuten und beim Asthmatiker muß die Lokalanästhesie sorgfältig durchgeführt werden. Wenn erforderlich, kann die zu applizierende Dosis des Lokalanästhetikums Lidocain auf 300 mg erhöht werden. Toxische Konzentrationen im Plasma sind nicht zu erwarten (268).

Unzureichende Sichtverhältnisse im Nasen-Rachen-Raum durch übermäßige Speichelsekretion oder Blutung zwingen den weniger erfahrenen Anästhesisten, die Endoskopie abzubrechen oder zu versuchen, den Kehlkopfeingang „blind" zu erreichen. Freie Sicht kann erzielt werden, indem eine Kochsalzlösung 0,9 % durch den Biopsiekanal injiziert und mit einem Absauggerät transoral oder über die kontralaterale Nasenöffnung abgesaugt wird. Während der fiberendoskopischen Intubation sollte keinesfalls über den Biopsiekanal der flexiblen Optik abgesaugt werden, weil die Objektivlinse am distalen Ende verlegt wird. Anstelle anatomischer Strukturen wird dann die Farbe *Rot* erkannt. Grundsätzlich sollten Blutungen im Nasen-Rachen-Raum vermieden werden, weil sie die Endoskopie erheblich erschweren können.

Darüber hinaus können Probleme entstehen, wenn die Sicht im Bereich der oberen Atemwege durch raumfordernde Prozesse und Ödeme verlegt wird. Mit flexiblen endoskopischen Geräten ist es möglich, Strukturen zu erkennen, die sich in gekrümmten Räumen befinden, nicht aber in engen Spalten. Es muß deshalb versucht werden, durch Manipulation eine Erweiterung enger Spalten zu erreichen, um ein Minimum an Sicht zu haben. Eine auf der Rachenhinterwand liegende Epiglottis kann für den Ungeübten ein unüberwindbares Hindernis sein (Abb. 4.**21**). Dieses läßt sich meist beseitigen, wenn der wache Patient der Aufforderung zur Inspiration nachkommt. In schwierigeren Fällen, z.B. nach einer Operation im Bereich der Hals- und Mundbodenweichteile, wird das flexible Fiberendoskop zunächst in den Sinus piriformis und von dort durch Abwinkelung vor den Kehlkopfeingang geschoben. Durch Ziehen des Unterkiefers oder der Zunge (mit der Zungenzange [Abb. 4.**18**]) nach vorne richtet sich die Epiglottis auf, so daß die Sicht auf den Kehlkopfeingang frei wird.

Dem Anfänger mißlingt häufig das Vorschieben des trachealen Tubus über das flexible Endoskop als Führungsschiene durch den unteren Nasengang in die Trachea (140). Um dies zu verhindern, sollten vor der Intubation immer beide Nasengänge endoskopisch untersucht werden, damit der für das Einführen des Tubus geeignete Nasengang erkannt wird. Der Tubus kann nicht in die Trachea vorgeschoben werden, wenn die Tubusspitze entweder im Bereich der vorderen Kommissur des Larynx oder der Arytaenoidknorpel hängenbleibt und bei forciertem Vorschieben nach hinten in den Ösophagus abgleitet (47, 48). Das flexible Fiberendoskop wird dabei aus dem Larynxeingang in den Ösophaguseingang gezogen, so daß eine S-förmige Krümmung des Einführungsteils des Fiberendoskops entsteht. Eine Korrektur ist nicht möglich; das Fiberendoskop muß vollständig zurückgezogen werden. Es sollte deswegen darauf geachtet werden, daß für den zu verwendenden Trachealtubus ein geeignetes Endoskop mit möglichst großem Durchmesser des Einführungsteils gewählt wird, damit das Tubuslumen mit dem flexiblen Fiberendoskop ohne größeren Spielraum ausgefüllt wird (Abb. 4.**22**). Für Geräte mit geringerem Durchmesser (LF 2) werden im Handel Zentrierhilfen für die fiberen-

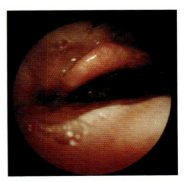

Abb. 4.**21**   Auf der Rachenhinterwand liegende Epiglottis.

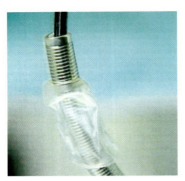

Abb. 4.22 Richtiges Größenverhältnis zwischen Tubuslumen (7,0 mm ID) und distalem Ende des flexiblen Fiberendoskops (BF-P20).

doskopische Intubation angeboten, die ein großes Tubuslumen verkleinern und somit eine sichere Führung ermöglichen (Abb. 4.**23**). Die Schwierigkeit der Plazierung kann auch überwunden werden, wenn der Tubus bei auftretendem Widerstand nicht mit Gewalt weitergeschoben, sondern etwas zurückgezogen und nach Manipulation des Unterkiefers oder Kopfes unter drehender Bewegung wieder vorsichtig vorgeschoben wird. Dem Erfahrenen gelingt die Plazierung des großlumigen Tubus in der Regel auch über ein Endoskop mit sehr kleinem Durchmesser. Schwierigkeiten entstehen vor allem, wenn ein steifer Tubus verwendet wird. Wenn tracheale Tuben mit Murphy-Auge verwendet werden, besteht die Gefahr, daß das flexible Fiberendoskop versehentlich durch das Murphy-Auge geschoben und dadurch beschädigt wird (57, 216).

Das Fehlen theoretischer Kenntnisse sowie der Mangel an Übung und Erfahrung sind die häufigste Ursache der Mißerfolge bei der fiberendoskopischen Intubation.

Die Erfolgsrate der fiberendoskopischen Intubation beträgt nahezu 100 % (151, 230, 311) und selbst bei Mangel an Erfahrung unter Notfallbedingungen 87 % (78).

Abb. 4.**23** Zentrierhilfe für die fiberendoskopische Intubation (s. Text) (Firma Rüsch, Waiblingen).

4.9 Vorteile der fiberendoskopischen Intubation

Die fiberendoskopische Intubation ist ein atraumatisches, unblutiges und streßarmes Verfahren, wenn sie fehlerfrei ausgeführt wird. Diese Intubationstechnik hat folgende Vorteile:

- maximale Erfolgsrate,
- minimale Verletzungsgefahr,
- göstmögliche Sicherheit (Intubation des wachen [sedierten] Patienten),
- keine Maskenbeatmung,
- keine unerwünschte Wirkung von Medikamenten (z. B. Muskelrelaxanzien),
- endoskopische Untersuchung vor der trachealen Intubation,
- keine ösophageale oder endobronchiale Fehlintubation,
- definitive Kontrolle der Tubuslage,
- nasal und oral ausführbar beim Patienten jeden Alters,
- ausführbar in extremer Position des Patienten (in Seitenlage, Bauchlage, sitzender Position).

5. Fiberendoskopische Intubation in Narkose

A. Scherhag

Bei *voraussehbarer Intubationsschwierigkeit* besteht die Möglichkeit, daß auch die *Beatmung über die Maske* nicht möglich ist. Das Verfahren der Wahl ist in diesem Fall die *fiberendoskopische Intubation* des *wachen* oder *leicht sedierten* Patienten bei erhaltener *Spontanatmung* (148). Nur durch dieses Vorgehen kann ein Abfall der Sauerstoffsättigung bei unzureichender Beatmung über die Maske während des fiberendoskopischen Intubationsvorgangs sicher verhindert werden (307).

Probleme bereitet diese Methode jedoch bei der Versorgung *nichtkooperativer Patienten*, wie Kindern, Säuglingen und geistig Behinderten, bei denen die Intubation im Wachzustand nicht möglich ist. Diese müssen nach einer Einleitung über die Maske in Narkose intubiert werden. Auch vorher *nicht erkennbare Intubationsschwierigkeiten*, die erst nach der Narkoseeinleitung auftreten, führen zu ernsthaften Problemen. Dies ist besonders dann der Fall, wenn ein nichtdepolarisierendes Muskelrelaxans gegeben worden ist. Weil nach wiederholten Intubationsversuchen die Beatmung über die Maske wegen Ödembildung und Schleimhautblutung erschwert und die Sicht über das Fiberendoskop beeinträchtigt ist, sollte man sich *frühzeitig*, das heißt, solange der Patient noch ausreichend über die Maske beatmet werden kann, für die *fiberendoskopische Intubation* entschließen.

Der in der Intubation Erfahrene kann in solchen Fällen den Patienten *fiberendoskopisch in Apnoe* intubieren. Verschiedene Faktoren erschweren aber dieses Vorgehen. So versperren mechanische Hindernisse, wie Tumoren und, insbesondere nach Muskelrelaxierung, kollabierte Weichteile, nicht nur die Sicht, sondern lenken auch das flexible Fiberendoskop von der gewünschten Richtung ab (265, 298, 300). Auch bei Behinderung der Sicht durch Schleim oder Blut kann die zulässige Apnoezeit zu kurz sein, besonders wenn dem Intubierenden die Übung fehlt. Für diese Fälle werden verschiedene Verfahren und Hilfsmittel empfohlen.

Welches Vorgehen im Einzelfall am sinnvollsten ist, ist von den anatomischen Verhältnissen des Patienten, den organisatorischen und instrumentellen Möglichkeiten sowie der Erfahrung des Anästhesisten mit dem jeweiligen Verfahren abhängig.

 Die besten Voraussetzungen für die sichere und schnelle fiberendoskopische Intubation, auch in schwierigen Situationen, erfüllt nicht der Anästhesist mit dem reichhaltigsten Fundus an Hilfsmitteln, sondern der mit der größten Erfahrung im Umgang mit dem Fiberendoskop.

5.1 Verfahren und Hilfsmittel für die fiberendoskopische Intubation in Narkose ohne Beatmungsmöglichkeit während der Endoskopie

Die Verfahren und Hilfsmittel sollen während der nasalen oder oralen fiberendoskopischen Intubation als Leitschiene dienen oder eine bessere Sicht gewährleisten. Weil der Patient nicht beatmet wird und eine Spontanatmung in Narkose häufig insuffizient ist, besteht bei verlängerter Intubationszeit die Gefahr der Hypoxie (307). Durch Insufflation von Sauerstoff über einen oro- oder nasopharyngealen Katheter oder den Absaugkanal des Endoskops kann die zulässige Intubationszeit verlängert werden (320, 343).

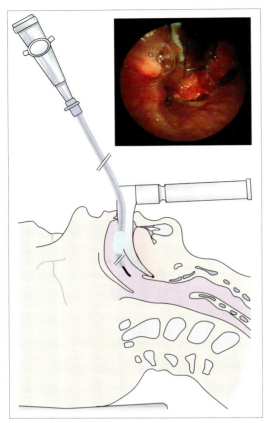

Abb. 5.1   Laryngoskop als Intubationshilfe.

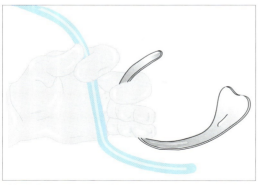

Abb. 5.2   Gebogener Zungenspatel als Intubationshilfe.

5.1.1   Esmarch-Heiberg-Handgriff

Ohne Hilfsmittel kann eine Hilfsperson den Esmarch-Heiberg-Handgriff anwenden, so daß die Zunge von der Pharynxhinterwand entfernt und der fiberendoskopisch einsehbare Raum vergrößert wird. Eine der Pharynxhinterwand anliegende Epiglottis kann durch diese Maßnahme meist nicht aufgerichtet werden.

5.1.2   Laryngoskop und andere orale Intubationshilfen

Wenn bei ausreichend weiter Mundöffnung die Hilfsperson ein *Laryngoskop* konventionell oral einführt, kann nicht nur die Zunge, sondern auch ein anderes mechanisches Hindernis, z. B. ein Tumor, so verlagert werden, daß für die fiberendoskopische Intubation eine bessere Sicht gewährleistet ist (Abb. 5.**1**) (67, 136). Auch kann die Hilfsperson mit einem dicklumigen Absaugkatheter zähen Schleim oder Blut entfernen. Manchmal läßt sich die Epiglottis so aufrichten, daß das Fiberendoskop ohne Behinderung zur Stimmritze gleiten kann.

Mit einem *Zungenspatel*, der in Form eines Macintosh-Laryngoskopspatels gebogen ist, kann der Intubierende die Zunge des Patienten anheben und gleichzeitig mit derselben Hand das Fiberendoskop oral oder nasal einführen (Abb. 5.**2**) (59). Man kann die Zunge auch mit der *Zungenfaßzange* oder, atraumatischer, mit der *Lungenfaßzange* herausziehen (179); die *Gallenblasenfaßzange* und die *Magill-Zange* werden ebenfalls verwendet. Beim Herausziehen der Zunge bildet sich leicht ein ausgeprägtes Ödem, so daß die Intubationszeit verlängert sein kann (204). Bei engen intraoralen Verhältnissen sind diese Maßnahmen nicht immer anwendbar und nicht ausreichend effektiv.

Der „*Augustine Guide*", eine Intubationshilfe für die „blinde" orale Intubation, wird auch zur fiberendoskopischen Intubation verwendet (167). Dieser gebogene Plastikeinsatz ist ähnlich dem Laryngoskop geformt und wird wie dieses eingeführt. Seine Spitze, kehlkopfnah plaziert, leitet das Fiberendoskop und anschließend den Tubus in die Trachea (Abb. 5.**3**).

Die in Kap. 5.2 beschriebenen oralen Intubationshilfen können auch bei Patienten in Apnoe verwendet werden.

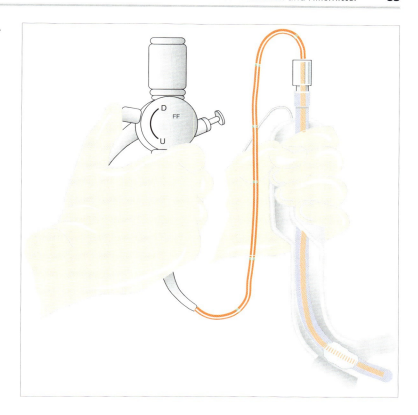

Abb. 5.3   Augustine Guide.

5.1.3   Primär nasal plazierter Tubus

Falls eine nasale fiberoptische Intubation geplant ist, kann ein Tubus „blind" nasal bis in den Mesopharynx vorgeschoben werden. Er dient als Leitschiene für das Fiberendoskop und verhindert die Verschmutzung der Linse mit Sekret. Nach erfolgreicher Intubation der Trachea mit dem Fiberendoskop kann der Tubus weiter nach tracheal geschoben werden (265). Nachteilig an diesem Vorgehen ist, daß der Tubus leicht die Nasenschleimhaut verletzen kann. Das an der Rachenhinterwand entlanglaufende Blut behindert die Sicht durch das Endoskop und kann aspiriert werden.

5.1.4   Führungsdraht

Seit der Einführung der ultradünnen Fiberendoskope kann auch mit kleinsten Tuben fiberendoskopisch intubiert werden (147). Wenn ein ultradünnes Fiberendoskop nicht zur Verfügung steht, plaziert man unter Sicht endotracheal einen *Führungsdraht* über den Absaugkanal eines größeren Endoskops (130, 284, 311). Nach Entfernung des Endoskops wird über den Führungsdraht als Leitschiene der gewählte Tubus behutsam vorgeschoben.

Bei einem anderen Verfahren wird nach *Punktion der Membrana cricothyroidea* ein dünner Führungsdraht oralwärts vorgeschoben und aus dem Mund herausgeleitet. Bis zu diesem Zeitpunkt kann der Patient über eine Maske beatmet werden oder spontan atmen. Der Führungsdraht wird in den Absaugkanal des Fiberendoskops eingeführt und das Endoskop mit aufgeschobenem Tubus unter Sicht entlang dem Führungsdraht vorgeschoben. Nach Identifikation der Trachealringe wird der Führungsdraht entfernt und der Tubus über das Endoskop endotracheal plaziert (Abb. 5.**4**) (18, 105, 170, 325).

Dieses invasive Vorgehen kann zu schwerwiegenden Komplikationen führen und muß deshalb grundsätzlich abgelehnt werden. Die Entwicklung eines Pneumomediastinums ist beschrieben worden (41). Der Patient kann nicht in

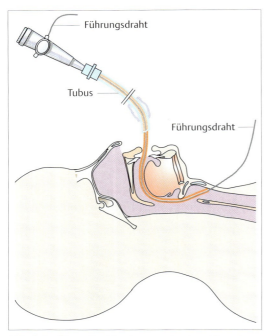

Abb. 5.**4** Über die Membrana cricothyroidea eingeführter Führungsdraht als Leitschiene.

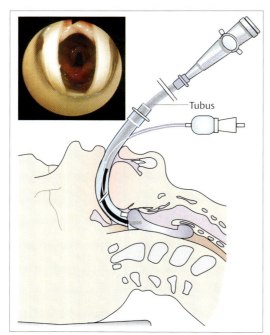

Abb. 5.**5** Fiberoptische Intubation durch die Kehlkopfmaske.

allen Phasen des Intubationsvorgangs beatmet werden. Das Verfahren kann in seltenen Einzelfällen bei Patienten mit Tumoren oder Mißbildungen im Larynxbereich erwogen werden. Es sollte aber nicht angewendet werden, um einen Mangel an Erfahrung in der fiberendoskopischen Intubation auszugleichen.

Falls sich nach endoskopischer Inspektion von Larynx und Trachea herausstellt, daß der auf das Fiberendoskop aufgezogene Tubus zu groß gewählt worden ist, kann man sich das wiederholte Vorschieben des Endoskops erleichtern. Unter Sicht wird ein Führungsdraht über den Absaugkanal des Endoskops tracheal plaziert. Nun wird das Endoskop entfernt und mit dem passenden Tubus bestückt. Bei der zweiten Passage des Fiberendoskops dient der *Führungsdraht als Leitschiene* (102).

Ähnlich ist das Vorgehen, wenn eine *Reintubation* unter schwierigen anatomischen Verhältnissen und unter Zeitdruck zu erwarten ist. Nach der Extubation kann ein Führungsdraht fiberendoskopisch endotracheal eingelegt werden. Er dient in der postoperativen Phase als Leitschiene für die endoskopische Reintubation. Der Führungsdraht wird vom wachen Patienten gut toleriert (286).

5.1.5 Kehlkopfmaske

Der Anästhesist kann in große Verlegenheit geraten, wenn unerwartet und unvorbereitet der Patient nach Narkoseeinleitung und ggf. Relaxierung mit einem nichtdepolarisierenden Muskelrelaxans nicht über die Maske beatmet werden kann und die Intubation Schwierigkeiten bereitet. Wenn in diesem Fall ein Fiberendoskop nicht zur Verfügung steht oder der Anästhesist eine unzureichende Erfahrung in der fiberendoskopischen Intubation hat, kann die Ventilation u. U. über eine Kehlkopfmaske sichergestellt werden. Falls anschließend die Notwendigkeit der *Intubation* besteht, kann der Zugang zu den Luftwegen *über die Kehlkopfmaske* genutzt werden (28, 222, 299, 326, 345).

Bei Erwachsenen wird zuerst eine *Kehlkopfmaske der Größe 3 oder 4* plaziert. Anschließend wird die Trachea mit dem Fiberendoskop und einem aufgeschobenen *Tubus mit 6 mm Innenduchmesser* (ID) durch das zentrale Gitter der Kehlkopfmaske intubiert (Abb. 5.5). Intraoperativ wird der Cuff des Tubus geblockt und aus der

Kehlkopfmaske die Luft abgelassen. Nach der Extubation kann der Patient für eine Übergangsphase noch über die Kehlkopfmaske ventiliert werden. Durch eine *Kehlkopfmaske der Größe 2* kann ein *Tubus ohne Cuff mit 4,5 mm ID* und durch eine Kehlkopfmaske der *Größe 1* ein Tubus ohne Cuff mit *3,5 mm ID* vorgeschoben werden (28).

Es sind auch Modifikationen dieses Vorgehens beschrieben worden, die eine *nasale Intubation* ermöglichen: Die Kehlkopfmaske wird unter Spontanatmung in Inhalationsanästhesie regulär plaziert, gering entblockt und ein wenig zurückgezogen. Das nasal vorgeschobene Fiberendoskop wird an der Kehlkopfmaske vorbeigeleitet und in der Trachea plaziert; anschließend wird der Tubus nachgeschoben (10). Um die Kehlkopfmaske *ohne Tubusdislokation* entfernen zu können, benutzen einige Autoren als Verlängerung einen zweiten Tubus (55, 260, 363) oder ein gekürztes Darmrohr. Falls der *Tubus* für den Patienten einen *zu geringen Durchmesser* hat, kann er mit Hilfe einer Bougie oder einer Magensonde (113) gewechselt werden, aber auch mit Hilfe des Fiberendoskops (s. Kap. 11.2). Um auch einen großlumigen Tubus direkt plazieren zu können, wird die *Kehlkopfmaske gespalten*, so daß sie über das endotracheal liegende Fiberendoskop entfernt werden kann. Der vorher auf das Endoskop aufgezogene großlumige Tubus kann nun vorgeschoben werden (72, 190). Auch kann über das Fiberendoskop durch die Kehlkopfmaske ein dicklumiger PVC-Katheter endotracheal vorgeschoben werden, über den als Leitschiene der Tubus plaziert wird (139, 180). Auch Kinder wurden erfolgreich über eine Kehlkopfmaske intubiert (104, 222).

Eine Beatmung während des Intubationsvorgangs ist bei den beschriebenen Methoden nicht möglich. Bei Verwendung des *Mainzer Adapters* kann auch während der *fiberendoskopischen Inspektion und Intubation beatmet* werden (Abb. 5.**6**) (345). Dazu wird die Version mit dem 15-mm-Innenkonus auf die Kehlkopfmaske aufgesetzt und seitlich mit dem Kreissystem konnektiert. Nun kann unter Beatmung eine fiberendoskopische Laryngoskopie, Tracheoskopie und Bronchoskopie durchgeführt werden. Dieses Verfahren bietet gegenüber einer Diagnostik über den Tubus Vorteile, weil während der Bronchoskopie bei Beatmung durch die Kehlkopfmaske ein *größeres Restlumen* zur Verfügung steht als bei der Intubation. Dies ist besonders bei Kindern wegen der geringen Abmessungen der Atemwege wichtig (184, 337).

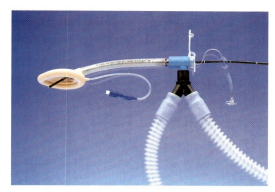

Abb. 5.**6** Fiberoptische Intubation durch die Kehlkopfmaske und den Mainzer Adapter.

Problematisch bei diesem Verfahren ist, daß ohne aufwendige Wechselmanöver nur *Tuben mit geringem Innendurchmesser* benutzt werden können. Um eine reibungslose Intubation zu ermöglichen, sollte die Kehlkopfmaske zentral liegen und darf die Epiglottis oder die Zunge die Öffnung nicht verlegen. Eine *zentrale Lage* ließ sich aber nur in 59 % der Fälle erreichen, und ideale Bedingungen waren nur in 13 % der Fälle erfüllt (248); bei Kindern wurden in 27–49 % der Fälle ähnliche Erfahrungen gemacht (87, 193, 205, 270). Weil sich die Mehrzahl der Patienten ausreichend ventilieren läßt, zeigt nur die fiberendoskopische Kontrolle eine Lageanomalie der Kehlkopfmaske (248). Daher sollte über die Kehlkopfmaske möglichst nur mit Hilfe des Fiberendoskops intubiert werden.

Die „blinde" oder fiberoptische Intubation über die Kehlkopfmaske ist beim Patienten mit *zu erwartender Intubationsschwierigkeit* ebenfalls beschrieben worden (14, 53, 162, 247). So wird über 28 Operationen berichtet, für die einmal die Kehlkopfmaske nicht plaziert und 9mal „nicht sicher beatmet" werden konnte „(Abfall der O_2-Sättigung < 90 % für > 30 s)" (162). Bei Patienten mit zu erwartenden Intubationsschwierigkeiten ist ein Verfahren, das bei 36 % der Patienten zu Problemen führt, keine ernstzunehmende Alternative. In diesen Fällen ist aus Sicherheitsgründen die primäre fiberendoskopische Intubation am wachen oder leicht sedierten Patienten bei erhaltener Spontanatmung das Verfahren der Wahl (148).

5.2 Verfahren und Hilfsmittel für die fiberendoskopische Intubation in Narkose mit Beatmungsmöglichkeit während der Endoskopie

5.2.1 Jet-Ventilation

Ein invasives Verfahren zur Beatmung während der fiberoptischen Intubation ist die perkutane transtracheale Jet-Ventilation (22, 39). In Lokalanästhesie wird durch die Membrana cricothyroidea eine Jet-Kanüle plaziert und unter Jet-Beatmung in Narkose fiberendoskopisch intubiert. Dieses invasive Verfahren ist keine Alternative zur fiberendoskopischen Intubation des wachen oder über die Maske beatmeten Patienten.

5.2.2 Oro- und nasopharyngealer Tubus

Über einen mit einem Ansatz versehenen Guedel-Tubus (Nosworthy Chimney oder 15-mm-Normkonnektor) kann der Patient oral beatmet werden. Dazu muß der Mund möglichst luftdicht mit Pflaster verschlossen werden. Der Patient kann dann in Narkose unter Beatmung nasal fiberendoskopisch intubiert werden (61). Nach einer anderen Methode dient ein oral eingeführter Airway-Intubator, der einen Ansatz zur Konnektion mit dem Kreissystem hat, als Leitschiene für das Fiberendoskop. Um den Patienten während der oralen Intubation über den Airway-Intubator beatmen zu können, werden der Mund und die Nase mit einer selbstklebenden transparenten Inzisionsfolie luftdicht verschlossen (196). Als Leitschiene für das Fiberendoskop und zum Freihalten der Atemwege werden auch andere modifizierte oro- und nasopharyngeale Tuben benutzt (99, 225, 237, 306, 334, 341, 353a).

Auch über einen nasopharyngealen Tubus mit Blockermanschette kann ein Patient beatmet werden. Durch das kontralaterale Nasenloch wird das Fiberendoskop an dem Cuff vorbei nach endotracheal geschoben. Nun wird die Blockermanschette entblockt und ein nasotrachealer Tubus über das Endoskop endotracheal plaziert (249).

Diese Systeme sind in der Handhabung sehr umständlich und bieten auch immer nur Teillösungen an.

5.2.3 Modifizierte Masken und spezielle Maskensysteme

Die Beatmung über eine Maske während der fiberendoskopischen Intubation ist mit einfachsten Mitteln möglich, wenn ein *geblockter Tubus in den Maskenansatz* eingeführt ist (124). Über einen Drehkonnektor wird der Tubus mit dem Narkosekreissystem verbunden und das Fiberendoskop in den Tubus eingeführt. Unter Beatmung wird das Endoskop durch den Tubus und die Maske oral vorgeschoben, anschließend der entblockte Tubus in die Trachea (Abb. 5.7). Diese Vorgehensweise besticht durch ihre einfache Konzeption. Die Handhabung der Maske mit darin geblocktem Tubus und der Fiberoptik ist aber unter Beatmungsbedingungen schwierig. Außerdem müssen die desinfizierte Maske und der sterile Tubus während des ganzen Vorgangs vor einer Kontamination geschützt werden. Überdies wird die Blockermanschette mechanisch so stark belastet, daß die Gefahr einer Ruptur besteht.

Mallios (187) hat ein System vorgestellt, bei dem eine *Leardal-Maske* benutzt wird, die durch Anbringen einer Verschlußmembran als Zugang des Endoskops modifiziert ist. Diese Maske ist allerdings nur zur nasalen Intubation geeignet. Angaben über die möglichen Maskengrößen hat der Autor nicht gemacht. Es sind auch andere Adapter mit verbesserter Membran entwickelt worden, die nur auf dieses Maskensystem passen (133).

Patil u. Mitarb. (237) haben eine *Maske* mit einem membranverschlossenen Endoskopzugang beschrieben, durch den wahlweise nasal oder oral fiberendoskopisch intubiert werden kann. Diese Maske ist in den Größen 2 bis 6 erhältlich. Ergänzend dazu benutzen Rogers u. Benumof (265) den von Williams u. Maltby (353a) beschriebenen *oropharyngealen Tubus*, der als Beißschutz und Leitschiene für die Fiberoptik dient (Abb. 5.8). Bei diesem System können *Membrananteile abreißen* und aspiriert werden (342, 352, 366), was zu verschiedenen Hilfskonstruktionen für die Membran geführt hat (77, 322). Auch in unserer Klinik mußte bei einem Patienten, der mit einer Maske nach Patil beatmet und fiberendoskopisch intubiert worden war, ein Membran-

5.2 Verfahren und Hilfsmittel

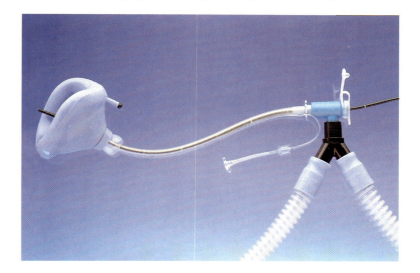

Abb. 5.**7** Fiberoptische Intubation durch den in der Maske geblockten Tubus.

teil mit Hilfe des Fiberendoskops und der Biopsiezange aus der Trachea entfernt werden (150).

Um auch Kinder in Narkose unter Beatmung intubieren zu können, haben Frei u. Ummenhofer *Anästhesiemasken* für Kinder modifiziert (100). Durch die Änderungen vergrößert sich jedoch der Totraum der Masken.

Als Ventilationshilfe werden auch andere Masken und deren Modifikationen verwendet (210, 223, 262, 354).

5.2.4 Mainzer Adapter

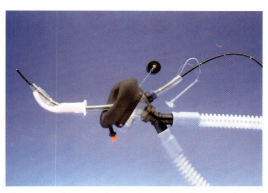

Abb. 5.**8** Fiberoptische Intubation durch die Patil-Maske und den Williams-Oraltubus.

Die Vielzahl der bisher besprochenen Systeme zeigt, daß jeder Anästhesist mit „seiner" gewohnten Maske arbeiten möchte. Alle genannten Systeme sind aber auf bestimmte Maskentypen und -größen oder deren Modifikationen beschränkt. Ein universeller Einsatz ist nicht möglich.

Im Gegensatz dazu kann der Mainzer Adapter in Verbindung *mit allen Masken,* die einen *22-mm-Normanschluß* haben, verwendet werden, also auch mit den Rendell-Baker-Soucek-Masken. Seitlich besitzt er einen 15-mm-Konus zum Anschluß an das Kreissystem (Abb. 5.9) (285). Das in Zusammenarbeit mit der Fa. Rüsch (Waiblingen) entwickelte Maskenansatzstück besteht aus Polymethylpenten (TPX). Die Membran aus Silikonkautschuk verjüngt sich zur Mitte, so daß sie kleinere Tuben oder das Fiberendoskop dicht umschließt, aber auch die Passage von *Tuben bis zu*

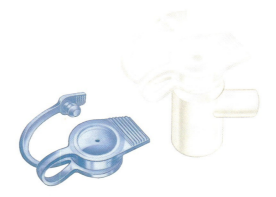

Abb. 5.**9** Mainzer Universaladapter (Firma Rüsch, Waiblingen).

7 mm Innendurchmesser erlaubt. Bei Verwendung des ultradünnen Fiberendoskops wird eine Membran mit engerer Öffnung benutzt.

Damit steht ein einfaches System zur Verfügung, das bei Erwachsenen sowie Kindern und Säuglingen einsetzbar ist. Die konisch zulaufende Konstruktion der Siliconmembran schließt ein Ausstanzen aus. Ein Einreißen ist zwar möglich, kommt aber selten vor. Der Zugang über den Konnektor durch die Maskenmitte ermöglicht wahlweise eine *orale oder nasale Intubation*. Dieser preiswerte *dampfsterilisierbare* Adapter paßt auf Masken aller Größen. Er ist somit *wirtschaftlich und universell einsetzbar*.

Eine neuere Version des Mainzer Adapters paßt bei kleinerem Innenlumen auch auf *Konnektoren mit 15-mm-Konus* (Abb. 5.**10**), so daß eine Beatmung auch während der Endoskopie über den Tubus oder die Kehlkopfmaske (s. Kap. 5.1.5) möglich ist. Durch die Membran dieses Modells läßt sich ebenfalls ein Tubus mit 7 mm Innendurchmesser schieben; eine Beatmung ist allerdings nur noch eingeschränkt möglich, wenn sich der Tubus im Adapter befindet.

Um beim oralen Zugangsweg die Passage durch den Mund zu erleichtern, können ein *Optosafe* als Beißschutz und orale Führungsschiene eingeführt werden (5). Der Optosafe ist in 3 verschiedenen Größen erhältlich (Abb. 5.**11**).

Bei Patienten, die über eine Maske beatmet werden können, eignet sich das Maskenansatzstück gut, um die Handhabung des Fiberendoskops zu üben. Ohne Gefährdung und Belästigung des Patienten kann in Ruhe sowohl die orale als auch die nasale fiberendoskopische Intubation erlernt werden.

5.2.4.1 Technische Durchführung

Falls *keine Anhaltspunkte für Schwierigkeiten der Beatmung über die Maske* vorliegen, wird die Narkose mit den üblichen Medikamenten eingeleitet und als Inhalationsnarkose mit einem volatilen Anästhetikum in Sauerstoff oder als i.v. Narkose fortgeführt. Auf eine *Muskelrelaxierung* sollte wenn möglich *verzichtet* werden, weil dadurch der freie und somit fiberendoskopisch einsehbare Raum im Pharynx teilweise verlegt wird (27). Nach Erreichen der erforderlichen Narkosetiefe wird das Fiberendoskop mit aufgeschobenem Tubus durch das auf die Maske aufgesetzte Ansatzstück wahlweise *oral oder nasal* eingeführt. Der *Konnektor des Tubus* muß vorher *entfernt* werden (Abb. 5.**12**). Vor der oralen Intubation mit dem Fiberendoskop muß zumindest ein Beißschutz oder besser ein passender Optosafe eingelegt werden. Falls nasal intubiert werden soll, werden die Nasengänge vor der Narkoseeinleitung mit Cocain 10 %, 50 mg je Nasenloch, oder einer Kombination von Lokalanästhetikum und Vasokonstringens, z. B. Lidocain-HCl 3 % + Phenylephrin 0,25 %, 0,5 ml je Nasenloch, anästhesiert. Die Intubation auf nasalem Weg erfordert einige Übung, kann aber durch kurzzeitiges Anheben der Maske und manuelles Einführen des flexiblen Fiberendoskops in den unteren Nasengang erleichtert werden (Abb. 5.**13**). Danach wird die Maske wieder aufgesetzt und unter Beatmung endotracheal intubiert.

Sowohl beim oralen als auch beim nasalen Zugangsweg wird das Fiberendoskop unter *kontinuierlicher Beatmung über die Maske* nach endotracheal vorgeschoben. Dazu wird der Tubus ein

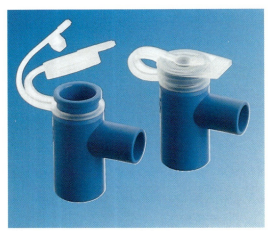

Abb. 5.**10** Mainzer Universaladapter mit 15-mm-Konus (Firma Rüsch, Waiblingen).

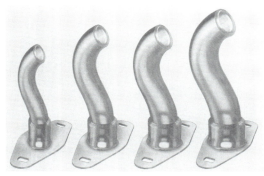

Abb. 5.**11** Optosafe (Firma Rüsch, Waiblingen).

Stück in den Adapter eingeführt, nachdem die Membran des Maskenansatzstücks mit Lidocaingel gleitfähig gemacht worden ist (Abb. 5.**14**). Anschließend wird die Beatmungsmaske etwas angehoben und seitlich gekippt, so daß der Tubus noch ein Stück vorgeschoben und fixiert werden kann (Abb. 5.**15**). Nun können das Fiberendoskop und die Maske entfernt werden. Ein Oraltubus, der als Beißschutz eingelegt worden ist, kann nach der Intubation belassen oder entfernt werden. Der Endotrachealtubus wird mit einem gekürzten Darmrohr fixiert, damit er beim Zurückziehen des Optosafes nicht disloziert wird (Abb. 5.**16**). Abschließend wird der Abstand zwischen Tubusspitze und Karina fiberoptisch vermessen und nach Anbringen des Tubuskonnektors über das Kreissystem beatmet.

Auch unter schwierigen anatomischen Verhältnissen kann ohne Zeitdruck fiberendoskopisch intubiert werden, wenn die Beatmung über die Maske gesichert ist.

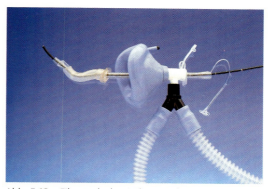

Abb. 5.**12** Fiberendoskopische Intubation über den Mainzer Adapter mit Maske und Optosafe (Firma Rüsch, Waiblingen).

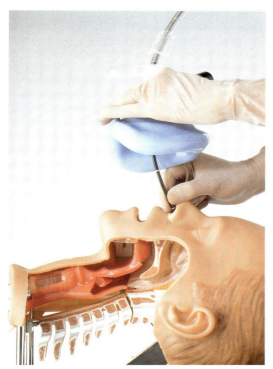

Abb. 5.**13** Nasale fiberendoskopische Intubation über den Mainzer Adapter mit Maske: manuelles Einführen des Fiberendoskops.

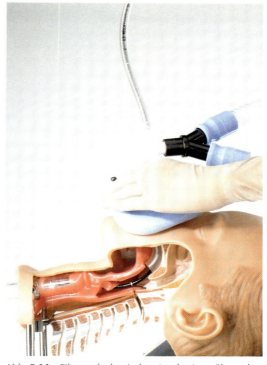

Abb. 5.**14** Fiberendoskopische Intubation über den Mainzer Adapter: Tubus in Adapter (Firma Rüsch, Waiblingen).

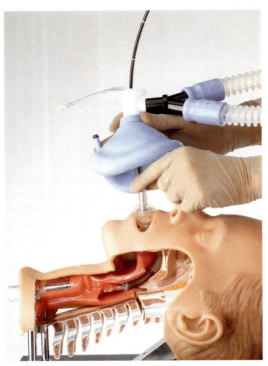 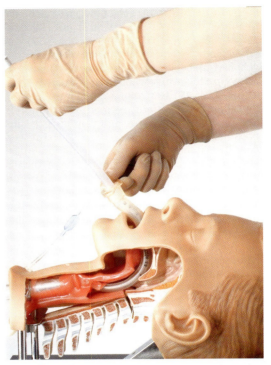

Abb. 5.**15** Fiberendoskopische Intubation über den Mainzer Adapter: Anheben der Maske und Vorschieben des Tubus.

Abb. 5.**16** Fiberendoskopische Intubation über den Mainzer Adapter: Entfernen des Optosafes mit Hilfe eines gekürzten Darmrohrs.

5.2.4.2 Probleme und Mißerfolge

Beim bewußtlosen, anästhesierten oder relaxierten Patienten sind infolge des *herabgesetzten Muskeltonus* die Atemwege verlegt. Eine orale Intubationshilfe, wie der *Optosafe*, erleichtert in einem solchen Fall die Passage.

Blut und Schleim erschweren die Beatmung über die Maske und behindern die Sicht durch das Fiberendoskop. Daher sollte in diesen Fällen frühzeitig von konventionellen traumatischen Intubationsversuchen Abstand genommen und die fiberendoskopische Intubationstechnik angewendet werden.

Klare *Kontraindikationen* sind zu erwartende Schwierigkeiten der Beatmung über die Maske oder Fälle, in denen die fiberendoskopische Intubation am wachen Patienten indiziert ist, wie z. B. bei nicht nüchternen Patienten, bei Patienten mit Ileus und bei Schwangeren.

6. Fiberendoskopische Intubation des Kindes

P. P. Kleemann

Während der Allgemeinanästhesie von Säuglingen, Kleinkindern und Schulkindern entwickelt sich eine lebenbedrohliche Situation, wenn weder die Beatmung über die Maske noch die tracheale Intubation möglich sind. Diese Problematik, die mit dem Terminus technicus Difficult airway beschrieben wird, ist besonders für Kleinkinder und Säuglinge bedrohlich, die einen höheren Sauerstoffverbrauch und eine kleinere funktionelle Residualkapazität als der Erwachsene haben. Es werden deshalb nach Eintritt der Apnoe sehr viel schneller (13 s) hypoxische Sättigungswerte des Sauerstoffs erreicht (101 a). Trotz optimaler Präoxygenierung beträgt die bis zum Eintritt der Hypoxie mögliche Apnoezeit bei Kleinkindern nur etwa 3,5 Minuten (365).

6.1 Schwierige Intubation

Säuglinge, Kleinkinder und Schulkinder, bei denen die Intubation schwierig ist, lassen sich aufgrund der Voruntersuchung in 2 Gruppen unterteilen.

Die eine Gruppe umfaßt die Kinder, deren Kehlkopfeingang durch direkte Laryngoskopie wegen einer abnormen Veränderung der anatomischen Strukturen im Bereich des Gesichts, der Mundhöhle und der Halswirbelsäule nicht dargestellt werden kann. Aufgrund der Anamnese und sorgfältiger Inspektion sowie bei Kenntnis der wichtigsten Mißbildungssyndrome, wie Lippenspalten und mandibulo-, kranio-, akrofaziale Dysplasien, Fehlbildungen wie Lymphangiome und Zysten, und Stoffwechselkrankheiten wie Mukopolysaccharidosen (20, 123, 143, 146) kann frühzeitig erkannt werden, daß eine schwierige Intubation zu erwarten ist. Die Mikrogenie ist ein hochgradiges Intubationshindernis, weil häufig durch eine relativ zu große Zunge der pharyngeale Raum eingeengt ist (130, 137, 138, 147, 314). Die Mikrogenie kommt im Zusammenhang mit mandibulofazialen Mißbildungssyndromen, aber auch solitär vor. Die Vermessung des Abstands zwischen den Alveolarfortsätzen des Unter- und Oberkiefers im Bereich der Frontzähne erleichtert die Diagnose der Mikrogenie (Abb. 6.1). Extreme Intubationsschwierigkeiten können bei Kindern mit Mukopolysaccharidose, vor allem der Typen I–VI, auftreten, weil bei diesen Kindern mehrere pathologische Veränderungen gleichzeitig bestehen, von denen jede einzelne die Diagnose „schwierige Intubation" rechtfertigt (Tab. 6.1). Besonders gefährdet sind die Kinder mit Mukopolysaccharidose des Typs IV (Morquio). Aufgrund der atlantoaxialen Instabilität droht bei Reklination des Kopfes eine Tetraplegie.

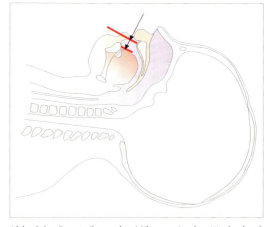

Abb. 6.1 Beurteilung der Mikrogenie des Kinds durch Vermessung des Abstands zwischen den Alveolarfortsätzen in der Sagittalebene.

Tabelle 6.1 Ursachen der schwierigen Intubation bei Mukopolysaccharidosen

- Vergrößerte Lippen, Epiglottis, Tonsillen und Adenoide
- Vergrößerte Zunge (Mißverhältnis zwischen Zunge und Pharynx)
- Enge Nasengänge
- Abnorme laryngeale und tracheale Knorpel
- Mißverhältnis zwischen Kopfgröße und Tracheallumen
- Eingeschränkte Beweglichkeit der Kiefergelenke
- Hochstehender anteklinierter Larynx (kurzer Hals)
- Skelettdeformitäten an Thorax und Wirbelsäule
- Atlantoaxiale Instabilität
- Pathologische Schleimsekretion

Bei den Kindern der anderen Gruppe kann der Larynx durch die direkte Laryngoskopie zwar leicht sichtbar gemacht werden, aber supraglottische, glottische oder subglottische obstruktive Veränderungen verhindern das Einführen oder Vorschieben des für die Altersgruppe zu wählenden trachealen Tubus (103, 115, 244). Die Veränderungen sind äußerlich nicht erkennbar. Neben der gezielten Anamnese muß vor allem auf pathologische Atemgeräusche (Stridor) geachtet werden. Ein inspiratorischer Stridor deutet auf eine Obstruktion im Bereich der oberen Atemwege hin, ein exspiratorischer oder biphasischer Stridor auf eine Enge im sublaryngealen Bereich. Die verschiedenen Ursachen sind in der Tab. 6.2 zusammengestellt.

6.1.1 Management

Das Management der schwierigen Intubation im Kindesalter erfordert neben der möglichst frühzeitigen Diagnose vor allem Erfahrung und eine sorgfältige Vorbereitung (Prämedikation, i.v. Zugang, Pulsoxymetrie, O_2-Applikation, Lokalanästhesie). Die Kenntnis der Besonderheiten des kindlichen Kehlkopfs ist unabdingbar für eine erfolgreiche Bewältigung der Intubation (Abb. 6.2). Wenn die Maskenbeatmung des kleinen Patienten ungewiß oder unmöglich ist, muß die Spontanatmung während der Endoskopie und trachealen Intubation erhalten bleiben.

6.1.2 Alternative Intubationstechniken

Nicht alle Techniken, die zur Bewältigung der schwierigen Intubation Erwachsener geeignet sind, können bei Säuglingen, Kleinkindern und Schulkindern in gleicher Weise angewendet werden (Tab. 6.3). Die Tracheotomie darf nur als Ultima ratio in Betracht gezogen werden, weil sie im Kindesalter mit einer hohen Morbidität und Mortalität behaftet ist (126, 169). Die retrograde Technik kann angewendet werden, wenn bei ausreichender Mundöffnung der Zugang zum Mesopharynx es ermöglicht, den durch das Lig. conicum eingeführten Katheter zu fassen (38). Diese Technik ist wegen der Gefahr der Entwicklung eines traumatischen Ödems bei subglottischer Verengung der Atemwege kontraindiziert. Sie ist für die Intubation des Säuglings und Kleinkinds ungeeignet. Die „blinde" nasale Intubation ist besonders bei Kindern ein risikoreiches und unsicheres Verfahren. Über Mißerfolge bei der „blinden" nasalen Intubation im Kindesalter ist berichtet worden (38, 246). Sie stehen mit der hohen Irritabilität und Verletzbarkeit des kindlichen Kehlkopfs sowie mit den anatomischen Besonderheiten in Beziehung. Größtes Hindernis bei der „blinden" nasalen Intubation des Kleinkinds ist die schiffchenförmige Epiglottis, die im Vergleich zu der des Erwachsenen in einem spitzeren Winkel zur Glottis steht. Deshalb mißlingt jeder Versuch,

Tabelle 6.2 Ursachen der pathologischen Atemgeräusche (Stridor) im Kindesalter

Supraglottisch	Glottisch	Subglottisch	Tracheal
Zysten	→	→	→
Granulome	→	→	→
Stenose	→	→	→
Laryngomalazie	Stimmbandlähmung	akute Laryngotracheo-bronchitis (Krupp)	Tracheomalazie
Akute Epiglottitis	Fehlstellung der Cartilagines arytaenoidae	Hämangiom	externe Kompression (durch Gefäße, Lymphangiom)
Laryngozele		Chondrom	
Papillomatose			tracheoösophageale Fistel
Epiglottisanomalie			

Abb. 6.2 Anatomische Besonderheiten des kindlichen Kehlkopfs.

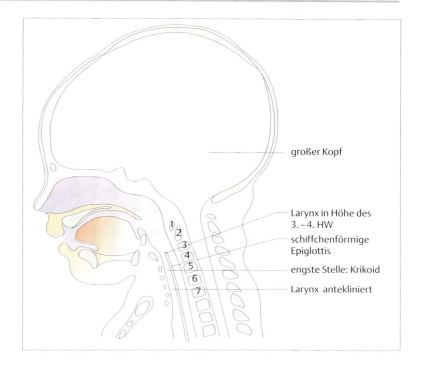

- großer Kopf
- Larynx in Höhe des 3.–4. HW
- schiffchenförmige Epiglottis
- engste Stelle: Krikoid
- Larynx antekliniert

mit der Tubusspitze in den Kehlkopfeingang zu gelangen (147, 236, 246). Die Anwendung eines Intubationsstiletts im Kindesalter ist wegen der Besonderheiten des kindlichen Kehlkopfs ebenfalls nicht zu empfehlen.

Tabelle 6.3 Alternative Techniken für die Bewältigung der schwierigen Intubation des Kindes

Autor	Zeitschrift		Technik	Bemerkung
Borland u. Mitarb.	Anesthesiology	55 (1981) 577	retrograde Technik	ausreichende Mundöffnung erforderlich, Gefahr des subglottischen Ödems
Kühn u. Mitarb.	Anaesthesist	30 (1981) 528	„blinde" nasale Intubation	Erfolg unsicher, risikoreich
Populaire u. Mitarb.	Anesthesiology	62 (1985) 214	„blinde" nasale Intubation in sitzender Position	Erfolg unsicher, risikoreich
Holzmann u. Mitarb.	Anesthesiology	69 (1988) 784	Benutzung eines beleuchteten Intubationsstiletts	Gefahr der Verletzung
Borland u. Mitarb.	Anesth. Analg.	70 (1990) 105	Bullard-Laryngoskop für Kinder	tiefe Anästhesie und Relaxierung erforderlich
Chadd u. Mitarb.	Anesthesiology	76 (1992) 640	Plazierung eines Katheters durch die Larynxmaske für die Intubation	Gefahr der Verletzung
White u. Mitarb.	Paed. Anaesth.	2 (1992) 265	Intubation durch die Larynxmaske	Erfolg unsicher

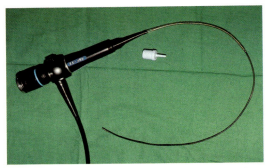

Abb. 6.3 Ultradünnes flexibles Fiberendoskop (2,7 mm) mit einem Tubus (3,0 mm ID).

Einen großen Fortschritt bedeutet die Einführung des flexiblen Fiberendoskops für die Intubation der Säuglinge und Kleinkinder. Es stehen flexible Fiberendoskope für jede Tubusgröße bis zu 2,5 mm ID zur Verfügung. Ultradünne Fiberendoskope für die Over-the-scope-Technik mit kleinsten Tubusgrößen sind erst seit einigen Jahren im Handel (Abb. 6.3). Es sind deswegen alternative Methoden entwickelt worden, die die Anwendung von Fiberendoskopen mit großem Durchmesser des Einführungsteils bei Säuglingen und Kleinkindern erlauben (Tab. 6.4). Über den Biopsiekanal des Fiberendoskops wird unter Sicht ein Katheter (Herzkatheter) in die Trachea eingeführt und als Führungsschiene für den trachealen Tubus benutzt (311). Bei dieser Technik besteht eine erhebliche Verletzungsgefahr des Bronchialsystems durch den Katheter, der eine Eigenstabilität besitzen muß. Als weitere Methode ist die nasale kontralaterale Intubation angegeben worden. Über eine Nasenöffnung wird der tracheale Tubus und über die kontralaterale das flexible Endoskop eingeführt. Unter Assistenz wird der Tubus in den Kehlkopfeingang dirigiert. In einer Studie wurde diese Methode bei 30 erwachsenen Patienten mit sehr gutem Erfolg angewendet (36). Es stellt sich jedoch die Frage, ob die an erwachsenen Patienten gewonnenen Erfahrungen auf Kleinkinder – bei Berücksichtigung der oben genannten anatomischen Besonderheiten – übertragen werden können. In der Mehrzahl der Fälle kommt die nasale kontralaterale Intubation deshalb nicht in Frage, weil bei Kindern jeweils nur eine Nasenöffnung für das Endoskop passierbar ist. Bei gewaltsamem Vorschieben des trachealen Tubus über den anderen Nasengang besteht die Gefahr der Blutung, die den Erfolg der Methode in Frage stellt. Eine weitere Methode ist die „2-Schritt-Technik". Über ein flexibles Fiberendoskop wird ein trachealer Tubus von größerem Durchmesser vor den Larynxeingang geschoben. Durch diesen Tubus wird nach Entfernung des flexiblen Endoskops eine Gummibougie geschoben, über die der größere Tubus zurückgezogen und ein passender Tubus in die Trachea eingeführt wird (33). Nach Einführung der Larynxmaske ist wiederholt über deren Anwendung für die schwierige Intubation berichtet worden (14, 53, 117, 118, 119, 299). Auch die schwierige Intubation von Säuglingen und Kleinkindern mit fazialen Dysplasien kann mit Hilfe der Larynx-

Tabelle 6.4 Verwendung des flexiblen Fiberendoskops für die Bewältigung der schwierigen Intubation des Kindes: alternative Techniken

Autor	Zeitschrift		Technik	Bemerkung
Stiles	Anesthesia and Analgesia	53 (1974) 1017	fiberendoskopische Intubation mit Herzkatheter	Verletzungsgefahr
Alfery u. Mitarb.	Anesthesiology	51 (1979) 340	nasale kontralaterale Technik	Zugang durch beide Nasenhöhlen nicht immer möglich
Berthelsen u. Mitarb.	Anesthesiology	63 (1986) 457	2-Schritt-Technik mit dem Fiberendoskop	umständlich
Audenaert u. Mitarb.	Anesthesiology	73 (1991) 660	kombinierte retrograde und fiberendoskopische Intubation	Gefahr des subglottischen Ödems
Hasham u. Mitarb.	Anaesthesia	46 (1991) 891	fiberendoskopische Intubation durch die Larynxmaske	korrekte Lage der Larynxmaske nur in 60 % der Fälle erreichbar

maske bewältigt werden (15, 54). Es muß davor gewarnt werden, sich für die Larynxmaske als Standardhilfsmittel zu entscheiden, wenn aufgrund der Voruntersuchung eine schwierige Intubation zu erwarten ist. Weil auch dem erfahrenen Anästhesisten die Plazierung der Larynxmaske nicht in jedem Fall gelingt, besonders dann, wenn anatomische Veränderungen im Bereich des Gesichts und der oberen Atemwege bestehen, kann sich eine Situation ergeben, in der weder die Beatmung über die Maske noch die Intubation noch die Plazierung der Larynxmaske möglich sind. Auch die tracheale Intubation mit dem flexiblen Fiberendoskop über die liegende Larynxmaske ist nur dann möglich, wenn die Larynxmaske korrekt plaziert worden ist. Dies kann aber nur in 60 % der Fälle erwartet werden. Vor allem unter den Umständen, die eine fiberendoskopische Intubation des wachen Patienten erfordern, sollte die Larynxmaske nur als Ultima ratio benutzt werden. Schließlich ist auch die Kombination von retrograder und fiberendoskopischer Intubation vorgeschlagen worden (18). Bei dieser Technik wird zuerst translaryngeal und retrograd ein mit Teflon ummantelter Führungsdraht gelegt, der in den Absaugkanal des Fiberendoskops eingeführt wird und als Führungsschiene für das flexible Fiberendoskop dient. Diese Methode soll bevorzugt werden, wenn der Zugang zum Larynx auf anderem Wege nicht möglich ist. Auch bei dieser Technik besteht die Gefahr des Auftretens eines Ödems der Schleimhaut im Bereich der Punktionsstelle. Es muß im Einzelfall entschieden werden, ob eine alternative Intubationstechnik in Frage kommt, wenn ein geeignetes Fiberendoskop nicht zur Verfügung steht.

6.2 Besonderheiten

Wenn man davon ausgeht, daß einerseits die Spontanatmung des Kindes während der Endoskopie erhalten bleiben, andererseits eine Ruhigstellung erfolgen muß, damit eine sorgfältige topische Anästhesie der Schleimhaut durchgeführt werden kann, kommen 3 Vorgehensweisen in Frage:

1. Verwendung der Beatmungsmaske mit dem Mainzer Universaladapter, der die Beatmung des Patienten während des fiberendoskopischen Intubationsvorgangs ermöglicht,
2. Endoskopie und Intubation in Ketaminnarkose,
3. Endoskopie und Intubation des wachen, sedierten Kindes.

Zu 1: Der Einsatz von Hilfsmitteln für die fiberendoskopische Intubation, der in Kapitel 5 für den Erwachsenen ausführlich dargestellt ist, ist für Kinder nur selten geeignet, weil deren anatomische Verhältnisse kleiner sind als die des Erwachsenen. Vor allem bei mandibulofazialen Dysplasien und Mukopolysaccharidosen kann oft eine suffiziente Beatmung über die Maske nicht erreicht werden. Bereits der Versuch, nach Gabe eines Hypnotikums die Beatmung über die Maske zu beginnen, kann im individuellen Fall ein zu hohes Risiko sein. Auch die tiefe Inhalationsnarkose (311) ist nicht geeignet, weil während des Intubationsvorgangs zwangsläufig die Zufuhr des Sauerstoffs und des Inhalationsanästhetikums unterbrochen werden muß. Ob eine Endoskopie unter den Bedingungen der Beatmung über die Maske in Frage kommt, muß in jedem Einzelfall entschieden werden. Die unterschiedlichen Beatmungstechniken können allenfalls für ältere Kinder in Betracht gezogen werden. Weil es für Kinder bis heute keine sicheren Untersuchungskriterien gibt, die mit hinreichender Spezifität das Risiko der schwierigen Intubation anzeigen, wird man im Zweifelsfall die beiden folgenden Verfahren bevorzugen.

Zu 2: Trotz der verbreiteten Meinung, Ketamin sei als Narkosemittel bei Manipulationen am Larynx ungeeignet (183, 275, 277a), wird von mehreren Autoren über gute Erfahrungen mit Ketamin für die fiberendoskopische Intubation von Säuglingen und Kleinkindern berichtet (11, 147, 155, 246). Die empfohlene i.v. Dosis des Ketamins beträgt 2 mg·kg^{-1}. Voraussetzung für eine komplikationslose Anwendung des Ketamins ist eine sorgfältige Anästhesie der Schleimhaut. Es sollte mit Atropin und Midazolam prämediziert werden.

Zu 3: Die fiberendoskopische Intubation des Neugeborenen und Säuglings bis zum 1. Lebensjahr in Ketaminnarkose kann nicht empfohlen werden. Die Intubation des wachen Säuglings oder Kleinkindes gelingt sehr gut; sie ist streßarm, wenn bestimmte Voraussetzungen erfüllt sind. Nach Möglichkeit sollte transnasal intubiert werden. Wenn oral umintubiert werden muß, kann der Tubus mit Hilfe einer Magill-Zange und eines Lidhakens nach Entfernung des Tubuskonnektors aus dem nasopharyngealen Raum gezogen und oral herausgeleitet werden. Die transnasale Intubation wird bevorzugt, weil der Tubus im Bereich der Nase sicherer fixiert werden kann. Wenn erforderlich, sollte der kleine Patient mit Diazepam oder Midazolam sediert werden. Dabei ist unbedingt darauf zu achten, daß die Spontanatmung erhalten bleiben muß. Der Kopf des kleinen Patienten wird von einer Hilfsperson behutsam zwischen beiden Händen gehalten. Nach Applikation von Nasentropfen und einiger Tropfen Lidocain aus einer 2-ml-Spritze wird das flexible Fiberendoskop transnasal vorgeschoben. Cocain ist in diesem Lebensalter kontraindiziert. Das Einführungsteil des flexiblen Fiberendoskops wird vor der Endoskopie mit Gel gleitfähig gemacht. Bepanthensalbe ist dazu ungeeignet. Man versucht nun wie beim Erwachsenen, die Epiglottis als anatomische Leitstruktur zu erkennen. Es ist zu berücksichtigen, daß das Gesichtsfeld beim Arbeiten mit einem dünnen Fiberendoskop wegen des kleinen Durchmessers erheblich eingeengt ist (auf 55°) und der Abstand zwischen Endoskopspitze und anatomischen Strukturen schwer zu schätzen ist (Tiefe des Gesichtsfeldes 1–130 mm). Die Endoskopie muß deshalb vorsichtig durchgeführt werden. Meist wird zunächst nur der obere Pol der schiffchenförmigen Epiglottis (Abb. 6.**4a**) erkannt, weil die Epiglottis bei Kleinkindern nach dorsal geneigt ist. Der Recessus glossoepiglotticus kann in der Regel gut eingesehen werden (Abb. 6.**4b**). Durch Manipulation gelangt das distale Ende des Fiberendoskops unter die Epiglottis, so daß der Kehlkopfeingang eingesehen werden kann (Abb. 6.**4c u. d**). Wenige Milliliter einer Lidocainlösung 2 % reichen für die topische Anästhesie des laryngealen Systems aus. Die Applikation der Lidocainlösung über den Biopsiekanal erfolgt mit einer 2- oder 5-ml-Spritze. Weil der Biopsiekanal der Endoskope für die Intubation der Kinder sehr eng ist (1,2 oder 0,8 mm), kann das Lokalanästhetikum gezielt in einem Strahl auf den Kehlkopfeingang appliziert werden. Nach Wirkungseintritt der Anästhesie wird das distale Ende des Fiberendoskops vorsichtig zwischen den Stimmbändern in die Trachea ein-

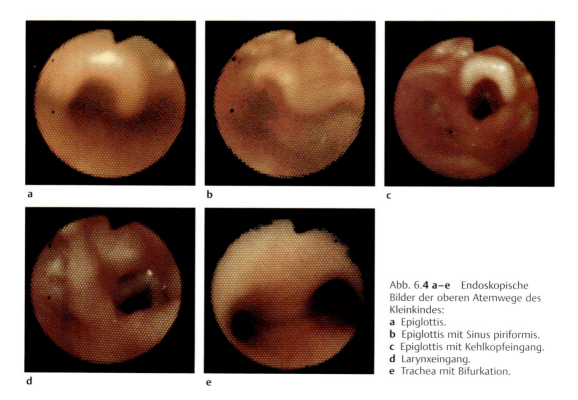

Abb. 6.**4 a–e** Endoskopische Bilder der oberen Atemwege des Kleinkindes:
a Epiglottis.
b Epiglottis mit Sinus piriformis.
c Epiglottis mit Kehlkopfeingang.
d Larynxeingang.
e Trachea mit Bifurkation.

geführt. Die Identifizierung der Bifurkation (Abb. 6.**4e**) schließt jeden Irrtum aus. Die Anästhesie der trachealen Schleimhaut sollte vorgenommen werden, weil vegetative Reflexe während des Einführens des trachealen Tubus unterdrückt werden. Der tracheale Tubus wird mit einer drehenden Bewegung vorsichtig über das flexible Fiberendoskop als Leitschiene in die Trachea geschoben. Dieser Augenblick erfordert größte Konzentration, weil das flexible Fiberendoskop weder weiter in die Trachea bzw. das Bronchialsystem vorgeschoben noch unkontrolliert zurückgezogen werden darf, damit der Tubus sicher in der Trachea plaziert werden kann. Die tracheale Lage des Tubus wird sofort oder nach dessen vorläufiger Fixierung fiberendoskopisch kontrolliert. Die Position des trachealen Tubus kann mit dem Fiberendoskop zu jedem beliebigen Zeitpunkt während der Narkose kontrolliert werden.

Die transorale fiberendoskopische Intubation des wachen Säuglings und Kleinkinds ist schwierig und erfordert sehr viel Geduld, weil die anatomischen Verhältnisse sehr eng sind und weil ein rechter Winkel zwischen Cavum ori und Hypopharynx überwunden werden muß. Der kindliche Kehlkopfeingang liegt überdies höher als der des Erwachsenen und ist antekliniert, so daß eine Abstützung des Endoskops bei der Abwinkelung nach distal am weichen Gaumen nur beschränkt möglich ist. Schließlich versucht der kleine Patient, das Endoskop mit der Zunge aus dem Oropharynx zu drängen.

Wenn Tubusgrößen von 3,5 mm ID und kleiner verwendet werden sollen, muß die Lokalanästhesie mit einem Fiberendoskop der Größe BF3-C30 (3,7 mm) durchgeführt werden. Für die Einführung des Tubus wird ein ultradünnes flexibles Fiberendoskop (2,2 mm) ohne Biopsiekanal verwendet. Als Neuentwicklung steht ein flexibles Fiberendoskop mit einem Durchmesser von 2,7 mm am distalen Ende zur Verfügung. Es hat einen Biopsiekanal der Größe 0,8 mm, über den das Lokalanästhetikum in idealer Weise appliziert werden kann (149). Diese Entwicklung ist als Fortschritt zu bewerten, weil die fiberendoskopische Intubation des Säuglings und Kleinkindes ohne topische Anästhesie nicht möglich und mit einem unvertretbaren Risiko verbunden ist. Grundsätzlich sind alle trachealen Tuben ohne Cuff für die fiberendoskopische Intubation des Säuglings und Kleinkindes verwendbar. Zu empfehlen sind weiche, hochflexible Spiraltuben, vor allem, wenn die anatomischen Verhältnisse technische Schwierigkeiten bereiten können (147).

Das flexible Fiberendoskop der ultradünnen Generation erlaubt die direkte fiberendoskopische Intubation des Säuglings und Kleinkinds, weil tracheale Tuben bis zur Größe 2,5 mm ID aufgefädelt werden können. Damit ist technisch die Bewältigung der schwierigen Intubation im Säuglings- und Kleinkindesalter durch ein bisher nur bei Erwachsenen anwendbares Verfahren möglich geworden. Nicht nur die äußerst seltene angeborene Kiefergelenkankylose, sondern auch die häufiger vorkommenden mandibulofazialen Dysplasien und andere Mißbildungen des Gesichts sind eine Indikation für die direkte fiberendoskopische Intubation. Die Mainzer Arbeitsgruppe hat in den vergangenen 10 Jahren gute Erfahrungen mit der fiberendoskopischen Intubation bei Säuglingen und Kleinkindern gemacht. Ohne Komplikation wurden etwa 200 Säuglinge und Kleinkinder mit flexiblen Fiberendoskopen intubiert oder bronchoskopiert. Weitere Einsatzmöglichkeiten der ultradünnen Geräte sind die Kontrolle der Tubuslage bei der Langzeitintubation (85) und die Diagnostik von Zuständen der Atemnot im Säuglings- und Kleinkindesalter (93, 333, 358). Besonders geeignet sind die Geräte für die Bronchoskopie im Kindesalter, weil fast das gesamte Bronchialsystem einschließlich der Oberlappenbronchien eingesehen werden kann (294, 295). Dies ist mit starren Bronchoskopen nicht möglich.

Die Handhabung der ultradünnen Fiberendoskope erfordert Übung und Erfahrung. Es ist von Vorteil, wenn vor der fiberendoskopischen Intubation des Säuglings und Kleinkindes Erfahrungen mit dem flexiblen Fiberendoskop am Erwachsenen gewonnen worden sind. Auf keinen Fall sollte die fiberendoskopische Intubation des Kindes vom Unerfahrenen durchgeführt werden.

6.3 Fallbeispiele

▶ Fallbeispiel 1

30 Monate altes, physisch retardiertes Mädchen (82 cm, 10 kg) mit mandibulärer Hypoplasie. Die Laboruntersuchungen ergaben eine hypochrome Anämie (Hb 7,4 g/dl, Hk 21,3 Vol%, HbE 14,1 %). Bei der Untersuchung fand sich eine ausgeprägte Ankylose der Kiefergelenke mit vollständiger Unbeweglichkeit des Kiefers. Zwischen den Vorderzähnen war über eine Mundöffnung von 0,4 cm Höhe und 3,0 cm Breite nur eine unzureichende Nahrungsaufnahme möglich. Die präoperative Vorbereitung bestand in einer Transfusion von 100 ml Erythrozytenkonzentrat und einer Infusion von 300 ml einer kristalloiden Lösung. 30 Minuten vor Narkosebeginn wurden 0,15 mg Atropin i.m. verabreicht. Nach der Vorbehandlung des nasalen Luftwegs mit einem Vasokonstringens und nach einer 5minütigen Präoxygenierung wurde die Narkose mit 20 mg Ketamin i.v. eingeleitet und ein Fiberendoskop der Größe 3,5 mm (Olympus BF-3C4) durch die rechte Nasenöffnung eingeführt. Da die im Handel erhältlichen ultradünnen Bronchoskope keinen Biopsiekanal haben, mußte die Lokalanästhesie mit Hilfe eines größeren Fiberendoskops durchgeführt werden. Durch den Biopsiekanal des Endoskops wurden 0,5 ml Lidocain 1 % auf die Schleimhaut des Kehlkopfes appliziert. Zu diesem Zeitpunkt wurde Ketamin in einer Repetitionsdosis von 20 mg gegeben. Ein Tubus mit einem Innendurchmesser von 3,0 mm wurde über das ultradünne Fiberendoskop geschoben (BF 27 M: Durchmesser am dista-

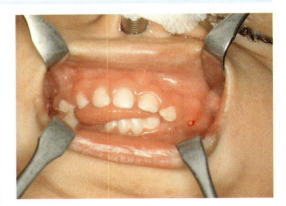

len Ende 2,7 mm) und am proximalen Ende mit Pflaster befestigt. Das ultradünne flexible Fiberendoskop wurde dann durch die rechte Nasenöffnung eingeführt und über den Nasopharynx vorgeschoben, bis die Stimmbänder zu sehen waren. Unter Sicht wurde der distale Anteil des flexiblen Fiberendoskops durch den Larynxeingang vorgeschoben und sicher in der Trachea plaziert. Schließlich wurde der tracheale Tubus über das Fiberendoskop als Führungsschiene in die Trachea vorgeschoben und nach Kontrolle des Abstands zwischen Tubusende und Bifurkation das Fiberendoskop zurückgezogen.

▶ Fallbeispiel 2

Der 18 Monate alte Bruder des als Fallbeispiel 1 beschriebenen Mädchens war ebenfalls physisch unterentwickelt (71 cm, 8,5 kg) und hatte eine hypochrome Anämie (Hb 8,1 g/dl, Hk 24 Vol%, HbE 17,8 %). Der Unterkiefer war völlig unbeweglich. Der untere und der obere Alveolarkamm waren fast vollständig miteinander verwachsen. Die Mundöffnung für die Nahrungsaufnahme war 0,4 cm hoch und 2,5 cm breit. 30 Minuten vor Narkoseeinleitung wurden 0,15 mg Atropin i.m. verabreicht. Nachdem der nasale Luftweg mit einem Vasokonstringens vorbehandelt und das Kind 5 Minuten präoxygeniert worden war, wur-

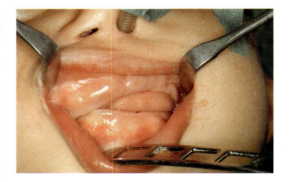

de die Narkose mit 20 mg Ketamin i.v. eingeleitet. Auch bei diesem kleinen Patienten wurde eine fiberendoskopische Intubation in 2 Schritten durchgeführt. Es wurde ein Spiraltubus der Größe 3,0 mm ID verwendet. Die i.v. Gabe von Ketamin in kumulierender Dosis von 40 mg bot eine ausreichende Sedierung ohne unerwünschte Wirkungen. Narkose und Aufwachphase verliefen ohne Komplikationen.

Fallbeispiel 3

Das 3 Monate alte Mädchen mit ausgeprägtem Robin-Syndrom wurde vorgestellt zur Modellierung einer Silicone palate plate unter Allgemeinanästhesie. Die Mutter konnte das Kind aufgrund der großen medianen Gaumenspalte nicht ausreichend ernähren. Asphyktische Anfälle infolge der linguoepiglottischen Obstruktion waren anamnestisch bekannt. Die Anwendung der Gaumenplatte sollte beide Probleme beseitigen. Die körperliche Untersuchung ergab eine ausgeprägte Mikrogenie mit einer maximalen maxillomandibulären Öffnung von 2 cm, eine mediane Gaumenspalte und eine Glossoptose. Die ausgeprägte Mikrogenie war die Indikation für die Intubation mit dem Fiberendoskop. Präoperativ wurden 0,1 mg Atropin i.m. 30 Minuten vor dem Eingriff verabreicht. Nach der Gabe von Ketamin 1,5 mg/kg KG wurde in Seitenlage des Kindes die Zunge mit einer Zungenzange gefaßt, um eine Obstruktion der Atemwege zu verhindern. Die Schleimhaut des Kehlkopfeingangs wurde durch Injektion von 1 ml Lidocain 0,5% durch den Biopsiekanal eines mittelgroßen Bronchoskops (Olympus BF-3C4) anästhesiert. Die fiberendoskopische Pharyngoskopie

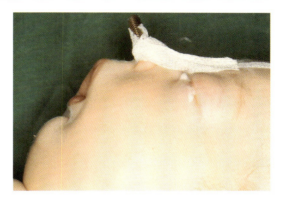

ergab eine ausgeprägte Retroposition der Zunge, die den Blick auf den Kehlkopf vollständig versperrte und die Anwendung einer Zungenzange erforderlich machte. Die direkte fiberendoskopische Intubation erfolgte mit einem verstärkten Tubus von 3,0 mm Innendurchmesser, der auf das ultradünne flexible Fiberendoskop geschoben wurde. Anästhesie und Aufwachphase verliefen komplikationslos.

Fallbeispiel 4

4 Wochen alter männlicher Säugling (50 cm, 4,5 kg) mit Goldenhar-Syndrom. Es bestanden eine ausgeprägte Mikrogenie und eine Mißbildung des linken Ohrs. Bei dem Kind sollte ein chirurgischer Eingriff am Herz durchgeführt werden. Aufgrund der hochgradigen Mikrogenie wurde der wache, mit Midazolam leicht sedierte Säugling transnasal fiberendoskopisch intubiert. Der Kopf des Säuglings wurde von einer Pflegeperson gehalten. Die topische Anästhesie der Schleimhaut des Kehlkopfeingangs wurde durch Applikation von 1 ml Lidocain 1% durch den Biopsiekanal des ultradünnen Fiberendoskops (Durchmesser 2,7 mm mit Biopsiekanal 0,3 mm) erreicht. Sauerstoff wurde über eine Gesichtsmaske zugeführt. Die Intubation verlief problemlos. Eine versuchsweise direkte Laryngoskopie nach fiberendosko-

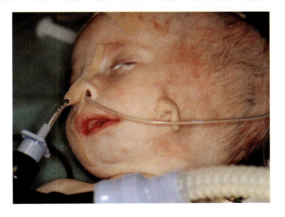

pischer Intubation ergab, daß die konventionelle Intubation unmöglich gewesen wäre.

Fallbeispiel 5

6 Monate alter Junge mit Nager-Reynier-Syndrom. Bei dem kleinen Patienten fiel vor allem die extreme Mikrogenie auf. Das Nager-Reynier-Syndrom (Dysostosis acrofacialis) ist häufig mit Synostosen der Halswirbelsäule verbunden, die die konventionelle Intubation zusätzlich erschweren. Die fiberendoskopische Intubation des Jungen wurde notwendig, weil ein Eingriff im Hals-Nasen-Ohren-Bereich erfolgen sollte.

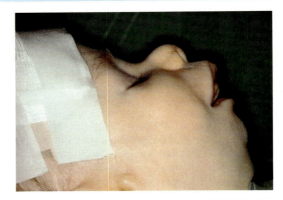

Fallbeispiel 6

12jähriges Mädchen mit Franceschetti-Syndrom. Neben den zum Syndrom gehörenden Ohrmißbildungen bestand bei der Patientin eine extreme Mikrogenie. Zur endgültigen Korrektur der Ohranomalien waren mehrfach fiberendoskopische Intubationen erforderlich.

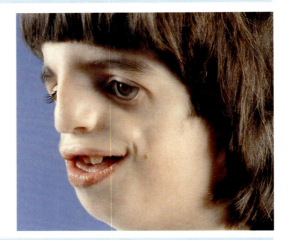

Fallbeispiel 7

1jähriges Mädchen mit Zustand nach schwerer Verbrennung im Bereich des Gesichts und des Halses. Durch starke Narbenbildung war das Gesicht maskenartig verändert. Die konventionelle Intubation war aufgrund der Rigidität der Weichteile im Hals- und Gesichtsbereich mit konsekutiver Mikrostomie und aufgrund nur geringer Beweglichkeit der Halswirbelsäule nicht möglich. Die fiberendoskopische Intubation zur Rekonstruktion des Gesichts wurde problemlos in Ketaminarkose mit dem ultradünnen Fiberendoskop durchgeführt.

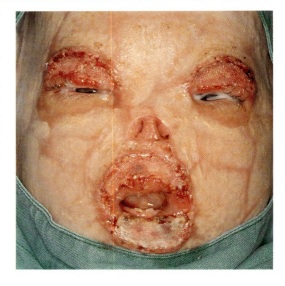

▶ **Fallbeispiel 8**

7 Wochen alter Säugling mit einer großen Ductus-thyreoglossus-Zyste. Für die Exstirpation der Zyste war eine nasale Intubation erforderlich. Da fast das gesamte Cavum oris mit der Zyste ausgefüllt war, erschien eine konventionelle Intubation zu risikoreich. Die Intubation wurde beim wachen, leicht sedierten Kind mit dem ultradünnen Fiberendoskop durchgeführt.

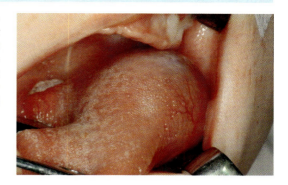

▶ **Fallbeispiel 9**

4jähriges Mädchen mit Mukopolysaccharidose des Typs I (Hurler). Die Intubation des Mädchens war erforderlich, um eine Tonsillektomie durchführen zu können. Auf der Abbildung sind der große Kopf, die zu große Zunge und der kurze Hals gut erkennbar. Hinzu kamen bei dem Mädchen eine exzessive Hypersalivation und sehr enge Nasengänge. Die fiberendoskpische Intubation wurde wegen fehlender Kooperation in Ketaminnarkose nach Applikation von Atropin und einer geringen Dosis Midazolam durchgeführt. Die Lokalanästhesie des Kehlkopfeingangs erfolgte transnasal durch den Biopsiekanal des Fiberendoskops (BF3-C20). Die Anästhesie der Schleimhaut des Oropharynx wurde mit Lidocainpumpspray vorgenommen. Die fiberendoskopische Intubation erfolgte anschließend transoral, wobei die Zunge der kleinen Patientin nach vorne gezogen wurde, um die Sichtverhältnisse im Bereich des Meso- und Hypopharynx zu verbessern. Die durch starke Hypersalivation erschwerte Sicht machte eine kontinuierliche Absaugung des Sekrets aus dem Oropharynx erforderlich.

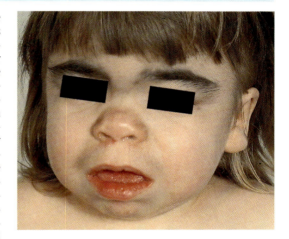

▶ **Fallbeispiel 10**

1jähriges Mädchen mit Mukopolysaccharidose des Typs IV (Morquio). Bei diesem Mädchen bestand der Verdacht auf atlantoaxiale Instabilität, die für dieses Leiden charakteristisch ist. Für die Durchführung einer MRT-Untersuchung sollte das Kind ohne Reklination der Halswirbelsäule intubiert werden. Bei Patienten mit instabiler Halswirbelsäule ist die fiberendoskopische Intubation der *Goldstandard*. Die kleine Patientin wurde in Anwesenheit der Eltern, die den Kopf hielten, nach leichter Sedierung mit Midazolam und sorgfältiger Lokalanästhesie fiberendoskopisch (BF3-C20) problemlos intubiert.

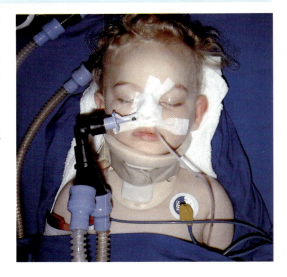

7. Anwendung des flexiblen Fiberendoskops im präklinischen Bereich

M. Lipp

7.1 Schwierige Atemwegsverhältnisse unter Notfallbedingungen

Im Vergleich mit der (vorhersehbar) schwierigen Intubation bei geplanten Eingriffen ist die Beherrschung schwieriger Atemwegsverhältnisse bei einem Notfallpatienten weitaus anspruchsvoller – insbesondere wenn die Behandlung präklinisch erfolgen muß. Jeder der nachfolgenden Faktoren kann die Probleme potenzieren:

- unbekannter Patient,
- komatöser Bewußtseinszustand,
- voller Magen,
- ungünstige Licht-, Temperatur- und Witterungsverhältnisse,
- außergewöhnliche Position des Patienten,
- schwierige Zugänglichkeit der oberen Atemwege,
- Traumatisierungsmuster.

Vergleichbar mit klinischen Bedingungen muß vor einer präklinisch geplanten Intubation das Risiko eingeschätzt werden, soweit dies der Zustand des Patienten überhaupt zuläßt. Falls absolute (oder relative) Intubationshindernisse diagnostiziert werden und der Patient eine bis zum Eintreffen in der Klinik verzögerte Intubation toleriert, kann hierin durchaus ein sinnvolles Vorgehen bestehen. Äußerst problematisch wird die Situation, wenn die Intubation vital indiziert ist, jedoch gravierende Schwierigkeiten zu erwarten sind.

Eine entsprechende Entscheidungssituation liegt bei folgender Kasuistik vor (177):

Der Notarzt wird zu einem Patienten gerufen, der nach einer Messerstecherei stark blutend in einem Hausflur liegt. Der Notarzt findet einen Mann in Bauchlage vor, links thorakal steckt zwischen Skapula und Wirbelsäule ein großes Fleischermesser (Abb. 7.1). Der Patient ist noch ansprechbar, zeitlich und örtlich orientiert – der Blutdruck beträgt zu diesem Zeitpunkt 120/70 mmHg, die Herzfrequenz 90 Schläge/min, die Atmung ist jedoch sehr flach (Frequenz 25–30 Atemzüge/min). Die arterielle Sauerstoffsättigung beträgt ohne Sauerstoffgabe 94 % (Pulsoxymetrie). Als Erstmaßnahmen wird Sauerstoff per Nasensonde gegeben (3 l/min) und werden 2 großlumige periphere Zugänge gelegt, über die i.v. 500 ml Vollelektrolytlösung und 500 ml Hydroxyethylstärkelösung appliziert werden. Da die voraussichtliche Transportzeit in die Klinik nur 8 Minuten beträgt, entschließt sich der Notarzt, den Patienten in unveränderter Bauchlage schonend in die Klinik zu bringen.

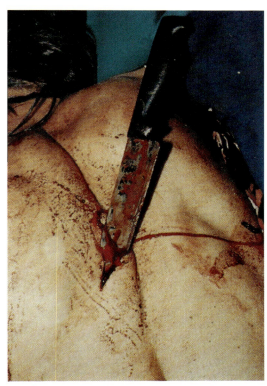

Abb. 7.1 Patient bei Einlieferung in die Klinik.

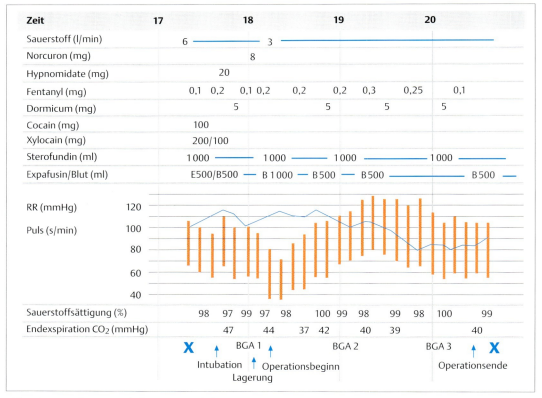

Abb. 7.2 Anästhesieprotokoll zur Kasuistik der Abb. 7.1 u. 7.3
X–X = Anästhesiezeit.

Bei Eintreffen im Notfallraum ist der Patient weiterhin ansprechbar, die Atmung jedoch sehr flach und hochfrequent (35–40 Atemzüge/min). Für die notwendige operative Revision wird nun die Intubationsnarkose in Bauchlage eingeleitet (Abb. 7.2): Nach Oberflächenanästhesie der Nasenschleimhaut und leichter systemischer Analgesie sowie Dämpfung der laryngealen Reflexe wird ein flexibles Fiberendoskop nasal eingeführt und die Schleimhaut von Pharynx, Larynx und Glottis mit Lidocain besprüht. Unter erhaltener Spontanatmung wird nach kurzem erneutem Warten das Fiberendoskop in die Trachea vorgeschoben und auch hier eine Oberflächenanästhesie durchgeführt. Bei dem wachen Patienten kann nun der Spiraltubus eingeführt werden – während der gesamten Intubation treten kein Hustenreiz, kein Würgen und keine Abwehrbewegungen des Patienten auf (Abb. 7.3). Erst vor Umlagerung des Patienten auf den Operationstisch wird die Allgemeinanästhesie eingeleitet.

Eine weitere potentiell gefährliche Situation ist jede Intubation bei Patienten mit (Verdacht auf) Halswirbelsäulentrauma. Entsprechend allen Lehraussagen zur notfallmedizinischen Versorgung soll die (notwendige) Intubation bei derartigen Patienten unter Vermeidung jeglicher Bewegungen der Halswirbelsäule erfolgen.

Bislang liegen nur wenige Berichte aus der Notfallmedizin zum Einsatz des flexiblen Fiberendoskops vor. In bestimmten Fällen ist die Anwendung des Fiberendoskops nach mehrjähriger Erfahrung eine äußerst wertvolle Technik zur schonenden Intubation. Eine fiberendoskopische Intubation war nach Minek bei 90 % der nichttraumatisierten und bei 10 % der traumatisierten Patienten notwendig. Die Indikationen waren:

- erkannte anatomische Abnormalitäten,
- vermutete oder bestätigte Verletzungen der Halswirbelsäule,
- penetrierende Verletzungen im Gesichts- und Halsbereich,
- Versagen der konventionellen Intubation.

Schwierigkeiten traten durch Blutungen, starke Sekretion und unzureichende Sedierung auf; diese führten bei 18 % aller Anwendungen zu Versagern. Nach Mlinek (205a) kann die wache fiberendoskopische Intubation bei einem traumatisierten Patienten in 3 ± 2,2 Minuten durchgeführt werden – bei den übrigen Krankheitsbildern beträgt der durchschnittliche Zeitaufwand 1,8 ± 1,4 Minuten.

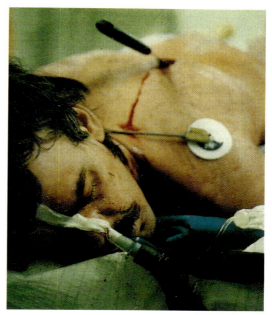

Abb. 7.3 Erfolgreiche nasale Intubation. Patient vor Umlagerung auf den Operationstisch.

7.2 Transportable Einrichtung für die fiberendoskopische Intubation

Der präklinische Einsatz des Fiberendoskops scheiterte bislang an 3 Problemen:

- Das Fiberendoskop war von der Stromversorgung abhängig.
- Kleine Kaltlichtquellen waren nicht verfügbar.
- Der sichere Transport im Notarztwagen war nicht möglich.

Diese Probleme scheinen nun bei einem Prototyp der Firma Olympus überwunden zu sein (Abb. 7.4).

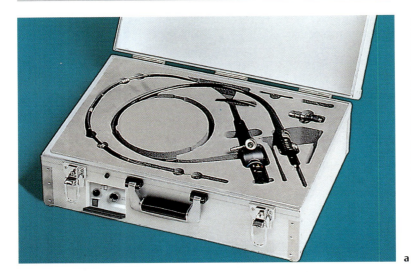
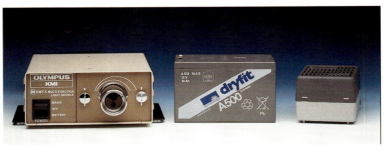

Abb. 7.**4 a** u. **b**   **a** Notfallkoffer aus Aluminium mit Endoskop als Transporteinheit. **b** Akku, Lichtquelle und Ladegerät zum nichtstationären Betrieb. Die Teile sind für die präklinische Versorgung in einem Koffer untergebracht, so daß die fiberoptische Intubation sowohl im NAW/RTW als auch unter „feldmäßigen" Bedingungen durchgeführt werden kann.

8. Fiberendoskopische Intubation und Streß

F. Latorre

Die Einleitung der Vollnarkose, die direkte Laryngoskopie und die endotracheale Intubation beeinflussen nachhaltig die Hämodynamik und die Reflexaktivität. Diese Veränderungen, die mit einer erhöhten Konzentration der Katecholamine im Plasma, vor allem des Noradrenalins, einhergehen (81, 274), sind in der Regel nur von kurzer Dauer, können jedoch bei Patienten mit kardiovaskulären Erkrankungen oder erhöhter intrakranieller Elastance unerwünschte Wirkungen haben (46, 98, 271).

Unterschiedliche Faktoren sind die Ursache dieser Streßantwort:

- die Auswahl und die Dosis der Medikamente für die Prämedikation und Narkoseeinleitung,
- die Erfahrung des Anästhesisten und
- die angewandte Technik (45).

Die Laryngoskopie und die endotracheale Intubation lösen durch epipharyngeale und laryngopharyngeale Reizung einen somatoviszeralen Reflex aus, vermittelt durch Stimulation von Propriorezeptoren am Zungengrund. Bei der direkten Laryngoskopie ist der Anstieg der hämodynamischen Parameter und der Konzentration der Katecholamine im Plasma dem Spateldruck proportional (114). Ein signifikanter Anstieg des systolischen und diastolischen Blutdrucks sowie eine Erhöhung der Konzentration des Noradrenalins im Plasma nach der laryngoskopischen Intubation im Vergleich mit der „blinden" oralen Intubation ist nachgewiesen worden (241).

Hinsichtlich der Streßantwort auf die fiberendoskopische Intubation stehen die Resultate im Widerspruch:

Ein Autor (229) findet einen nur geringen Anstieg der Herzfrequenz und des Blutdrucks während nasaler fiberendoskopischer Intubation unter Lokalanästhesie am *wachen*, aber sedierten Patienten. Die nasale fiberendoskopische Intubation am wachen Patienten bewirkt weniger kardiovaskuläre Veränderungen als die nasale laryngoskopische Intubation (116). Andere Autoren (288) vergleichen die orale fiberendoskopische Intubation mit der oralen laryngoskopischen Intubation, jeweils am wachen Patienten. Sie berichten über einen signifikanten Anstieg des arteriellen Mitteldrucks bei der laryngoskopischen Intubation. Alfentanil verbessert, als Adjuvans zum Sedativum und Lokalanästhetikum gegeben, die Intubationsbedingungen bei der nasalen fiberendoskopischen Intubation am wachen Patienten und vermindert signifikant den Anstieg der Herzfrequenz und des Blutdrucks (252). Bei der Untersuchung der hämodynamischen Wirkungen der oralen fiberendoskopischen Intubation *unter Allgemeinanästhesie* (303, 306) wird ein höherer Anstieg der Herzfrequenz und des Blutdrucks bei den fiberendoskopisch intubierten Patienten nachgewiesen. Eine andere Studie (95), ebenfalls über die hämodynamischen Wirkungen der oralen fiberendoskopischen Intubation unter Allgemeinanästhesie, ergibt einen höheren Anstieg der Herzfrequenz bei den fiberendoskopisch intubierten Patienten, jedoch keinen Unterschied des in beiden Gruppen erhöhten Blutdruckwerts im Vergleich zum Ausgangswert. Bei der nasalen fiberendoskopischen Intubation unter Allgemeinanästhesie (305) ist im Vergleich mit der laryngoskopischen Intubation der Anstieg des Blutdrucks in der 1. Minute nach der Intubation geringer. Andere Autoren (281) zeigen, daß sowohl bei der fiberendoskopischen oralen Intubation als auch bei der laryngoskopischen oralen Intubation unter i.v. Anästhesie mit Propofol und Fentanyl die Herzfrequenz und der Blutdruck nicht ansteigen. Es wird berichtet (304), daß Fentanyl 6 µg/kg sowohl bei der laryngoskopischen als auch bei der fiberendoskopischen Intubation in Allgemeinanästhesie den Anstieg des Blutdrucks unterdrücken; der Anstieg der Herzfrequenz ist bei allen Patienten nach Fentanyl geringer, jedoch nach fiberendoskopischer Intubation ausgeprägter als nach laryngoskopischer Intubation. In einer anderen Untersuchung (134) wird bei fiberendoskopischer oraler Intubation mit Hilfe eines neuen Maskenadapters, der eine kontinuierliche Beatmung während des Intubationsvorgangs gestattet, ein geringerer Anstieg der Herzfrequenz und des Blutdrucks im Vergleich mit der laryngoskopischen Intubation registriert.

Ein Vergleich dieser unterschiedlichen und widersprüchlichen Ergebnisse ist nur eingeschränkt möglich, weil die Medikamente für die Prämedikation und die Narkoseeinleitung sowie die Techniken der fiberendoskopischen Intubation sehr verschieden gewesen sind.

In einer prospektiven, kontrollierten und randomisierten Studie hat die Mainzer Arbeitsgruppe (165) den Verlauf der Hämodynamik und der Konzentration der Katecholamine im Plasma bei 30 wachen Patienten nach transnasaler fiberendoskopischer Intubation im Vergleich mit dem nach konventioneller transnasaler laryngoskopischer Intubation, mit und ohne vorangegangener topischer Anästhesie des Larynx, untersucht. Die fiberendoskopische Intubation und die laryngoskopische Intubation nach Anästhesie des Larynx gehen mit stabiler Hämodynamik einher. Signifikante Unterschiede im Verlauf der Konzentrationen der Katecholamine im Plasma finden sich nicht, jedoch ist ein Trend zu niedrigeren Konzentrationen nach der fiberendoskopischen Intubation erkennbar. Wir folgern daraus, daß die fiberendoskopische Intubation am wachen Patienten entsprechend dem hier beschriebenen Vorgehen keinen höheren Streß für den Patienten bedeutet als die konventionelle laryngoskopische Intubation.

9. Plazierung und Lagekontrolle des Doppellumentubus

F. Latorre

9.1 Indikationen

Die selektive Beatmung bestimmter Lungenabschnitte ist vor allem bei lungenchirurgischen Eingriffen indiziert. Lebensbedrohliche Komplikationen können oft nur durch Trennung der gesunden von den kranken Lungenabschnitten vermieden werden. Außerdem erleichtert die selektive Beatmung die Arbeit des Operateurs erheblich.

Es gibt absolute und relative Indikationen (Tab. 9.1).

Es bestehen 3 *absolute Indikationen* für die Trennung beider Lungen:

- Die Verhinderung der Ausbreitung von Eiter oder Blut von der erkrankten in die gesunde Lunge, um einer massiven Atelektase, Pneumonie und Sepsis vorzubeugen.
- Die Verhinderung der adäquaten Belüftung der gesunden Seite durch einseitige Lungenerkrankungen, wie eine große bronchopleurale oder bronchopleurokutane Fistel, ein rupturierter Bronchus und eine operative Eröffnung eines Bronchus. Eine einseitige Riesenzyste oder Bulla kann bei Überdruckbeatmung platzen, so daß ein Spannungspneumothorax oder ein Mediastinalemphysem auftreten kann. Eine lebensbedrohliche Hypoxämie durch eine einseitige Lungenerkrankung kann eine differenzierte Beatmung mit PEEP erforderlich machen. Die Überdruckbeatmung einer Lunge nach Ruptur des Tracheobronchialbaums verursacht ein Pneumomediastinum.
- Die bronchopulmonale Lavage bei alveolärer Proteinose.

Es gibt eine Vielzahl *relativer Indikationen* für die Ausschaltung einer Lunge mit dem Ziel, den operativen Eingriff zu erleichtern. Die relativen Indikationen haben eine hohe oder niedrige Priorität. Die Operation des thorakalen Aortenaneurysmas ist eine Indikation mit hoher Priorität, weil die gesamte thorakale Aorta in ihrem Verlauf im linken Hemithorax dargestellt werden muß. Die Pneumonektomie über eine mediane Sternotomie wird wesentlich durch den Kollaps der zu operierenden Lunge erleichtert. Um ein Vielfaches einfacher ist auch die Thorakoskopie bei kollabierter Lunge. Die Resektion des Oberlappens, die technisch besonders anspruchsvoll ist, wird ebenso wie mancher Zugang zum Mediastinum durch die Ausschaltung der Lunge auf der zu operierenden Seite erleichtert. Bei den chirurgischen Maßnahmen mit niedriger Priorität (Mittel- bzw.

Tabelle 9.1 Indikationen für die Trennung beider Lungen mit dem Doppellumentubus (nach Benumof) (29)

Absolute Indikationen
- Verhinderung der Kontamination oder des Flüssigkeitsübertritts:
  - Infektion
  - massive Blutung
- Kontrolle der Verteilung des Beatmungsvolumens:
  - bronchopleurale Fistel
  - bronchopleurokutane Fistel
  - operative Eröffnung eines Bronchus
  - einseitige Riesenzyste oder Bulla
  - Ruptur des Tracheobronchialbaums
  - lebensbedrohliche Hypoxämie bei einseitiger Lungenerkrankung
- Einseitige Bronchiallavage:
  - alveoläre Proteinose

Relative Indikationen
- Operativer Eingriff mit hoher Priorität:
  - thorakales Aortenaneurysma
  - Pneumonektomie
  - Thorakoskopie
  - Lungenteilresektion nach medianer Sternotomie
  - Oberlappenresektion
  - Mediastinaleingriff
- Operativer Eingriff mit mittlerer (niedriger) Priorität:
  - Mittel- und Unterlappenresektion (Lobektomie), Subsegmentresektion
  - Ösophagusresektion
  - Eingriff an der thorakalen Wirbelsäule
- Schwere Hypoxämie bei einseitiger Lungenerkrankung

Unterlappen-Resektion, Ösophagusresektion) sollten die Vorteile einer Entlüftung der Lunge auf der zu operierenden Seite gegen mögliche Nachteile abgewogen werden.

9.2 Doppellumentuben

Der Doppellumentubus besteht aus 2 aneinanderliegenden Tuben zur selektiven Belüftung bestimmter Lungenabschnitte. Er ist eine Kombination von trachealem und bronchialem Tubus. Der Doppellumentubus wird als *links- und rechtsgängiger Tubus* hergestellt. Nach Einführung des linksgängigen Doppellumentubus liegt der linke Anteil des Doppellumentubus im linken Hauptbronchus, während der rechte Anteil des Doppellumentubus in der Trachea endet. Daher ist beim linksgängigen Doppellumentubus der linke Tubus länger als der rechte (Abb. 9.**1** u. **9.2**). Umgekehrte Verhältnisse liegen beim rechtsgängigen Doppellumentubus vor (Abb. 9.**1** u. **9.2**). Der Doppellumentubus besitzt einen proximalen Cuff zur Abdichtung der Trachea und einen distalen Cuff zur Abdichtung des Hauptbronchus. Der distale Cuff trennt beide Lungen voneinander. Der proximale Cuff trennt beide Lungen von dem pharyngealen Raum. Der Tubusanteil des rechtsgängigen Doppellumentubus, der im rechten Hauptbronchus liegt, hat eine Öffnung, damit der rechte Oberlappen belüftet werden kann; der rechte Hauptbronchus ist zu kurz, um die Tubusspitze und den bronchialen Cuff aufnehmen zu können (Abb. 9.**1**).

Als erste haben 1950 Carlens und Bjork einen Doppellumentubus, den sie für die Lungenfunktionsdiagnostik entwickelt hatten, für die seitengetrennte Beatmung bei der Lungenresektion angewandt (34). Der *Carlens-Tubus* ist zur besseren Plazierung und Fixierung oberhalb der Tubusspitze mit einem Karinasporn versehen. Weil jedoch die Gefahr der Verletzung durch den Karinasporn groß ist und dieser oft eine genaue Positionierung verhindert, wird der Carlens-Tubus nur noch selten verwandt. Der heute am meisten verwendete *Robertshaw-Tubus* ist 1962 in der Klinik eingeführt worden. Er hat keinen Karinasporn, so daß die Intubation leichter durchgeführt werden kann; die genaue Plazierung des bronchialen Tubus ist einfacher. Seit 1976 steht ein Robertshaw-Tubus aus PVC mit Niederdruckcuff zur Verfügung. Er besitzt eine gute Gewebeverträglichkeit, ist flexibel und paßt sich daher gut den anatomischen Verhältnissen an. Das Flow- Widerstands-Verhältnis ist günstiger als beim Vorgängermodell aus Gummi. Die Größen 41, 39, 37, 35, 28 Charrière (Charr) entsprechen einem inneren Durchmesser von 5,0, 4,8, 4,5, 4,3, 3,7, 3,4 mm . Der Ansatz des bronchialen Tubus und der bronchiale Cuff sind blau kodiert. Der tracheale Tubus

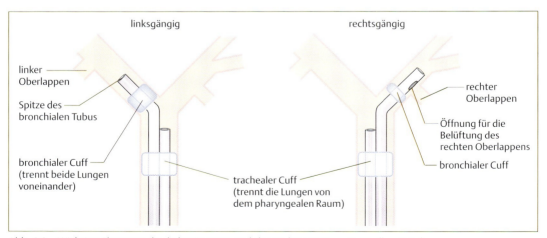

Abb. 9.**1** Wichtige Elemente des linksgängigen und des rechtsgängigen Doppellumentubus.

Abb. 9.2 Bronchialdoppellumentubus für die seitengetrennte Beatmung zur linksseitigen bzw. rechtsseitigen bronchialen Intubation (Firma Rüsch, Waiblingen).

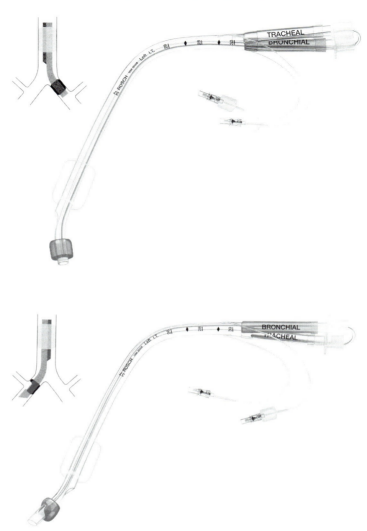

ist farblos. Der blaugefärbte bronchiale Cuff ist bei der fiberendoskopischen Lagekontrolle leicht zu identifizieren. Die Enden beider Tuben sind mit Röntgenkontraststreifen versehen, so daß eine Lagekontrolle durch eine Röntgenaufnahme möglich ist.

9.3 Technik der Plazierung und Lagekontrolle

Der anästhesierte und relaxierte Patient wird zunächst auf konventionelle Art mit dem Doppellumentubus intubiert. Der Cuff wird geblockt, nachdem er die Stimmritze passiert hat, und der Patient über beide Tuben beatmet; der bronchiale Cuff bleibt ungeblockt, d. h., der Doppellumentubus hat die Funktion eines Einlumentubus (Abb. 9.3). Nun wird ein dünnes flexibles Fiberendoskop über einen Konnektor (mit perforierter Siliconmembran zur Vermeidung eines Gasverlusts) in den bronchialen Tubus eingeführt, während der Patient über beide Tuben weiterbeatmet wird (Abb. 9.3) Nach Einführung des Fiberendoskops in den Hauptbronchus wird geprüft, ob er

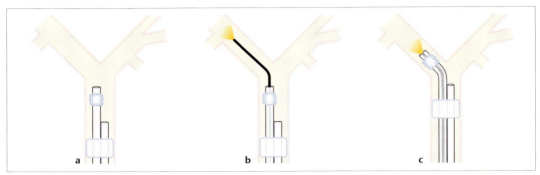

Abb. 9.3 Anwendung des Fiberendoskops zur Einführung des linksgängigen Doppellumentubus.

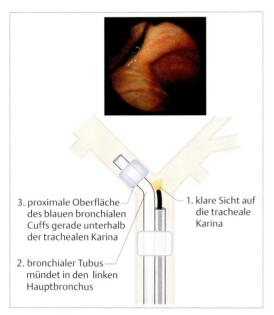

3. proximale Oberfläche des blauen bronchialen Cuffs gerade unterhalb der trachealen Karina

1. klare Sicht auf die tracheale Karina

2. bronchialer Tubus mündet in den linken Hauptbronchus

Abb. 9.4 Fiberendoskopische Kontrolle der korrekten Lage des linksgängigen Doppellumentubus. Die Lagekontrolle wird über den trachealen Tubus durchgeführt.

hinsichtlich seiner Länge und seines Lumens für die Aufnahme des bronchialen Tubus geeignet ist. Zusätzlich können Anomalien des Tracheobronchialbaums erkannt werden: z.B. ein rechter Hauptbronchus von weniger als 10 mm Länge, der keinen ausreichenden Platz für den Cuff eines rechtsgängigen Doppellumentubus bieten würde (bei 1 von 6 Patienten) (17), oder ein Bronchus trachealis (Abgang des rechten Oberlappenbronchus direkt von der Trachea) (bei 1 von 250 Patienten) (17), der ebenfalls eine Kontraindikation für die Verwendung eines rechtsgängigen Doppellumentubus ist.

Die Länge des Hauptbronchus kann mit Hilfe der am Fiberendoskop in Abständen von 5 cm angebrachten Markierungen abgeschätzt werden. Im nächsten Schritt wird der tracheale Cuff entblockt und der bronchiale Tubus über das als Leitschiene dienende Fiberendoskop in den Hauptbronchus eingeführt (Abb. 9.3). Beide Cuffs werden geblockt. Das weitere Vorgehen richtet sich danach, welcher Hauptbronchus intubiert worden ist.

9.3.1 Linksgängiger Doppellumentubus

Nach Einführung des linksgängigen Doppellumentubus über das Fiberendoskop als Leitschiene erfolgt die Lagekotrolle über das tracheale Tubuslumen:

Das Fiberendoskop wird in den trachealen Tubus eingeführt (Abb. 9.4).
Es muß

- die Sicht auf die tracheale Karina und den rechten Hauptbronchus frei sein (s. 1. in Abb. 9.4),

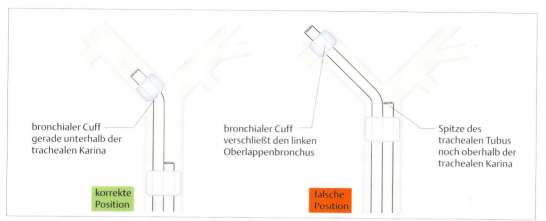

Abb. 9.5 Korrekte und falsche Position des linksgängigen Doppellumentubus. Wenn der bronchiale Cuff gerade unterhalb der Karina liegt (korrekte Position), ist der Sicherheitsabstand ausreichend, weil die Länge des linken Hauptbronchus größer ist als der Abstand zwischen der proximalen Oberfläche des bronchialen Cuffs und der Spitze des bronchialen Tubus. Weil der Abstand zwischen der Spitze des trachealen und des bronchialen Tubus größer ist als die Länge des linken Hauptbronchus, ist es möglich, daß der bronchiale Cuff den linken Oberlappen verschließt. Wenn der bronchiale Cuff mit dem Fiberendoskop nicht identifiziert werden kann, ist es möglich, daß der linke Oberlappenbronchus von dem bronchialen Ende des Doppellumentubus verschlossen ist.

- der bronchiale Tubus im linken Hauptbronchus liegen (s. 2. in Abb. 9.**4**) und
- der obere Rand des blauen bronchialen Cuffs gerade noch unterhalb der trachealen Karina sichtbar sein (s. 3. in Abb. 9.**4**).

Weil der Abstand zwischen der Spitze des bronchialen und des trachealen Tubus (im Mittel 70 mm) größer ist als die Länge des linken Hauptbronchus (im Mittel 50 mm), kann sich, falls der bronchiale Cuff nicht sichtbar ist, folgende Situation ergeben:

Die Sicht auf die tracheale Karina ist frei, und die Spitze des bronchialen Tubus bzw. dessen Cuff verschließt den linken Oberlappenbronchus (Abb. 9.**5**). Sieht man hingegen den oberen Rand des bronchialen Cuffs und hat man die Länge des linken Hauptbronchus vorher bestimmt, so ist es nicht möglich, daß der bronchiale Tubus zu tief liegt und den linken Oberlappenbronchus verschließt. Außerdem sollte man beachten, daß ein überblähter bronchialer Cuff den bronchialen Tubus verengt und zu einer Cuffhernie über der trachealen Karina und/oder einer Verschiebung der Karina nach rechts führen kann (Abb. 9.**6**), wodurch die Belüftung der rechten Lunge erschwert oder unmöglich ist (12). Durch die fiberendoskopische Inspektion erkennt man auch, ob ein zu kleiner Tubus gewählt worden ist, so daß das zum

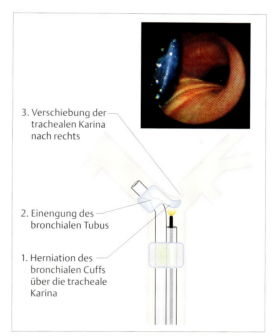

Abb. 9.6 Die Überblähung des bronchialen Cuffs kann die Belüftung beider Lungen behindern: Die Belüftung der rechten Lunge kann durch Herniation des bronchialen Cuffs und Verschiebung der trachealen Karina nach rechts, die Belüftung der linken Lunge durch Einengung des bronchialen Lumens behindert werden.

Abdichten notwendige große Cuffvolumen den bronchialen Cuff aus dem linken Hauptbronchus herausdrücken kann (309).

9.3.2 Rechtsgängiger Doppellumentubus

Nach Einführung des rechtsgängigen Doppellumentubus über das Fiberendoskop als Leitschiene bleibt das Fiberendoskop im bronchialen Tubus. Man muß freie Sicht

- in den rechten Oberlappenbronchus durch die Öffnung im bronchialen Tubus und
- auf die bronchiale Karina haben (Abb. 9.7).

Obwohl das wichtigste Kriterium für die korrekte Lage des rechtsgängigen Doppellumentubus die Kongruenz zwischen dem rechten Oberlappenbronchus und der für seine Belüftung bestimmten Öffnung im bronchialen Tubus ist, sollte noch eine Inspektion durch den trachealen Tubus durchgeführt werden.
Es sollte

- freie Sicht auf die tracheale Karina bestehen und
- der bronchialer Cuff nicht oberhalb der trachealen Karina liegen.

Diese zusätzliche Überprüfung über den trachealen Tubus ist besonders bei einem grenzwertig kurzen rechten Oberlappenbronchus wichtig.

9.3.3 Sicherheitsgrenzen für die Positionierung des Doppellumentubus

Die Sicherheitsgrenzen für die Positionierung des Doppellumentubus sind 1987 von Benumof nach bronchoskopischen Messungen, Messungen an Verstorbenen und an bronchialen Ausgußmodellen (31) festgelegt worden.

Die Sicherheitsgrenze für den *linksgängigen* Doppellumentubus beträgt im Durchschnitt 21 mm. Sie errechnet sich aus der Differenz zwischen der Länge des linken Hauptbronchus und dem Abstand zwischen der Spitze des Tubus und dem oberen Rand des bronchialen Cuffs. Der Tubus ist um diese Länge zwischen seiner am weitesten proximal möglichen Position (der obere Rand des bronchialen Cuffs liegt unmittelbar un-

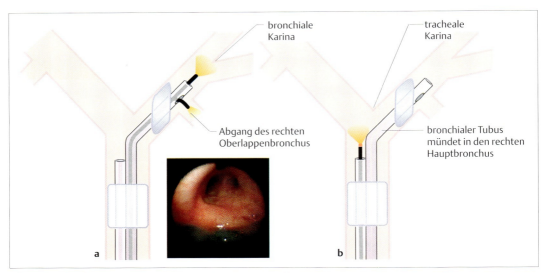

Abb. 9.7 a, b Fiberendoskopische Kontrolle der korrekten Lage des rechtsgängigen Doppellumentubus. **a** Wenn das Fiberbronchoskop über den bronchialen Tubus eingeführt wird, sollte man die bronchiale Karina sehen; wenn das Bronchoskop seitlich abgewinkelt und durch die Öffnung für die Belüftung des rechten Oberlappens geführt wird, sollte der Abgang des rechten Oberlappenbronchus sichtbar sein. **b** Wenn das Fiberendoskop in den trachealen Tubus eingeführt wird, sollte man die tracheale Karina und den bronchialen Tubus in den rechten Hauptbronchus einmünden sehen. Der bronchiale Cuff muß nicht sichtbar sein, darf aber auch nicht zu einer Herniation über die tracheale Karina führen.

terhalb der trachealen Karina) und seiner am weitesten distal möglichen Position (die Spitze des bronchialen Tubus liegt unmittelbar am Abgang des Oberlappenbronchus) verschiebbar.

Für den *rechtsgängigen* Doppellumentubus liegen die Sicherheitsgrenzen, abhängig vom Cuffdesign der veschiedenen Hersteller und der Länge der Öffnung für die Belüftung des rechten Oberlappens, zwischen 3 und 10 mm. Wenn der rechte Hauptbronchus kürzer als 10 mm ist oder wenn der Patient einen Bronchus trachealis hat, kann ein rechtsgängiger Doppellumentubus nicht plaziert werden.

Wegen der geringen Sicherheitsgrenzen des rechtsgängigen Doppellumentubus sollte man den linksgängigen bevorzugen.

Die fiberendoskopische Lagekontrolle der „blind" gelegten Doppellumentuben, d.h. der nur aufgrund klinischer Zeichen überprüften, ergab viele Fehllagen: Nach einer Überprüfung waren 48 % aller Doppellumentuben falsch positioniert (302), nach einer anderen (13) 78 % der *linksgängigen* Doppellumentuben und 83 % der *rechtsgängigen*. Diese Ergebnisse bestätigen die Bedeutung der Fiberendoskopie bei der Verwendung des Doppellumentubus.

Die Tubusposition sollte nach dem Umlagern des Patienten auf die Seite nochmals überprüft werden, weil sich auch bei vorsichtigem Lagern mit Fixation des Kopfes die Lage des Tubus ändern kann (276). Auch intraoperativ läßt sich die Tubusposition schnell und zuverlässig überprüfen. Es kann z. B. sofort festgestellt werden, ob eine Hypoxämie durch Änderung der Lage des Tubus oder durch venöse Beimischung bei Belüftung nur einer Lunge verursacht ist.

9.3.4 Welches Fiberendoskop für welchen Doppellumentubus?

Die modernen Doppellumentuben aus PVC zum Einmalgebrauch stehen in den Größen 35, 37, 39 und 41 Charr zur Verfügung, die Größen 26 und 28 nur für die linksseitige bronchiale Intubation. Das Fiberendoskop mit einem Außendurchmesser von 4,9 mm kann mühelos durch den 41-Charr-Tubus vorgeschoben werden, schwerer (mit Siliconspray) durch den 39-Charr-Tubus und gerade noch durch den 37-Charr-Tubus. Ein dünnes Fiberendoskop mit einem Außendurchmesser von 3,6 mm erlaubt die Plazierung aller anderen Tuben, mit Ausnahme der Größen 26 und 28. Für letztere ist ein ultradünnes Fiberendoskop mit einem Außendurchmesser von 2,2 mm erforderlich.

9.4 Univent-Tubus

Der Univent-Tubus ist ein Tubus mit integriertem Bronchusblocker. Er dient der reversiblen Ausschaltung einer Lunge von der Beatmung. Tubusgrößen von 6,0–9,0 mm Innendurchmesser sind verfügbar. Der Bronchusblocker hat einen dünnen Kanal zum Entlüften der verschlossenen Lunge und zum Absaugen.

Die Anwendung des Univent-Tubus ist in Abb. 9.**8** dargestellt: Zunächst wird der Tubus in die Trachea eingeführt, wobei der Bronchusblocker vollständig in den Tubus zurückgezogen ist. Der Cuff des Tubus wird geblockt und der Patient konventionell beatmet. Ohne Unterbrechung der Beatmung wird das Fiberendoskop über einen Konnektor mit perforierter Membran in den Tubus eingeführt, der rechte und der linke Hauptbronchus identifiziert sowie der Bronchusblocker so weit vorgeschoben, bis dessen blaugefärbter Cuff sichtbar ist. Der Cuff des Tubus wird entblockt, die Tubusspitze um 90° in Richtung auf den auszuschaltenden Hauptbronchus gedreht und der Bronchusblocker in den Hauptbronchus unter Sicht eingeführt. Der Cuff des Bronchusblockers wird geblockt; seine proximale Oberfläche sollte unterhalb der trachealen Karina sichtbar sein.

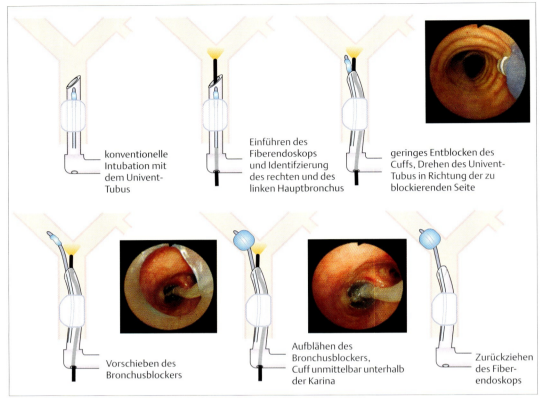

Abb. 9.8 Einführung und Plazierung des Univent-Tubus. Die Belüftung einer oder beider Lungen wird durch einfaches Aufblähen oder Entblocken des Bronchusblockers erreicht.

9.5 Gefahren und Komplikationen bei der Plazierung des Doppellumentubus

Hinsichtlich der *Positionierung* des Doppellumentubus ist die Plazierung des rechtsgängigen Doppellumentubus wegen der großen Variabilität des Abgangs des rechten Oberlappenbronchus weiterhin das größte Problem. In der Regel zweigt er bei einem Durchmesser von etwa 1 cm von der Seitenwand des rechten Hauptbronchus ab, etwa 2,5 cm von der Karina entfernt. Mitunter zweigt er sogar direkt aus der Trachea ab (17). Weil Fehllagen des rechtsgängigen Doppellumentubus häufiger auftreten, wird der linksgängige Doppellumentubus in der Anästhesiepraxis bevorzugt. Trotzdem sollte die Plazierung des rechtsgängigen Doppellumentubus regelmäßig geübt werden, weil es immer Indikationen für dessen Plazierung gibt, z. B. bei Stenosierung des linken Hauptbronchus. Die Anwendung des flexiblen Fiberendoskops ist bei beschriebener Vorgehensweise ein sicheres und reproduzierbares Verfahren.

Eine weitere Schwierigkeit bei der Plazierung des Doppellumentubus bereitet *die Auswahl der richtigen Tubusgröße*. Ein zu kleiner Tubus verhindert die Isolierung beider Lungen voneinander oder erfordert ein großes Cuffvolumen und einen so hohen Cuffdruck, daß der Bronchus beschädigt werden kann (108). Ein zu großer Tubus kann eine Tracheal- oder Bronchusruptur verursachen (335). Der Übergang vom Gummi- zum PVC-Doppellumentubus hat die Zahl der Komplikationen kaum verringert. Bei 0,5–2 von 1000 Intubationen mit dem Doppellumentubus treten noch immer ernsthafte Komplikationen auf (195). Die Ursachen der Komplikationen sind vielfältig, z. B. die Lachgasdiffusion in den Cuff (240) oder die tracheobronchiale Wandschwäche (112). Die Auswahl einer ungeeigneten Tubusgröße kann ebenfalls Ursache der Komplikationen sein (107). Weil mit Hilfe des Fiberendoskops Fehllagen des Doppellumentubus ausgeschlossen werden können, sich jedoch die Lumina der Hauptbronchien nur annähernd abschätzen lassen, ist die iatrogene Verletzung das größte Risiko bei der Plazierung des Doppellumentubus. Die Erkenntnis, (106) daß beim Mann ein formelmäßig reproduzierbarer Zusammenhang zwischen Patientenalter und Länge sowie Durchmesser des linken Hauptbronchus besteht, ist ein Fortschritt dieser bisher „schwarzen Kunst" („A glimmer of science comes to a dark art" [301]). Als weiterer Durchbruch auf diesem Gebiet ist ein kürzlich (346) vorgestelltes Verfahren zur Bestimmung der adäquaten Tubusgröße zu werten, bei dem aus ohnehin vorhandenen CT-Aufnahmen eine 3dimensionale Rekonstruktion des Tracheobronchialbaums durchgeführt und in verschiedenen Ebenen ausgedruckt wird. Mit maßstabgerecht auf Folien projizierten Doppellumentuben verschiedener Größen kann die optimale Tubusgröße für den einzelnen Patienten bestimmt werden: „Even more science comes to a dark art".

10. Fiberbronchoskopie auf der Intensivstation

C. Kelbel und J. Lorenz

Die Einführung des flexiblen Bronchoskops Ende der 60er Jahre hat die direkte Diagnostik des Tracheobronchialsystems bis zur 5. Teilungsgeneration ermöglicht. Heute gehört die Fiberbronchoskopie zu den wichtigsten diagnostischen und therapeutischen Maßnahmen beim intensivpflichtigen Patienten. Ihre Bedeutung für Diagnostik und Therapie wird vielfach unterschätzt. Bei Beachtung der Indikationen und der möglichen Komplikationen sowie bei richtiger Handhabung des Fiberbronchoskops kann die Fiberbronchoskopie beim intensivpflichtigen Patienten als risikoarmes und aussagekräftiges Untersuchungsverfahren eingestuft werden (1).

10.1 Anatomie des zentralen Bronchialsystems

Bei der transoralen bzw. transnasalen Intubation des spontan atmenden Patienten zur flexiblen Bronchoskopie erfolgt zunächst die Inspektion des Larynx. Die darzustellenden Stimmbänder bilden die Konfiguration einer Pfeilspitze, die nach ventral zeigt. Durch Phonation ist eine Überprüfung der Stimmbandbeweglichkeit möglich (Abb. 10.1). In der Regel haben wir es bei intensivpflichtigen Patienten mit intubierten und beatmeten Patienten zu tun. Bei diesem Patientenkollektiv ist eine Larynxbeurteilung nicht möglich. Man wird zunächst die distalen Abschnitte der Trachea beurteilen. Beim Blick nach ventral und lateral stellen sich als Tracheabegrenzung die Knorpelspangen dar, die hufeisenförmig aufgereiht sind. Die dorsale Tracheabegrenzung ist die Pars membranacea mit ihren längsgerichteten Faserzügen. Diese Bindegewebszüge setzen sich in die beiden Hauptbronchien und Segmentbronchien fort (Abb. 10.2). Der Verlauf der Trachea ist geradlinig und ohne Kompression von außen. Die Schleimhaut ist zartrosa/orange mit einem spiegelnden Reflex der Lichtquelle. Die Hauptkarina sollte mittelständig und scharf-schlank imponieren (Abb. 10.2). Eine plumpe, stumpf vorgewölbte Hauptkarina ist pathologisch und kann z.B. indirekt auf einen Tumor oder metastatische Lymphknoten im Tracheobronchialwinkel hindeuten. Beim Blick von der Hauptkarina fallen der steile Abgang des rechten Hauptbronchus (5–15°) und der etwas flachere Abgang des linken Hauptbronchus (15–30°) auf (Abb. 10.2). Für die Beurteilung der Hauptbronchien gilt das gleiche wie für die Trachea: Bei der Inspektion muß auf Kompres-

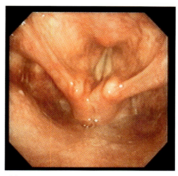

Abb. 10.1 Normale Stimmbänder mit seitengleicher Bewegung bei der Phonation. Der Recessus piriformis und die Aryknorpel sind gut einsehbar.

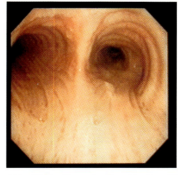

Abb. 10.2 Normale Hauptkarina. Sie ist mittelständig und spitz konfiguriert. Der rechte Hauptbronchus (rechts) zeigt einen steileren Abgang als der linke Hauptbronchus (links). Dorsal ist die Fortsetzung der Faserzüge der Pars membranacea der Trachea in die beiden Hauptbronchien sichtbar.

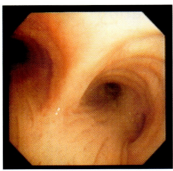

Abb. 10.**3** Eindrehung des Endoskops in den Eingang des rechten Hauptbronchus. Der rechtsseitige Oberlappenabgang kommt bei 5 Uhr zur Darstellung.

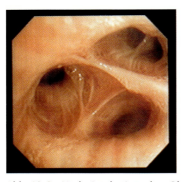

Abb. 10.**4** Nach Intubation des Oberlappenabgangs kommen die 3 Ostien der Oberlappensegmente zur Darstellung: Bei 1 Uhr: 1. (apikales) Segment, bei 4 Uhr 2. (posteriores) Segment und bei 9 Uhr 3. (anteriores) Segment.

sionen von außen, den Schleimhautreflex und die Karina des jeweiligen Segments geachtet werden. Anschließend werden die Segmentbronchien des Bronchialsystems inspiziert, zunächst der einen, dann der anderen Seite. Nach einem kurzen rechten Hauptbronchus (2–3 cm) zweigt der rechte Oberlappenbronchus nach lateral ab (Abb. 10.**3**). Er teilt sich in 3 Segmente auf, die sternförmig angeordnet sind. Man unterscheidet ein apikales (1. Segment), ein posteriores (2. Segment) und ein anteriores Segment (3. Segment) (Abb. 10.**4**). Vom Bronchus intermedius zweigt nach ventral der Mittellappenbronchus ab (Abb. 10.**5**). Im Mittellappenbronchus kommen 2 Subsegmente zur Darstellung, das 4. (laterale) und 5. (mediale) Segment. Auf Höhe des Mittellappenabgangs befindet sich, nach dorsal gerichtet, der Abgang des 6. Segments. Von dem gemeinsamen Unterlappenbronchus zweigt nach medial das 7. (kardiale) Segment ab (Abb. 10.**5**). Danach folgen die basalen Unterlappensegmente, das 8. (anterobasale), 9. (laterobasale) und 10. (posterobasale) Segment (Abb. 10.**6**). Alle Ostien müssen frei einsehbar sein.

Der linke Hauptbronchus ist länger als der rechte Hauptbronchus (Abb. 10.**7**). Er teilt sich in den linken Oberlappenbronchus, der nach lateral abzweigt, und den linken nach medial gerichteten Unterlappenbronchus (Abb. 10.**8**). Einen Bronchus intermedius oder Zwischenbronchus gibt es linksseitig nicht. Unmittelbar nach der Oberlappenkarina zweigt vom linken Oberlap-

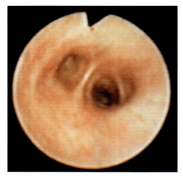

Abb. 10.**5** Blick vom Bronchus intermedius auf den rechtsseitigen Mittel- und Unterlappen. Bei 10 Uhr ist das Ostium des Mittellappens zu sehen. In der Mitte kommt der Unterlappenabgang zur Darstellung. Bei 3 Uhr ist das Ostium des 6. Segments sichtbar. Medial des Ostiums des Mittellappens, im optischen Bereich des Unterlappenabgangs, kommt eine Falte zur Darstellung, in der sich das Ostium des 7. Segments befindet.

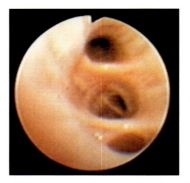

Abb. 10.**6** Unterlappensegmentbronchien rechts. Es sind von oben nach unten die Ostien des 8. (anterobasalen), 9. (laterobasalen) und 10. (posterobasalen) Segments zu sehen.

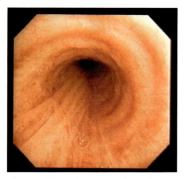

Abb. 10.**7** Linker Hauptbronchus mit einem typisch bogenförmigen Verlauf. Die Knorpelspangen und die Pars membranacea sind gut einsehbar.

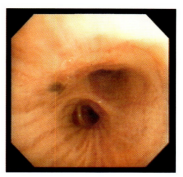

Abb. 10.**8** Das Endoskop befindet sich im distalen linken Hauptbronchus. Bei 1 Uhr ist der Oberlappenbronchus zu sehen, bei 7 Uhr der Unterlappenabgang. Im Bereich des Unterlappenabgangs ist bei 8 Uhr das Ostium des 6. (apikalen Unterlappen-)Segments zu sehen. Nebenbefundlich befindet sich im Bereich der Ober-/Unterlappenkarina eine Schleimhautverschmutzung.

penbronchus auf der ventrokaudalen Seite die Lingula ab. Sie entspricht dem rechtsseitigen Mittellappenbronchus und teilt sich in das 4. (kraniale) und 5. (kaudale) Segment auf. Im weiteren Verlauf des Oberlappenbronchus kommen die Ostien der 3 Oberlappenbronchien zur Darstellung. Das lateral von der Lingula gelegene Ostium ist der Eingang zum 3. (anterioren) Segment. Das 1. (apikale) und 2. (posteriore) Segment haben in der Regel einen gemeinsamen Bronchus. Aus diesem Grund wird linksseitig auch von einem apikoposterioren Segment gesprochen (Abb. 10.**9**).

Direkt nach Abgang des linken Unterlappenbronchus findet sich dorsal das Ostium des 6. (apikalen Unterlappen-) Segments. Aufgrund des fast rechtwinkligen Abgangs ist die fiberoptische Intubation nicht immer ganz einfach (Abb. 10.**8**). Weiter kaudalwärts vom Ostium des 6. Segments werden dann die Ostien der 3 linksseitigen Unterlappensegmente (des 8., 9. und 10. Segments) sichtbar. Das 7. (mediale) Segment ist linksseitig nicht angelegt.

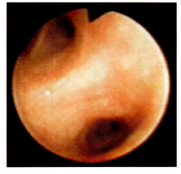

Abb. 10.**9** Distaler linker Oberlappenbronchus. Bei 11 Uhr ist das gemeinsame Ostium des 1. und 2. (apikodorsalen) Segments zu sehen. Bei 5 Uhr Darstellung des getrennt abgehenden 3. (anterioren) Segments.

10.2 Praktisches Vorgehen

Die Intubation wird in Kap. 3.3 vorgestellt. Bei der Intubation des spontan atmenden Patienten sollten zunächst der Larynx und die Stimmbandbeweglichkeit beurteilt werden. Beim intubierten und beatmeten Patienten erfolgen zunächst die Inspektion des Tubus und die Entfernung von inkrustiertem Schleimmaterial. Eine korrekte tracheale bzw. präkarinale Tubuslage kann bronchoskopisch leicht gesichert werden. Bei der Inspektion der zentralen Atemwege empfiehlt sich

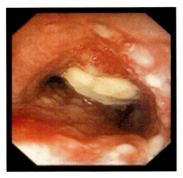

Abb. 10.**10** Blick auf die Hauptkarina. Die normale Anatomie (vgl. Abb. 10.**2**) ist durch die tumoröse Infiltration eines Plattenepithelkarzinoms zerstört. Neben exophytischem Gewebe sind Spontanblutungen (bei 12 Uhr) sichtbar.

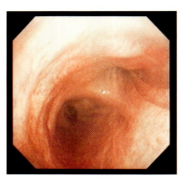

Abb. 10.**11** Blick vom rechten Hauptbronchus auf den Oberlappenabgang und den Bronchus intermedius. Der Oberlappenabgang ist durch submuköses Tumorwachstum eingeengt.

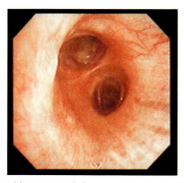

Abb. 10.**12** Blick vom Bronchus intermedius auf den Mittellappenabgang (bei 11 Uhr) und den Unterlappenabgang. Die Schleimhaut ist diffus gerötet mit Zeichen einer Gefäßinjektion im Sinne einer akuten Bronchitis.

ein standardisiertes Vorgehen. Dies bedeutet, daß z. B. chronologisch zunächst die Inspektion des rechtsseitigen Bronchialsystems von Segment 1 bis einschließlich Segment 10 und dann in gleicher Art und Weise die Inspektion des linksseitigen Bronchialsystems vorgenommen wird. So ist gewährleistet, daß kein Ostium in der Beurteilung übersehen wird. Der einfacheren Übersicht wegen empfiehlt sich dem nicht so routinierten Endoskopeur der Standort am Kopfende des Patienten. Aus dieser Perspektive besteht keine Seiteninversion, d. h., das im endoskopischen Bild rechtsseitig gelegene Objekt ist auch real rechtsseitig gelegen. Die Abb. 10.**1** – 10.**12** sind aus dieser Perspektive dokumentiert. Sofern der Untersucher seitlich vor dem Patienten steht, ist das Bild seitenvertauscht.

Die Beurteilung setzt die Kenntnis der Anatomie der Atmungsorgane voraus. Größere neoplastische Veränderungen können leicht erkannt werden (Abb. 10.**10**), bei indirekten Tumorzeichen ist eine subtile Untersuchung notwendig (Abb. 10.**11**). In diesem Zusammenhang ist auch eine exakte Beurteilung der Schleimhaut notwendig (Abb. 10.**12**).

Das Endoskop darf nicht ‚blind', sondern nur unter Sicht vorgeschoben werden. Bei Mangel an Sicht soll das Gerät zurückgezogen und vorhandenes Sekret abgesaugt werden. Ist der Absaugkanal mit sehr zähen Schleimmassen verlegt, sollte das Gerät extubiert und mit steriler Kochsalzlösung durchgespült werden. Sofern dies unter aseptischen Kautelen durchgeführt wird, ist eine Fortsetzung der Untersuchung möglich. Nach Beendigung der Untersuchung sollte immer vom Untersucher der Gerätekanal gepült werden, unabhängig von der weiteren Aufarbeitung des Endoskops, um Inkrustierungen und möglichen Keimübertragungen auf Patienten in nächsten Untersuchungen vorzubeugen.

10.3 Indikationen

Die Indikationen für die Fiberbronchoskopie beim intensivpflichtigen Patienten haben vorrangig diagnostische oder therapeutische Aspekte (Tab. 10.1).

10.3.1 Diagnostik

Aus der Vielzahl der Indikationen für die Fiberbronchoskopie beim intensivpflichtigen Patienten (Tab. 10.1) haben die *Klärung von Ventilationsstörungen* und die *mikrobiologische Diagnostik* eine herausragende Bedeutung.

Ventilationsstörungen. Sie können vielfältige Ursachen haben, wie beispielsweise die akute Erhöhung des Beatmungsdrucks während der Respiratortherapie. Neben der an erster Stelle wichtigen klinischen Untersuchung können bronchoskopisch eine fehlerhafte Tubuslage, Abknickung des Tubus, Kompression oder Stenosierung im Bereich der großen Atemwege und ein Cuffprolaps sicher diagnostiziert werden. Infolge der Sedierung oder Relaxierung des beatmungspflichtigen Patienten können größere Schleimansammlungen einen Stamm- oder Segmentbronchus verlegen und somit Stenosen des Atemwegs bedingen. Radiologisch manifestiert sich dies u. a. als Atelektase. Bronchoskopisch hat man nicht nur ein sicheres diagnostisches Medium, sondern es wird auch im gleichen Untersuchungsgang eine therapeutische Sekretabsaugung eingeleitet. Zu berücksichtigen ist jedoch, daß nicht jede Atelektase durch eine Einengung des Lumens der zentralen Atemwege hervorgerufen wird. Andere häufige Ursachen von Atelektasenbildungen sind Pleuraergüsse, die das per se schlechte Perfusions-Ventilations-Verhältnis beim liegenden beatmeten Patienten zusätzlich verschlechtern. Der radiologischen Untersuchung des Thorax im Liegen entgehen Atelektasen und Pleuraergüsse. Dies gilt besonders für größere beidseitige Pleuraergüsse (142). Aus diesem Grund empfiehlt sich vor dem invasiven Untersuchungsverfahren neben der klinischen Untersuchung eine orientierende sonographische Thoraxuntersuchung.

Mikrobiologische Diagnostik. Ihr kommt auf der Intensivstation eine große Bedeutung zu. Durch die Fiberbronchoskopie ist es möglich, mit geringem Risiko repräsentatives Material zu gewinnen.

Tabelle 10.1 Indikationen für die Fiberbronchoskopie auf der Intensivstation

- Diagnostische Intervention:
  - Abklärung von Atelektasen
  - Bronchiallavage
  - Hämoptysen
  - mikrobiologische Diagnostik
  - Pharynx- und Larynxläsionen
  - Tubuskontrolle
  - unklare Infiltrate
  - unklare radiologische Befunde, ggf. transbronchiale Biopsie
  - unklare Ventilationsstörungen
  - Verdacht auf tracheoösophageale Fistel
- Therapeutische Intervention:
  - gezielte Schleim-Sekret-Absaugung
  - Bronchiallavage bei therapierefraktärem Asthma bronchiale
  - Hämoptysen
  - Ballontamponade bei stärkerer Blutung
  - Tubuswechsel
  - Zustand nach Aspiration
  - Lasertherapie
  - Stentimplantation
  - Kontrolle einer perkutanen Dilatationstracheotomie

Methoden zur Gewinnung von repräsentativem Material sind die direkte Absaugung, die bronchoalveoläre Lavage und die Anwendung der geschützten Bürste. Die Bronchoskopie über den Tubus birgt weniger Kontaminationsmöglichkeiten als die Bronchoskopie über den Naso- oder Oropharynx in sich. Eine quantitative mikrobiologische Aufarbeitung ist jedoch immer notwendig, um eindeutig zu klären, ob es sich bei einem nachgewiesenen Erreger um ein ätiologisch relevantes Agens handelt.

Beim beatmeten Intensivpatienten kann man auf die Gabe eines Lokalanästhetikums verzichten, weil der Patient in der Regel ausreichend sediert ist. Wird dennoch der Einsatz eines Lokalanästhetikums erwogen, ist die Keimselektion durch diese Substanz zu berücksichtigen. Sie beruht auf der Empfindlichkeit verschiedener Bakterienstämme gegenüber Lokalanästhetika. Xylocain enthält beispielsweise in der Anwendungsform als Lokalanästhetikum den Konservierungsstoff Methyl-4-hydroxybenzoat, der Bakterien wie Haemophilus influenzae, Mycobacterium tuberculosis und Pneumokokken schädigen kann.

Daher ist für eine sofortige Verarbeitung der Proben in einem Institut für Mikrobiologie zu sorgen. Ein Versand von Material zu bakteriologischen Untersuchungen ist nicht zu empfehlen. Die Nachweisbarkeit der Bakterien im Untersuchungsmaterial ist sowohl eine Funktion der Zeit von der Entnahme bis zur mikrobiologischen Untersuchung als auch eine Funktion der Konzentration des Lokalanästhetikums, das in der Probe enthalten ist. Es konnte gezeigt werden, daß die Konzentration des Lidocains im Recovery der Spülflüssigkeit der bronchoalveolären Lavage weit unterhalb der Schwelle der antimikrobiellen Aktivität liegt (253, 357). Bei Beachtung der angemessenen Lokalanästhesie, die in der Regel beim beatmeten Patienten nicht erforderlich ist, der gewissenhaften Desinfektion des Endoskops und der aseptischen Kauteln bei der Untersuchung kann durch die endobronchiale Absaugung oder die bronchoalveoläre Lavage in bis zu 90 % der Fälle eine bakteriologische Klärung der Lungeninfektionen erzielt werden. Dabei können als signifikanter Level für den Nachweis einer Pneumonie Erreger von mehr als 10^4 koloniebildenden Einheiten pro Milliliter (KBE/ml) angesehen werden (191). Auf eine antibiotische Behandlung unmittelbar vor der endoskopischen und mikrobiologischen Diagnostik sollte hinsichtlich der größeren Sensitivität verzichtet werden, obwohl von einer nur bedingten Verschlechterung der Diagnostik mit Hilfe der geschützten Bürste und durch bronchoalveoläre Lavage berichtet worden ist (56).

Weitere diagnostische Indikationen. Diese sind die Kontrolle der *Tubuslage*, die Eingrenzung des Ursprungs der Lokalisation von *Hämoptysen* sowie die Darstellung von Pharynx- oder Larynxläsionen und tracheoösophagealen Fisteln. Die Planung therapeutischer bzw. operativer Interventionen ist bei diesen Läsionen nach deren bronchoskopischer Klärung sehr gut möglich.

Invasive interventionelle endoskopische Methoden. Sie sind für die Diagnostik der Atemwegserkrankungen von großer Bedeutung (Tab. 10.**2**). Als Verfahren stehen die diagnostische bronchoalveoläre Lavage, der Einsatz der geschützten Bürste und die transbronchiale Biopsie zur Verfügung. Beim Einsatz der interventionellen Maßnahmen am beatmeten Patienten gilt es, Kriterien der relativen Kontraindikationen (Tab. 10.**3**) und der Hochrisikountersuchungen (Tab. 10.**4**) zu berücksichtigen.

Tabelle 10.**2** Indikationen für die invasive interventionelle endoskopische Diagnostik bei Atemwegserkrankungen

- Abszedierende/nekrotisierende Pneumonien
- Infektionen bei immunsupprimierten Patienten
- Interstitielle Lungenerkrankungen
- Therapieversager
- Tumorpatienten bei Verdacht auf poststenotische Pneumonie
- Tuberkuloseverdacht
- Unklare Erregerätiologie nach den üblichen nicht-invasiven Verfahren

Tabelle 10.**3** Relative Kontraindikationen für die invasive interventionelle endoskopische Diagnostik

- Alveoläre Hypoventilation
- Blutungen bei systemischen Gerinnungsdefekten
- Gerinnungsstörungen (z. B. manifeste Verbrauchskoagulopathie)
- Pneumothorax
- Thrombopenie (Thrombozytenzahl unter 100000/nl)
- Schwere koronare Herzerkrankung / instabile Angina pectoris

Tabelle 10.**4** Kriterien für die Hochrisikobronchoskopie (nach Meduri)

- Pulmonale Ursachen:
  - Beatmung mit einem p_aO_2 von < 70 mmHg bei einem FiO_2 > 79 %
  - PEEP ≥ 15 cm H_2O
  - ausgeprägte Bronchospastik
  - starke Erniedrigung der arteriellen O_2-Sättigung
- Kardiale Ursachen:
  - akuter Myokardinfarkt (≤ 48 h)
  - maligne Rhythmusstörungen
  - mittlerer arterieller Blutdruck < 65 mmHg

10.3.2 Therapie

Im Vordergrund der therapeutischen Möglichkeiten der Fiberbronchoskopie auf der Intensivstation (Tab. 10.1) steht die *gezielte Schleim-Sekret-Absaugung*, beispielsweise bei einer Atelektase. Eine weitere wichtige Indikation ist die fiberoptische Kontrolle des *Tubuswechsels*. Diese ist insbesondere bei Patienten indiziert, deren Beatmungssituation problematisch ist (24). Die Hypoxiezeit sollte so kurz wie möglich gehalten werden. Nach Erhöhung der inspiratorischen Sauerstoffkonzentration auf 100 % werden fiberbronchoskopisch die Stimmbänder eingestellt. Der neu zu legende Tubus befindet sich als „Shuttle" über dem Fiberbronchoskop. Nach Erreichen optimaler Sichtverhältnisse im Bereich der Epiglottis wird von einem Helfer der liegende Tubus entblockt und entfernt. Unmittelbar nach Herausgleiten des alten Tubus erfolgt die Intubation der Trachea mit dem Bronchoskop und dem neuen Tubus. Fiberoptisch wird die Hauptkarina eingestellt, der neue Tubus vorgeschoben und korrekt im Bereich der distalen Trachea plaziert. Das Endoskop wird in den distalen Bereich des Tubus zurückgezogen und die Tubusspitze bei optimaler Sicht 1–2 cm oberhalb der Karina positioniert. Nach Blockung des neuen Tubus und Entfernung des Bronchoskops kann der Patient in dieser kritischen Phase sofort weiterbeatmet werden. Die Apnoezeit ist bei dieser Methode sehr kurz.

Nach *Aspiration* sollte so bald wie möglich das Aspirationsmaterial entfernt werden. Es kann u. U. auch notwendig sein, z. B. bei Aspiration größerer Fremdkörper, eine Bronchoskopie mit dem starren Bronchoskop durchzuführen.

Bei *Hämoptysen* kann die Blutungsquelle fiberoptisch gut lokalisiert und therapeutisch durch Ballonokklusion oder Laserkoagulation angegangen werden. Eine endoskopisch verifizierte Blutungsquelle, die einer Lasertherapie gut zugänglich ist, wie beispielsweise die im Hauptbronchus, sollte auch bei nicht akuter Blutung rasch beseitigt werden werden (Abb. 10.**13**). Handelt es sich jedoch um eine schlecht zu lokalisierende Blutung, wie z. B. die diffuse Blutung aus einem Lungensegment, ist die Ballonokklusion möglich.

Ist das blutende Lungensegment identifiziert, wird der Ballon im Ostiumbereich dieses Segments plaziert, so daß eine Tamponade der Blutung erzielt wird (Abb. 10.**14a**). Die Ballontamponade sollte maximal 24 Stunden belassen werden. Bei Sistieren der Blutung kann der Ballon entfernt werden (Abb. 10.**14b**).

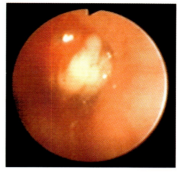

Abb. 10.**13** Spontane Blutung mit Raumforderung im linken Hauptbronchus.

Funktionell wirksame Stenosen im Bereich der Trachea oder der Hauptbronchien können durch *Stentimplantation* als Ultima ratio therapiert werden. Es stehen Stents für verschiedene Indikationen zur Verfügung (Abb. 10.**15**). Zugangsmethode der Wahl für diese Intervention ist die Bronchoskopie mit dem starren Gerät, weil eine bessere Übersicht und eine exaktere Plazierung des Stents möglich sind.

Zunehmend etabliert sich im Intensivbereich die *perkutane Dilatationstracheotomie* bei Langzeitbeatmung (338a, 338b). Während dieser Intervention sollte eine Bronchoskopie durchgeführt werden, um dem Operateur die Kontrolle des trachealen Lumens zu gewähren, damit Verletzungen, beispielsweise der Hinterwand der Trachea, vermieden werden.

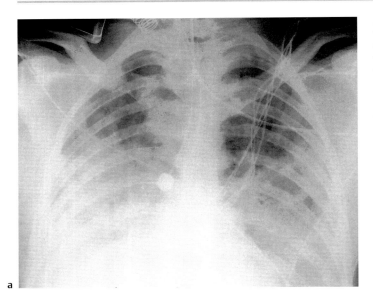

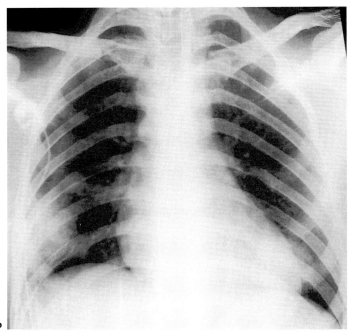

Abb. 10.**14 a, b** **a** Zustand nach traumatischer Lungenkontusion mit diffuser Blutung in den rechten Unterlappen. Es erfolgte die Anlage einer Ballontamponade im Unterlappenabgang. **b** 24 Stunden nach Anlage der Ballontamponade stand die Blutung; die Tamponade wurde entfernt. Die Abbildung zeigt den radiologischen Befund 3 Wochen nach dem Trauma.

Abb. 10.**15 a–e** Verschiedene Stents, die für einen pneumologischen Einsatz geeignet sind:
a Dynamic-Stent (Freitag-Stent).
b Siliconstandardstent.
c Orlowski-Stent.
d Wallstent.
e Gianturco-Stent.

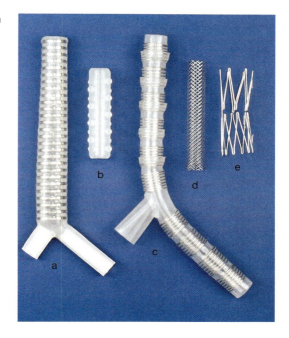

10.4 Technische Durchführung

10.4.1 Geräte

Besonders beim intubierten beatmeten Patienten sollte ein Bronchoskop mit einem möglichst geringen Außendurchmesser verwendet werden, um eine ausreichende Ventilation während der Untersuchung zu gewährleisten. Der Außendurchmesser des Geräts muß in Relation zum Durchmesser des Tubus stehen. Bei Erwachsenen sollte der Innendurchmesser des Tubus mindestens 1,5 mm größer sein als der Außendurchmesser des Bronchoskops. Bei doppelläufigen Tuben sind daher geringere Gerätedurchmesser erforderlich als bei üblichen Endotrachealtuben, z. B. der Größe 8 mm ID. Im Gegensatz hierzu sollte der Arbeitskanal möglichst groß sein (2,6 mm), damit ein problemloses Absaugen von sehr zähem Sekret möglich ist. Als Standardbronchoskop ist ein Gerät mit einem Außendurchmesser von 6 mm und einem Durchmesser des Arbeitskanals von 2,8 mm empfehlenswert.

10.4.2 Vorbereitung

Die Fiberbronchoskopie auf der Intensivstation sollte unter aseptischen Kautelen durchgeführt werden. Eine Überwachung von Blutdruck, Puls, Elektrokardiogramm, Sauerstoffsättigung und Beatmungsparametern, wie Atemminutenvolumen und Beatmungsdruck, ist notwendig. Einige Minuten vor Beginn der Bronchoskopie sollte die inspiratorische Sauerstoffkonzentration auf 100 % erhöht werden. Hilfreich ist die Überwachung der Funktion des Beatmungsgeräts während der Untersuchung durch Fachpersonal.

10.4.3 Einführungstechniken

Beim spontan atmenden Patienten wird die transnasale Intubation bevorzugt, die selbst beim Problempatienten gefahrlos durchgeführt werden kann (154). Weitaus häufiger ist die Bronchosko-

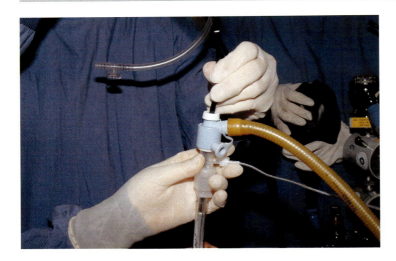

Abb. 10.**16** Fiberbronchoskopie beim beatmeten Patienten über den Mainzer Universaladapter unter sterilen Bedingungen.

pie beim beatmeten Patienten auf der Intensivstation. Um Komplikationen, vor allem eine Hypoxie oder Kreislaufkomplikationen, zu vermeiden, ist die oben genannte Überwachung des Patienten unumgänglich.

Präinterventionell sollte mit 100 % Sauerstoff beatmet werden. Vorteilhaft ist der Einsatz eines volumengesteuerten Beatmungsgeräts, weil bei Einsatz eines druckgesteuerten Geräts der Beatmungsdruck wegen der Widerstanderhöhung im Tubus erhöht ist und somit eine Hypoventilation resultiert (200). Die Intubation erfolgt über ein sterilisierbares Adapterelement oder ein Einweg-T-Stück unter gleichzeitiger Fortführung der Respiratortherapie (Abb. 10.**16**). Der Adapter minimiert das Luftleck. Bei Abfall der Sauerstoffsättigung unter 90 % sollte die Untersuchung bis zum Erreichen einer Sauerstoffsättigung über 95 % unterbrochen werden. Besteht bei Indikation für die Bronchoskopie wegen massiver Verlegung mit Schleim schon präinterventionell trotz Erhöhung der inspiratorischen Sauerstoffkonzentration auf 100 % eine niedrige Sauerstoffsättigung, z. B. unter 90 %, sollte der Untersuchungs- und Therapiezeitraum sehr kurz sein und selbst ein diskreter weiterer Abfall der Sauerstoffsättigung nicht länger toleriert werden.

10.5 Verfahren der Probengewinnung für die Diagnostik

10.5.1 Bronchoalveoläre Lavage

Die bronchoalveoläre Lavage ist von nachgewiesenem diagnostischem Nutzen bei opportunistischen pulmonalen Infekten der immunsupprimierten Patienten und bei interstitiellen Lungenerkrankungen (2, 56, 71, 91, 121, 259, 323). Dies gilt insbesondere für die beatmungsassoziierten Pneumonien (91). Neuere Arbeiten haben jedoch gezeigt, daß eine gezielte endotracheale Sekretgewinnung unter aseptischen Kautelen und eine quantitative mikrobiologische Aufarbeitung Ergebnisse bringen, die hinsichtlich beatmungsassoziierter Pneumonien in der Sensitivität und Spezifität denen bei bronchoalveolärer Lavage entsprechen (192).

Bei der bronchoalveolären Lavage wird durch das weit peripher plazierte Bronchoskop Probenmaterial aus der Lungenperipherie durch Spülung gewonnen. Das Bronchoskop in Verschlußposition wird zunächst mit dem Ende in das Ostium des Segments gebracht, das untersucht werden soll (Abb. 10.**17**). Über den Arbeitskanal werden portionsweise je 20–50 ml sterile physiologische Kochsalzlösung eingebracht und durch Aspiration zurückgewonnen. Die Flüssigkeit kann entweder mit einer Spritze am Arbeitskanal oder über ein

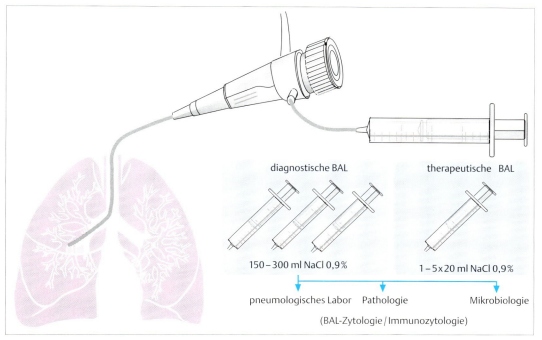

Abb. 10.**17** Bronchoalveoläre Lavage (BAL): Das Bronchoskop befindet sich in Verschlußposition im Mittellappen rechts. In Abhängigkeit von der Indikation wird eine diagnostische oder therapeutische Lavage durchgeführt.

Absaugsystem aspiriert werden. Die erste Portion der aspirierten Flüssigkeit sollte verworfen werden. Bei starker Kollapsneigung des Segmentbronchus ist die Lavage über einen kleinen Katheter, der über den Arbeitskanal in das Segment plaziert wird, empfehlenswert. Die Lavageflüssigkeit sollte Körpertemperatur haben und ihr Gesamtvolumen mindestens 100–160 ml betragen. Bei einem Gesamtvolumen von weniger als 100 ml werden überwiegend nur die bronchialen Anteile lavagiert. Eine Aussage über den alveolären Bereich ist dann nicht möglich. Die zurückgewonnene Flüssigkeit sollte mindestens 50 % der instillierten Menge und mindestens 70 ml betragen. Die so gewonnene Lavageflüssigkeit enthält neben den intraalveolären freien Abwehrzellen (vor allem den Makrophagen, Lymphozyten, Neutrophilen [bei Pneumonie]) auch etwaige Krankheitserreger.

Durch bronchoalveoläre Lavage induzierte Komplikationen sind selten und geringgradig. Sie umfassen den postinterventionellen Temperaturanstieg, den passageren Abfall des Sauerstoffpartialdrucks, die passagere Verschattung des lavagierten Segments im Röntgenbild und ganz selten die Exazerbation einer Lungenerkrankung sowie das Auftreten eines Pneumothorax und von Hämoptysen (121, 253, 259).

10.5.2 Probenentnahme mit der geschützten Bürste

Das Problem der Unterscheidung zwischen mikrobiologischer Kolonisation und Kontamination bei der Bronchoskopie über den Tubus unter aseptischen Kautelen ist gering. Ein zweites Verfahren zur kontaminationsarmen Asservation ist die Anwendung der *geschützten Bürste (protected specimen brush, [PSB])* (Abb. 10.**18**).

Anwendung der geschützten Bürste. Dies ist eine gute Methode zur Gewinnung unkontaminierten Materials aus den unteren Atemwegen (356). Die Bürste befindet sich in einem Doppelkatheter, der an der Spitze mit einem Polyethylenpfropf

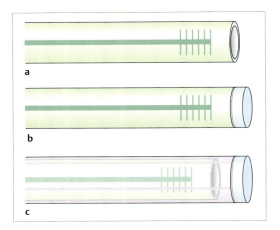

Abb. 10.**18 a–c** Schematische Darstellung verschiedener Bürstentypen zur Gewinnung von Material zur mikrobiologischen Diagnostik:
a Einfacher Katheter mit Bürste.
b Einfacher Katheter mit Bürste und Spitzenverschluß.
c Doppelkatheter mit Bürste zum teleskopartigen Vorschieben und Spitzenverschluß.

verschlossen ist (Abb. 10.**18c**). Das System der geschützten Bürste wird über den Arbeitskanal des Bronchoskops in das Segment eingeführt, in dem die mikrobiologische Diagnostik geplant ist. Nach Entfernung des Polyethylenpfropfs wird das Sekret mit der Bürste durch Vor- und Rückwärtsbewegungen sowie vorsichtige rotierende Bewegungen gewonnen. Die Bürste wird vor ihrer Entfernung aus dem Bronchoskop wieder in den „schützenden" Katheter zurückgezogen, um Kontaminationen zu vermeiden. Die rasche Verarbeitung innerhalb 1 Stunde und das Einlegen der Bürstenspitze in ein Kulturmedium sind bei dieser Methode zwingend. Wichtig ist auch die quantitative Auswertung des Materials. Untersuchungen haben ergeben, daß der Nachweis von mehr als 10^3 KBE/ml einer Erregerspezies mit dieser Technik einer Konzentration von mehr als 10^6 KBE/ml im Parenchym entspricht (25). Dies bedeutet, daß ein Erregernachweis von mehr als 10^3 KBE/ml eine diagnostische Relevanz besitzt (65). Die Diskussion über die Sicherung der Grenze zwischen Kontamination und Infektion bei 10^3 KBE/ml ist jedoch noch nicht abgeschlossen. Möglicherweise muß die Grenze noch höher angesetzt werden, was eine Erhöhung der Spezifität auf Kosten der Sensitivität bewirken würde (91, 192, 324). Die Anwendung der geschützten Bürste hat sich gerade beim beatmeten Patienten als ein gutes diagnostisches Medium bewährt (56, 91, 192). Die Vorteile des Verfahrens der geschützten Bürste liegen auf jeden Fall in der methodisch bedingten hohen Sensitivität bei der mikrobiologischen Diagnostik (91, 199, 355), die Nachteile in dem vergleichsweise hohen Preis des Einmalsystems von etwa 40–60 DM.

Es ist noch nicht endgültig entschieden, welche diagnostische Methode bei der beatmungsassoziierten Pneumonie die Methode der Wahl ist (200). In der Diskussion stehen wichtige Parameter der Sensitivität und Spezifität im Vordergrund, aber auch Parameter wie Invasivität, Komplikationsrate und Kosten müssen berücksichtigt werden (65, 91, 192, 253, 324, 327). Neueren Untersuchungen zufolge ist eine umfassende Diagnose der beatmungsassoziierten Pneumonie durch endotracheale Sekretgewinnung und direkte zytologische sowie mikrobiologische Aufarbeitung einschließlich des Anlegens quantitativer Kulturen eine sehr gute Alternative zu den anspruchsvolleren und teureren Verfahren wie Bronchiallavage und Anwendung der geschützten Bürste (191). Für alle diagnostischen Methoden zur mikrobiologischen Materialgewinnung gilt, daß die Sensitivität mit einer antibiotischen Vorbehandlung des Patienten und mit einer nicht ausreichenden Erfahrung des Bronchoskopeurs negativ korrelieren kann. Einzelberichte über eine nicht signifikante Minderung der diagnostischen Aussagefähigkeit bei antibiotisch vorbehandelten Patienten (56) sollten dennoch eine vertretbare Pause der antibakteriellen Chemotherapie vor der diagnostischen Intervention nicht verhindern.

Transbronchiale Biopsie. Dieses diagnostische Verfahren hat gerade bei immunsupprimierten Patienten einen hohen Stellenwert für die Diagnostik. So ist beispielsweise bei der Infektion mit dem Zytomegalievirus eine sichere diagnostische Aussage mit Hilfe des histologischen Bilds und durch Anwendung immunhistologischer Methoden zu erhalten. Unter Durchleuchtungsbedingungen werden gezielt mehrere Proben des Lungenparenchyms zur Biopsie aus dem peribronchialen Bereich gewonnen. Nur so läßt sich bei Gewinnung aussagekräftigen Gewebes das Risiko eines Pneumothorax eingrenzen. Beim respiratorisch insuffizienten Patienten müssen bei der Indikationsstellung die möglichen Komplikationen, wie Pneumothorax (bis zu 20 %) und schwerwiegende Blutungen (5–10 %), berücksichtigt werden.

10.6 Komplikationen

Die Fiberbronchoskopie ist ein gering invasives Untersuchungsverfahren, das mit wenigen Komplikationen verbunden ist. Retrospektive Analysen von über 72 000 Untersuchungen haben eine Mortalität von 0,015 % ergeben (69, 313). Die hauptsächlichen Risikofaktoren sind die pulmonalen und kardiovaskulären Grunderkrankungen. Aufgrund der pathologischen Veränderungen können sich Kriterien einer Hochrisikobronchoskopie ergeben (Tab. 10.**4**). In diesen Fällen sind die Indikationen und der Nutzen der geplanten Untersuchung sehr sorgsam zu evaluieren. Bei der routinemäßigen Fiberbronchoskopie beim beatmeten Patienten sind vor allem 2 Komplikationen zu berücksichtigen: die Hypoxie und die Keimverschleppung.

Bei jeder fiberbronchoskopischen Untersuchung besteht die Gefahr von Komplikationen durch Hypoxie (Abfall des p_aO_2 um etwa 10–20 mmHg) (1, 313). Für die Untersuchung des beatmeten Patienten sind daher besondere Sicherheitsmaßnahmen, wie die Erhöhung der inspiratorischen Konzentration des Sauerstoff auf 100 % für die Dauer der Untersuchung und die laufende Kontrolle der Sauerstoffsättigung, notwendig (25). Generell sollte bei der Fiberbronchoskopie des kritisch kranken Patienten berücksichtigt werden, daß das Komplikationsrisiko mit der Untersuchungsdauer ansteigt.

Therapeutische Interventionen im Verlauf der Bronchoskopie auf der Intensivstation können ihrerseits Komplikationen hervorrufen. Bei Anwendung der geschützten Bürste und besonders bei der transbronchialen Biopsie können eine Blutung, besonders bei Patienten mit einer Koagulopathie oder Niereninsuffizienz, und gelegentlich ein Pneumothorax induziert werden. Eine bronchoalveoläre Lavage kann eine grenzwertig respiratorische Situation u. U. erheblich verschlimmern. Die Rückbildung der lavagebedingten Komplikationen kann in weniger als 24 Stunden erwartet werden.

10.7 Schlußfolgerung

Die Fiberbronchoskopie ist ein risikoarmes, den Patienten wenig belastendes Verfahren zur sofortigen Inspektion der tiefen Luftwege, besonders unter Notfallbedingungen. Die Methode besitzt eine hohe diagnostische Aussagefähigkeit und erlaubt zugleich weiterführende therapeutische Maßnahmen. Im Vordergrund der therapeutischen Maßnahmen stehen zumeist die bronchoalveoläre Lavage und das Absaugen bei Verschluß durch Sekretretention oder Aspiration.

11. Spezielle Techniken

A. Scherhag

Die Möglichkeit, mit dem flexiblen Fiberendoskop Hohlräume zu inspizieren, hat im Bereich der Anästhesie und Intensivmedizin zu einer breiten Verwendung geführt, die über die klassischen Indikationen hinausgeht.

11.1 Lagekontrolle des Tubus

Nach jeder fiberoptischen Intubation muß die *Tubuslage* genau kontrolliert werden. Dazu schiebt man das Fiberendoskop durch den Tubus unmittelbar vor die *Karina*, ohne die Schleimhaut zu verletzen (Abb. 11.1). Man faßt das Fiberendoskop am Tubuskonnektor mit den Fingern und zieht das Endoskop so weit zurück, bis man die *Spitze des Tubus* erkennt (Abb. 11.2). Aufgrund der Markierungen an der Optik im Abstand von 5 cm kann man den Abstand zwischen Tubus und Karina genau bestimmen. So wird schon bei der Intubation ohne jede zeitliche Verzögerung die Lage des Tubus sicher bestimmt. Es besteht eine gute Übereinstimmung mit dem Ergebnis der Kontrolle der Tubuslage durch die Röntgenaufnahme des Thorax (85, 217, 221b, 333). Die sofortige Bestimmung der Tubuslage nach der Intubation hat einige wesentliche Vorteile: Das Ergebnis liegt sofort vor, kann ohne Strahlenbelastung erreicht und beliebig oft kontrolliert werden.

Eine unbeabsichtigte einseitige Intubation wird ausgeschlossen, wenn man beachtet, daß bei einer rechtsseitigen Intubation der Abgang des Bronchus des Mittellappens und des Unterlappens mit der Karina verwechselt werden kann. Im Zweifelsfall sucht man den Abgang des *rechten Oberlappenbronchus* (Abb. 11.3). Ist er nicht aufzufinden, wird der Tubus unter fiberoptischer Kontrolle ein Stück zurückgezogen, bis der rechte Oberlappenbronchus sichtbar wird.

Auch *intraoperativ* kann eine *Fehllage* oder eine sekundäre *Dislokation* des Tubus, selbst bei ungünstiger Lage des Patienten (in Bauchlage oder halbsitzender Position), sicher erkannt und behoben werden (206). Die Lagekontrolle von Doppellumentuben wird in Kap. 9 behandelt.

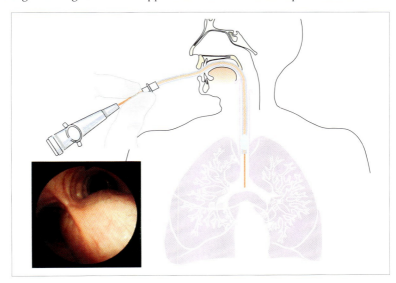

Abb. 11.1 Fiberendoskop vor der Karina.

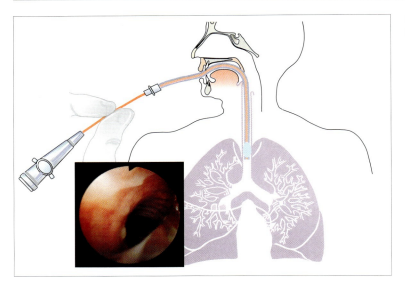

Abb. 11.**2** Fiberendoskop an der Tubusspitze.

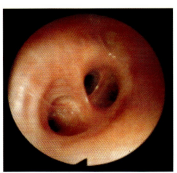

Abb. 11.**3** Fiberoptische Sicht des rechten Oberlappenabgangs.

11.2 Umintubation

Bei langzeitintubierten Patienten steht häufig ein Tubuswechsel an, weil

- der primär verwendete Tubus ein zu geringes Lumen hat,
- ein Leck in der Blockermanschette auftritt,
- ein anderer Zugangsweg gewünscht wird.

Im Gegensatz zur schwierigen Intubation hat man vor einer Umintubation meist genügend Zeit zur sorgfältigen Planung des Vorgehens.

Bei normalen anatomischen Verhältnissen kann man versuchen, *das Fiberendoskop an dem endotracheal liegenden Tubus vorbeizuschieben*. Nach einwandfreier Plazierung der Optik kann der zu wechselnde Tubus entfernt und der neue über das Fiberendoskop als Leitschiene vorgeschoben werden (Abb. 11.**4**) (80, 267, 344). Dieses Vorgehen ist nicht immer möglich und kann außerdem mit Verletzungen der Schleimhaut im Larynxbereich verbunden sein. Außerdem besteht die Gefahr, daß zusammen mit dem zu wechselnden Tubus auch das Fiberendoskop aus der Trachea herausgezogen wird.

Wenn die lokalen Verhältnisse das oben angegebene Verfahren nicht erlauben, kann als zusätzliche Sicherheitsmaßnahme eine Bougie oder eine *Magensonde* durch den noch liegenden Tubus vorgeschoben werden. Nachdem das *Endo-*

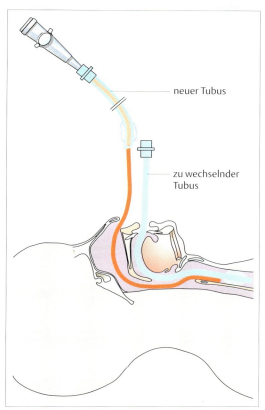 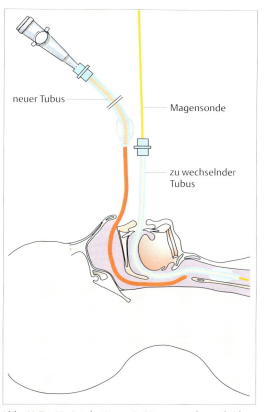

Abb. 11.4 Umintubation mit tracheal plaziertem Fiberendoskop.

Abb. 11.5 Umintubation mit Magensonde und Fiberendoskop.

skop kehlkopfnah plaziert worden ist, wird der zu wechselnde Tubus einige Zentimeter zurückgezogen. Die noch liegende Magensonde dient jetzt als Orientierung für die fiberoptische Intubation. Bei unerwartet auftretenden Schwierigkeiten kann der zu wechselnde Tubus jederzeit über die Magensonde als Leitschiene wieder vorgeschoben werden. Zwischenzeitlich ist auch eine Injektorbeatmung über die Magensonde möglich (Abb. 11.5) (257).

Bei einem etwas umständlichen Verfahren wird der liegende Tubus als Leitschiene für das Fiberendoskop benutzt. Nachdem das Endoskop tief endotracheal plaziert worden ist, wird der zu wechselnde Tubus zurückgezogen, mit einer Schere aufgeschnitten und entfernt. Der vorher über die Optik gezogene neue Tubus kann nun vorgeschoben werden (24). Dieses zeitaufwendige Verfahren birgt für den Patienten die Gefahr der Hypoxie und Aspiration in sich.

11.3 Extubation und Reintubation

Die schwierige Intubation und ihre Beherrschung sind Gegenstand vieler Veröffentlichungen. Nur wenige Autoren beschäftigen sich hingegen mit den Problemen, die im Verlauf der Extubation auftreten können. Nach 0,09 bis 0,19 % der Extubationen muß mit einer Reintubation gerechnet werden. Durch entsprechende Vorbereitungen können die damit verbundenen technischen Schwierigkeiten überwunden werden. Grundsätzlich sollte für die Reintubation das gleiche Instrumentarium griffbereit sein wie für die schwierige Intubation. In erster Linie müssen gefährdete Patienten als solche erkannt werden. Die Reintubation kann erschwert werden durch Intubationsprobleme bei der Einleitung, alle operativen Eingriffe im Hals- und Gesichtsbereich, wie z. B. die Versteifung der Halswirbelsäule, die Neck dissection und Eingriffe an der Trachea, sowie Operationen, als deren Folge der Zugang zu den Atemwegen eingeschränkt ist, wie die intermaxillare Verschnürung und myokutane Lappenplastiken. Verletzungen oder Ödembildung des Pharynx, des Larynx und der Trachea treten insbesondere nach schwierigen und wiederholten Intubationsversuchen oder Operationen in diesem Bereich auf. Auch vorher nicht erkannte Mißbildungen oder Erkrankungen im Trachealbereich, wie z. B. die Tracheomalazie, oder Fremdkörper, wie Rachentamponade, Tupfer, Zähne, Teile von Zahnspangen, Schrauben und Drähte, können die Extubation erschweren. In Zweifelsfällen kann eine *fiberoptische Inspektion* des Tubus und der Atemwege für Klarheit sorgen (66a, 111, 144, 161, 201, 212). Auch Komplikationen nach einer Strumektomie lassen sich so sicher diagnostizieren (159).

Neben anderen Hilfsmitteln zur Extubation sind auch Verfahren mit Hilfe des Fiberendoskops vorgeschlagen worden. Nachdem das *Endoskop* durch den liegenden *Tubus* nach tracheal vorgeschoben worden ist, werden beide *zusammen zurückgezogen*. Dabei kann man Trachea und Kehlkopf inspizieren und, falls nötig, den Tubus jederzeit wieder vorschieben. Über den Absaugkanal kann während dieser Zeit Sauerstoff appliziert oder mit dem Jet-Ventilator beatmet werden (350).

Es können bei der Extubation mechanische Probleme auftreten, die die *Entfernung des liegenden Tubus unmöglich* machen. Durch Verklebung des Pilotschlauchs oder eine Fehlfunktion des Ventils kann die Blockermanschette nicht entlüftet werden. In diesen Fällen wird man das Fiberendoskop am Tubus vorbeischieben und die Diagnose bestätigen. Mit einer durch den Arbeitskanal geschobenen Biopsiezange wird die Blockermanschette perforiert und entlüftet. Der Tubus kann durch Naht, mit Draht oder Schrauben unabsichtlich fixiert worden sein. Wenn man diesen Tubus mit Gewalt zu entfernen versucht, können schwerwiegende Komplikationen auftreten. Ein *Tubus*, der sich *nicht leicht entfernen* läßt, sollte *fiberoptisch kontrolliert* werden, um geeignete Maßnahmen ergreifen zu können (111).

Falls eine *schwierige Reintubation* zu erwarten ist, kann ein *Führungsdraht* als Leitschiene für das Fiberendoskop endotracheal plaziert und in der postoperativen Phase dort belassen werden (286). Vom Patienten wird dieser dünne Mandrin gut toleriert.

11.4 Tracheotomie

Während der Tracheotomie eines intubierten Patienten kann mit einem über den Tubus vorgeschobenen Fiberendoskop die richtige Lage des Tracheostomas intraoperativ direkt überprüft werden (238). Auch die eigentliche Tracheotomie kann fiberoptisch verfolgt werden. Wegen der Nähe des Fiberendoskops zur Tracheotomiestelle ist die Sicht eingeschränkt und kann das Endoskop beschädigt werden. Das geringe Innenlumen des Tubus erschwert die Beatmung während der Tracheoskopie. Diese technischen Schwierigkeiten können durch Verwendung der Kehlkopfmaske reduziert werden, falls für deren Einsatz keine Kontraindikationen bestehen. Nach Plazierung der Kehlkopfmaske kann die Tracheotomie unter Beatmung und guten fiberoptischen Sichtverhältnissen durchgeführt werden (44).

Ein Fallbericht und eine Studie zur Kontrolle von Komplikationen nach einer Minitracheotomie zeigen, daß nur die fiberoptische Inspektion zur sicheren und eindeutigen Lagekontrolle des Tracheostomas geeignet ist (250, 251).

11.5 Plazierung der Magensonde

Die Plazierung der Magensonde ist bei Patienten mit Deformitäten oder Tumoren im Pharynx, Larynx und am Ösophaguseingang schwierig. In solchen Fällen kann mit dem Fiberendoskop gezielt der Ösophagus aufgesucht werden. Nachdem man einen Führungsdraht über den Absaugkanal vorgeschoben hat, wird das Fiberendoskop entfernt und eine Magensonde mit endständiger Öffnung vorgeschoben (171).

Bei Verwendung einer doppelläufigen Magensonde ohne endständiges Lumen intubieren wir den Ösophagus mit einem Tubus. Durch diesen schieben wir nach Entfernung des Endoskops die Sonde. Der Tubus wird anschließend entfernt. Da der proximale Ansatz der Magensonde sich nicht durch den Tubus fädeln läßt, muß der Tubus aufgeschnitten werden.

Bei Patienten mit einer Schädelbasisfraktur besteht die Möglichkeit der intrakraniellen Fehllage einer „blind" nasal vorgeschobenen Magensonde. Unter fiberoptischer Kontrolle kann man in einem solchen Fall einen nasopharyngealen Tubus einführen, über den die Magensonde gefahrlos plaziert werden kann (173).

12. Tabelle zur Geschichte der flexiblen Fiberoptik

A. Scherhag

Jahr	Autor(en)	Beschreibung	Ref.
1900	Killian	Starre Bronchoskopie mit einem Ösophagoskop.	(145)
1954	Hopkins, Kapany	Entwicklung einer flexiblen Fiberoptik.	(127)
1967	Murphy	Nasale fiberoptische Intubation (Choledochoskop).	(209)
1968	Ikeda	Entwicklung des flexiblen Fiberbronchoskops.	(132)
1969	Kronschwitz	Nasale fiberoptische Intubation mit batteriebetriebenem Gerät.	(158)
1972	Taylor, Towey	Nasale Intubation mit dem flexiblen Fiberbronchoskop.	(318)
1972	Tahir	Beatmung über einen Drehkonnektor während der Intubation mit dem flexiblen Fiberbronchoskop.	(316)
1973	Davies	Nasale Intubation mit fiberoptischem Laryngoskop.	(76)
1974	Stiles	Plazierung eines Herzkatheters über den Biopsiekanal als Leitschiene für kleine Tuben.	(311)
1975	Davidson, Bone, Nahum	Nasale und orale fiberbronchoskopische Intubation.	(75)
1979	Alfery u. Mitarb.	Kontralaterale nasale Technik bei Kindern.	(11)
1979	Rucker, Silva, Worcester	Nasale fiberoptische Intubation bei Kindern.	(272)
1980	Mallios	Nasale fiberoptische Intubation über Maske.	(187)
1982	Patil u. Mitarb.	Nasale und orale fiberoptische Intubation über Maske.	(237)
1983	Rogers, Benumof	Oropharyngealer Tubus als Beißschutz und Leitschiene für die Fiberoptik.	(265)
1985	Berthelsen u. Mitarb.	2-Stufen-Technik bei Kindern.	(33)
1985	Kleemann u. Mitarb.	Ultradünne Fiberoptik (2,7 mm) ohne Biopsiekanal.	(155)
1990	Scherhag u. Mitarb.	Mainzer Universaladapter mit Optosafe.	(285)
1991	Audenaert u. Mitarb.	Retrograde Einführung eines Führungsdrahts als Leitschiene.	(18)
1991	Hasham u. Mitarb.	Kehlkopfmaske als Leitschiene.	(113)

13. Literatur

1. Anonymous: Richtlinien für die Qualitätssicherung in der Bronchologie. Prax. Klin. Pneumol. 41 (1987) 239
2. Anonymous: Empfehlungen zur diagnostischen bronchoalveolären Lavage. Prax. Klin. Pneumol. 42 (1988) 119
3. Anonymous: Guidelines for cardiopulmonary resuscitation and emergency cardiac care. JAMA 268 (1992) 2205
4. Anonymous: Auskunft der Fa. Schott, Mainz. (1995)
5. Anonymous: Instrumentarium zur fiberoptischen Intubation. Rüsch, Waiblingen 1995
6. Anonymous: Prüfung und Bewertung der Reinigungs- und Desinfektionswirkung von Endoskop-Dekontaminationsautomaten sowie -Desinfektionsautomaten. Hyg. u. Med. 20 (1995) 40
7. Adriani, J., R. Zepernich, J. Arens, E. Authement: The comparative potency and effectiveness of topical anesthetics in man. Clin. Pharmacol. Ther. 5 (1964) 49
8. Aiello, G., I. Metcalf: Anaesthetic implications of temporomandibular joint disease. Can. J. Anaesth. 39 (1992) 610
9. Albertini, R.E., J.H. Harrell, N. Kurihara: Arterial hypoxemia induced by fiberoptic bronchoscopy. JAMA 230 (1974) 1666
10. Alexander, R., C. Moore: The laryngeal mask airway and training in nasotracheal intubation. Anaesthesia 48 (1993) 350
11. Alfery, D.D., C.F. Ward, I.R. Harwood, F.L. Mannino: Airway management for a neonate with congenital fusion of the jaws. Anesthesiology 51 (1979) 340
12. Alfrey, D.D., J.L. Benumof, R.G. Spragg: Anesthesia for bronchopulmonary lavage. In Kaplan, J.: Thoracic Anesthesia, Churchill-Livingstone, New York 1982 (P. 403)
13. Alliaume, B., J. Coddens, T. Deloof: Reliability of auscultation in positioning of double-lumen endobronchial tubes. Can. J. Anaesth. 39 (1992) 687
14. Asai, T.: Fiberoptic tracheal intubation through the laryngeal mask in an awake patient with cervical spine injury. Anesth. Analg. 77 (1993) 404
15. Asai, T., K. Fujise, M. Uchida: Use of the laryngeal mask in a child with tracheal stenosis. Anesthesiology 75 (1991) 903
16. Asai, T., S. Morris: The laryngeal mask airway: its features, effects and role. Can. J. Anaesth. 41 (1994) 930
17. Atwell, S.W.: Major anomalies of the tracheobronchial tree. Chest 52 (1967) 611
18. Audenaert, S.M., C.L. Montgomery, B. Stone, R.E. Akins, R.L. Lock: Retrograde-assisted fiberoptic tracheal intubation in children with difficult airways. Anesth. Analg. 73 (1991) 660
19. Bailey, P.L., J.W.B. Moll, N.L. Pace: Respiratory effects of midazolam and fentanyl: Potent interaction producing hypoxemia and apnea. Anesthesiology 69 (1988) A813
20. Baines, D., J. Keneally: Anaesthetic implications of the mucopolycaccharidoses: A fifteen-year experience in a children's hospital. Anaesth. Intensive Care 11 (1983) 198
21. Bainton, C.R.: New Concepts in Airway Management. International Anesthesiology Clinics 32 (1994) 1
22. Baraka, A.: Transtracheal jet ventilation during fiberoptic intubation under general anesthesia. Anesth. Analg. 65 (1986) 1091
23. Barrett, J.R., A.L. Vechione, A.L. Loamis-Bell: Flexible bronchoscopy for airway management during acute respiratory failure. Am. Rev. Respir. Dis. 109 (1974) 429
24. Barron, M.: An improved technique for changing endotracheal tubes. J. Cardiothorac. Anesth. 3 (1989) 674
25. Bartlett, J.G.: Invasive diagnostic techniques in pulmonary infections. In Pennigton, L.E.: Respiratory infections: diagnosis and management, Raven, New York 1989 (P. 69)
26. Bellhouse, C.P., C. Doré: Criteria for estimating likelihood of difficulty of endotracheal intubation with Macintosh laryngoscope. Anaesth. Intensive Care 16 (1988) 329
27. Benumof, J.L.: Management of the Difficult Adult Airway. With Special Emphasis on Awake Tracheal Intubation. Anesthesiology 75 (1991) 1087
28. Benumof, J.L.: Use of the laryngeal mask airway to facilitate fiberscope-aided tracheal intubation. Anesth. Analg. 74 (1992) 313
29. Benumof, J.L.: Separation of the two lungs (double-lumen tube and bronchial blocker intubation). In Benumof, J.L.: Anesthesia for thoracic surgery, Saunders, Philadelphia 1995 (P. 330)
30. Benumof, J.L.: Airway Management Principles and Practice. 1. Ed. Mosby, St. Louis 1995
31. Benumof, J.L., B.L. Partridge, C. Salvatierra, J. Keating: Margin of safety in positioning modern double-lumen endotracheal tubes. Anesthesiology 67 (1987) 729
32. Benumof, J.L., M.S. Scheller: The importance of transtracheal jet ventilation in the management of the difficult airway. Anesthesiology 71 (1989) 769
33. Berthelsen, P., S. Prytz, E. Jacobsen: Two-stage fiberoptic nasotracheal intubation in infants: a new approach to difficult pediatric intubation. Anesthesiology 63 (1985) 457

34. Bjork, V.O., E. Carlens: The prevention of spread during pulmonary resection by the use of a double-lumen catheter. J. Thorac. Surg. 20 (1950) 151
35. Block, C., V. Brechner: Unusual problems in airway management. The influence of the temporomandibular joint, the mandible, and associated structures on endotracheal intubation. Anesth. Analg. 50 (1971) 114
36. Bonfils, P.: Neue Technik mit einem fiberoptischen Instrument: nasale kontralaterale Intubation. Anaesthesist 31 (1982) 362
37. Bonica, J.J.: Transtracheal anesthesia for endotracheal intubation. Anesthesiology 10 (1949) 736
38. Borland, L.M., D.M. Swan, S. Leff: Difficult pediatric endotracheal intubation: A new approach to the retrograde technique. Anesthesiology 55 (1981) 577
39. Boucek, C.D., H.B. Gunnerson, W.C. Tullock: Percutaneous transtracheal high-frequency jet ventilation as an aid to fiberoptic intubation. Anesthesiology 67 (1987) 247
40. Bouguet, D., M. Boukobza, M. Metzger, R. Roy-Camille, P. Viars: Patient safety and risk management II. Anesthesiology 69 (1988) 725
41. Bowes, W.A., J.O. Johnson: Pneumomediastinum after planned retrograde fiberoptic intubation. Anesth. Analg. 78 (1994) 795
42. Brain, A.I.J., T.D. McGhee, E.J. McAteer, A. Thomas, M.A.W. Abu-Saad, J.A. Bushman: The laryngeal mask airway. Development and preliminary trials of a new type of airway. Anaesthesia 40 (1985) 356
43. Brimacombe, J., A. Berry: Use of the laryngeal mask airway to facilitate fibreoptic bronchoscopy in awake patients. Acta Anaesthesiol. Scand. 38 (1994) 90
44. Brimacombe, J., G. Clarke, S. Simons: The laryngeal mask airway and endoscopic guided percutaneous tracheostomy. Anaesthesia 49 (1994) 358
45. Bucx, M.J.L., R.T.M. Van Geel, P.A.E. Scheck, T. Stijnen: Cardiovascular effects of forces applied during laryngoscopy. The importance of tracheal intubation. Anaesthesia 47 (1992) 1029
46. Burney, R.G., R. Winn: Increased cerebrospinal fluid pressure during laryngoscopy and intubation for induction of anesthesia. Anesth. Analg. 54 (1975) 687
47. Büttner, J., R. Klose: Probleme bei der Intubation mit dem flexiblen Fiberbronchoskop LF 1. Anaesthesist 39 (1990) 420
48. Calder, I.: When the endotracheal tube will not pass over the flexible fiberoptic bronchoscope. Anesthesiology 77 (1992) 398
49. Calder, I., A.J. Ordman, A. Jackowski, H.A. Crockard: The Brain laryngeal mask airway. An alternative to emergency tracheal intubation. Anaesthesia 45 (1990) 137
50. Camaioni, D., F. Rodola, S. Barbi, V. Stancanelli, A.M. Bracali: The use of the fibroscope for tracheal intubation in severe cervical instability with the Halo cranial traction system. Minerva Anestesiol. 57 (1991) 775
51. Campbell, D., J. Adriani: Absorption of local anesthetics. JAMA 168 (1958) 873
52. Caplan, R.A., K.L. Posner, R.J. Ward, F.W. Cheney: Adverse respiratory events in anesthesia: a closed claims analysis. Anesthesiology 72 (1990) 828
53. Chadd, G.D., J.W.L. Ackers, P.M. Bailey: Difficult intubation aided by the Laryngeal Mask Airway. Anaesthesia 44 (1989) 1015
54. Chadd, G.D., D.L. Crane, R.M. Phillips, W.P. Tunell: Extubation and reintubation guided by the laryngeal mask airway in a child with the Pierre-Robin-Syndrome. Anesthesiology 76 (1992) 640
55. Chadd, G.D., A.J. Walford, D.L. Crane: The 3.5/4.5 modification for fiberscope-guided tracheal intubation using the laryngeal mask airway. Anesth. Analg. 75 (1992) 307
56. Chastre, J., J.-Y. Fagon, M. Bomet-Lesco: Evaluation of bronchoscopic techniques for the diagnosis of nosocomial pneumonia. Am. J. Respir. Crit. Care Med. 152 (1995) 231
57. Cherala, S., A. Ovassapian: A complication of fiberoptic nasal tracheal intubation. Anesthesiology 71 (1989) 319
58. Chidyllo, S.A.: Dental examinations prior of elective surgery under anaesthesia. NYSDJ 14 (1990) 69
59. Childres, W.F.: New method for fiberoptic endotracheal intubation of anesthetized patients. Anesthesiology 55 (1981) 595
60. Ciaglia, P., R. Frisching, E. Syniec: Elective percutaneous dilatational tracheostomy. Chest 87 (1985) 715
61. Coe, P.A., T.A. King, R.M. Towey: Teaching guided fibreoptic nasotracheal intubation. An assessment of an anaesthetic technique to aid training. Anaesthesia 43 (1988) 410
62. Cohn, A.I., M.H. Zornow: Awake Endotracheal Intubation in Patients with Cervical Spine Disease: A Comparison of the Bullard Laryngoscope and the Fiberoptic Bronchoscope. Anesth. Analg. 81 (1995) 1283
63. Cole, P., J.S.J. Haight, P.W. Cooper, E.E. Kassel: A computed tomographic study of nasal mucosa: effects of vasoactive substances. J. Otolaryngol. 12 (1983) 58
64. Comelli, L.F., E. Scappaticci, R. Romagnoli, M.G. Pignatelli, S. Prioglio, A. Oliaro, S. Berrone: Nasotracheal intubation using a fiber-optic bronchoscope on patients with temporomandibular pathology. Minerva Stomatol. 35 (1986) 365
65. Cook, D.J., J.M. Fitzgerald, G.H. Guyatt, S. Walter: Evaluation of the protected brush catheter and bronchoalveolar lavage in the diagnosis of nosocomial pneumonia. Intensive Care Med. 6 (1991) 196
66a. Cooper, R.M.: Extubation of the Difficult Airway. Part 1: Complications of Extubation. ESIA 2 (1995)
66b. Cormack, R. S., J. Lehane: Difficult tracheal intubation in obstetrics. Anaesthesia 39 (1984) 1105
67. Couture, P., C. Perreault, D. Girard: Fibreoptic bronchoscopic intubation after induction of general anaesthesia: another approach. Can. J. Anaesth. 39 (1992) 99
68. Covino, B.G.: Clinical pharmacology of local anaesthetic agents. In Cousins, M.J., P.O. Bridenbaugh: Neural blockade. Clinical anaesthesia and management of pain, 2. Ed. Lippincott, Philadelphia 1988 (P. 111)

69. Credle, W.F., J.F. Smidely, R.C. Elliot: Complications of fiberoptic bronchoscopy. Am. Rev. Respir. Dis. 109 (1974) 67
70. Cregler, L.L.: Cocaine: The newest risk factor for cardiovascular disease. Clin. Cardiol. 14 (1991) 449
71. Crystal, R.G., H.Y. Reynolds, A.R. Kalica: Bronchoalveolar lavage: The report of an international conference. Chest 90 (1986) 122
72. Darling, J.R., J.T. D'Arcy, J.M. Murray: Split laryngeal mask airway as an aid to fibreoptic intubation. Anaesthesia 48 (1993) 79
73. Daubländer, M., W. Roth, P.P. Kleemann: Clinical investigation of potency and onset of different lidocaine sprays for topical anesthesia in dentistry. Anesth. Pain Control. Dent. 1 (1992) 25
74. Daum, R.E., D.J. Jones: Fibreoptic intubation in Klippel-Feil syndrome. Anaesthesia 43 (1988) 18
75. Davidson, T.M., R.C. Bone, A.M. Nahum: Endotracheal intubation with the flexible fiberoptic bronchoscope. Eye Ear Nose Throat Mon. 54 (1975) 346
76. Davies, N.J.: A new fiberoptic laryngoscope for nasal intubation. Anesth. Analg. 52 (1973) 807
77. Davis, K.: Alterations to the Patil-Syracuse mask for fiberoptic intubation. Anesth. Analg. 74 (1992) 472
78. Delaney, K.A., R. Hessler: Emergency flexible fiberoptic nasotracheal intubation: a report of 60 cases. Ann. Emerg. Med. 17 (1988) 919
79. Deller, A.: Die schwierige Intubation unter Notfallbedingungen. Notarzt 6 (1990) 12
80. Dellinger, R.P.: Fibreoptic bronchoscopy in adult airway management. Crit. Care Med. 18 (1990) 882
81. Derbyshire, D.R., A. Chmielewski, D. Fell, M. Vater, K.J. Achola, G. Smith: Plasma catecholamine responses to tracheal intubation. Br. J. Anaesth. 55 (1983) 855
82. Derlet, R.W., T.E. Albertson, R.S. Tharratt: Lidocain potentiation of cocaine toxicity. Ann. Emerg. Med. 20 (1991) 135
83. Diaz, J.H., J.L. Guarisco, F.E.J. LeJeune: Perioperative management of paediatric microstomia. Can. J. Anaesth. 38 (1991) 217
84. Dick, W., M. Lipp: Ist die Larynxmaske ein „Tubusersatz" für Ungeübte ? Notfallmedizin 21 (1995) 423
85. Dietrich, K.A., R.H. Strauss, A.K. Cabalka, J.J. Zimmerman, K.A. Scanlan: Use of flexible fiberoptic endoscopy for determination of endotracheal tube position in the pediatric patient. Crit. Care Med. 16 (1988) 884
86. Drummond, J.C.: Tracheal intubation and cervical injury. Can. J. Anaesth. 39 (1992) 1000
87. Dubreuil, M., M. Laffon, B. Plaud, C. Penon, C. Ecoffey: Complications and fiberoptic assessment of size 1 laryngeal mask airway. Anesth. Analg. 76 (1993) 527
88. Ducrow, M.: Throwing light on blind intubation. Anaesthesia 33 (1978) 827
89. Dykes, M.H., A. Ovassapian: Dissemination of fibreoptic airway endoscopy skills by means of a workshop utilizing models. Br. J. Anaesth. 63 (1989) 595
90. Ebeling, B.J., H.J. Straehler Pohl: Erschwerte Intubation bei endolaryngealem Paragangliom. Anaesthesist 41 (1992) 221
91. El Ebiary, M., A. Torres, J. Gonzalez, J.R. de la Bellascasa, C. Garcia: Quantitative culture of endotracheal aspirates for the diagnosis of ventilator-associated pneumonia. Am. Rev. Respir. Dis. 148 (1993) 1552
92. Ellis, D.G., R.D. Stewart, R.M. Kaplan, A. Jakymec, J.A. Freeman, A. Bleyaert: Success rates of blind orotracheal intubation using a transillumination technique with a lighted stylet. Ann. Emerg. Med. 15 (1986) 138
93. Fan, L.L.: Transnasal fiberoptic endoscopy in children with obstructive apnea. Crit. Care Med. 12 (1984) 590
94. Färber, W.U.: Zukunft der Krankenhaushygiene. Kr.-Haus-Hyg. u. Infektionsverhüt. 5 (1994) 133
95. Finfer, S.R., S.I. MacKenzie, J.M. Saddler, T.G. Watkins: Cardiovascular responses to tracheal intubation: a comparison of direct laryngoscopy and fibreoptic intubation. Anaesth. Intensive Care 17 (1989) 44
96. Fleming, J.A., R. Byck, P.G. Barash: Pharmacology and therapeutic applications of cocaine. Anesthesiology 73 (1990) 518
97. Forbes, R.B., D.J. Murray, M.A. Albanese: Evaluation of an animal model for teaching fibreoptic tracheal intubation. Can. J. Anaesth. 36 (1989) 141
98. Fox, E.J., G.S. Skalar, C. Hill, R. Villanueva, B.D. King: Complications related to the pressor response to endotracheal intubation. Anesthesiology 47 (1977) 524
99. Frankel, R., S. Mizrahi, K. Simon: A modified airway to assist fibreoptic orotracheal intubation. Anaesthesia 45 (1990) 249
100. Frei, F.J., W. Ummenhofer: A special mask for teaching fiber-optic intubation in pediatric patients. Anesth. Analg. 76 (1993) 458
101a. Frei, F.J., W. Ummenhofer: Besonderheiten bei der Präoxygenierung von Kindern. Anästhesiol. Intensivmed. Notfallmed. Schmerzther. 29 (1994) 233
101b. Frerk, C. M.: Predicting difficult intubation. Anaesthesia 46 (1991) 1005
102. Gerrish, S.P., G.A. Weston: The use of a biopsy brush wire as a bronchoscope guide. Anaesthesia 41 (1986) 444
103. Goldthorn, J., J.M. Badgwell: Upper airway obstruction in infants and children. Int. Anesthesiol. Clin. 24 (1986) 133
104. Golisch, W., J.F. Hönig, H. Lange, U. Braun: Schwierige Intubationen bei Gesichtsfehlbildungen im Kindesalter. Die Kehlkopfmaske als Hilfsmittel. Anaesthesist 43 (1994) 753
105. Gupta, B., J.S. McDonald, J.H. Brooks, J. Mendenhall: Oral fiberoptic intubation over a retrograde guidewire. Anesth. Analg. 68 (1989) 517
106. Hannallah, M., J.L. Benumof, U.E. Ruttimann: The relationship between left mainstem bronchial diameter and patient size. J. Cardiothorac. Vasc. Anesth. 9 (1995) 119
107. Hannallah, M., M. Gomes: Bronchial rupture associated with the use of a double-lumen tube in a small adult. Anesthesiology 71 (1989) 457

108. Hannallah, M.S., J.L. Benumof, L.C. Bachenheimer: The resting volume and compliance characteristics of the bronchial cuff of left polyvinylchlorid double-lumen tubes. Anesth. Analg. 77 (1993) 1222
109. Hanson, P.J., M.V. Chadwick, H. Gaya, J.V. Collins: A study of glutaraldehyde disinfection of fiberoptic bronchoscopes experimentally contaminated with Mycobacterium tuberculosis. J. Hosp. Infect. 22 (1992) 137
110. Hartigan, M.L., J.L. Cleary, J.B. Gross, M.D. Schaffer: Is nasal cocaine superior to a lidocaine phenylephrine mixture for blind nasotracheal intubation? Anesth. Analg. 63 (1984) 175
111. Hartley, M., R.S. Vaughan: Problems associated with tracheal extubation. Br. J. Anaesth. 71 (1993) 561
112. Hasan, A., D.E. Low, A.L. Ganado: Tracheal rupture with disposable polyvinylchlorid double-lumen tubes. J. Cardiothorac. Vasc. Anesth. 6 (1992) 208
113. Hasham, F., C.M. Kumar, P.G.P. Lawler: The use of the laryngeal mask airway to assist fiberoptic orotracheal intubation. Anaesthesia 46 (1991) 891
114. Hassan, H.G., T.Y. El-Sharkawy, H. Renck, G. Mansour, A. Fouda: Hemodynamic and catecholamine responses to laryngoscopy with vs. without endotracheal intubation. Acta Anaesthesiol. Scand. 35 (1991) 442
115. Hawkins, D.B., R.W. Clark: Flexible laryngoscopy in neonates, infants, and young children. Ann. Otol. Rhinol. Laryngol. 96 (1987) 81
116. Hawkyard, S.J., A. Morrison, L.A. Doyle, R.S. Croton, P.N. Wake: Attenuating the hypertensive response to laryngoscopy and endotracheal intubation using awake fibreoptic intubation. Acta Anaesthesiol. Scand. 36 (1992) 1
117. Heath, M.L.: Endotracheal intubation through the laryngeal mask – helpful when laryngoscopy is difficult or dangerous. Eur. J. Anaesthesiol. S4 (1991) 41
118. Heath, M.L., J. Allagain: The Brain Laryngeal Mask Airway as an aid to intubation. Br. J. Anaesth. 64 (1990) 382
119. Heath, M.L., J. Allagian: Intubation through the laryngeal mask. A technique for unexpected difficult intubation. Anaesthesia 46 (1991) 545
120. Heeg, P.: Allgemeine Probleme der Infektionsprophylaxe in der Endoskopie. Hyg. u. Med. 19 (1995) 554
121. Helmers, R.A., G.W. Hunninghake: Bronchoalveolar lavage in the nonimmunocompromised patient. Chest 96 (1989) 1184
122. Hemmer, D., T.S. Lee, B.D. Wright: Intubation of a child with a cervical spine injury with aid of a fiberoptic bronchoscope. Anaesth. Intensive Care 10 (1982) 163
123. Herrick, J.A., E.J. Rhine: The mucopolysaccharidoses and anaesthesia: a report of clinical experience. Can. J. Anaesth. 35 (1988) 67
124. Higgins, M.S., A.P. Marco: An aid in oral fiberoptic intubation. Anesthesiology 77 (1992) 1236
125. Hofmann, L.: Notfallkoniotomiebestecke. Notfallmedizin 21 (1995) 133
126. Holinger, P.H., W.T. Brown, D.G. Maurizi: Tracheostomy in a newborn. Am. J. Surg. 109 (1965) 771
127. Hopkins, H.H., N.S. Kapany: A flexible fiberscope, using static scanning. Nature 173 (1954) 39
128. Horton, W.A., L. Fahy, P. Charters: Disposition of cervical vertebrae, atlanto-axial joint, hyoid and mandible during x-ray larygoscopy. Br. J. Anaesth. 63 (1989) 435
129. Howaldt, H.P., P. Kessler: Fiberoptic intubation as a safe method for the treatment of odontogenic abscesses. Dtsch. Zahnärztl. Z. 47 (1992) 46
130. Howardy Hansen, P., P. Berthelsen: Fibreoptic bronchoscopic nasotracheal intubation of a neonate with Pierre Robin syndrome. Anaesthesia 43 (1988) 121
131. Hung, O.R.: Airway adjuncts and alternativ techniques of endotracheal intubation. Can. J. Anaesth. 42 (1995) 531
132. Ikeda, S., N. Yanai, S. Ishikawa: Flexible bronchofiberscope. Keio J. Med. 17 (1968) 1
133. Imai, M., O. Kemmotsu: A new adapter for fiberoptic endotracheal intubation for anesthetized patients. Anesthesiology 70 (1989) 374
134. Imai, M., C. Matsumura, Y. Hanaoka, O. Kemmotsu: Comparison of cardiovascular responses to airway management: fiberoptic intubation using a new adapter, laryngeal mask insertion, or conventional laryngoscopic intubation. J. Clin. Anesth. 7 (1995) 14
135. Isaac, P.A., J.E. Barry, R.S. Vaughan, M. Rosen, R.G. Newcombe: A jet nebuliser for delivery of topical anesthesia to the respiratory tract. A comparison with cricothyroid puncture and direct spraying for fibreoptic bronchoscopy. Anaesthesia 45 (1990) 46
136. Johnson, C., J. Hunter, E. Ho, C. Bruff: Fiberoptic intubation facilitated by a rigid laryngoscope. Anesth. Analg. 72 (1991) 714
137. Johnson, C.M., C. Sims: Awake fibreoptic intubation via a laryngeal mask in an infant with Goldenhar's syndrome. Anaesth. Intensive Care 22 (1994) 194
138. Jones, A.E.P., D.A. Pelton: An index of syndromes and their anaesthetic implications. Can. Anaesth. Soc. J. 23 (1976) 207
139. Kadota, Y., T. Oda, N. Yoshimura: Application of a laryngeal mask to a fiberoptic bronchoscope-aided tracheal intubation. J. Clin. Anesth. 4 (1992) 503
140. Katsnelson, T., E.A. Frost, E. Farcon, P.L. Goldiner: When the endotracheal tube will not pass over the flexible fiberoptic bronchoscope. Anesthesiology 76 (1992) 151
141. Keenan, M.A., C.M. Stiles, R.L. Kaufman: Acquired laryngeal deviation associated with cervical spine disease in erosive polyarticular arthritis. Use of the fiberoptic bronchoscope in rheumatoid disease. Anesthesiology 58 (1983) 441
142. Kelbel, C., N. Börner, S. Schadman, K.J. Klose, L.S. Weileman: Diagnostik von Pleuraergüssen und Atelektasen: Sonographie und Radiologie im Vergleich. Fortsch. Röntgenstr. 154 (1991) 159
143. Kempthorne, P.M., T.C.K. Brown: Anaesthesia and the mucopolysaccharidoses: A survey of techniques and problems. Anaesth. Intensive Care 11 (1983) 203

144. Kienzle, F.: Management der Extubation. Einführung, Systematik, Vorbereitung der Extubation, Strategie der Extubation, Information des Patienten und Schlußfolgerung. Anästhesiol. Intensivmed. Notfallmed. Schmerzther. 30 (1995) 186
145. Killian, G.: Ein vier Jahre lang in der rechten Lunge steckendes Knochenstück auf natürlichem Wege entfernt. Dtsch. Med. Wochenschr. 26 (1900) 161
146. King, D.H., R.M. Jones, M.B. Barnett: Anaesthetic considerations in the mucopolysaccharidoses. Anaesthesia 39 (1984) 126
147. Kleeman, P.P., J.P. Jantzen, P. Bonfils: The ultra-thin bronchoscope in management of the difficult paediatric airway. Can. J. Anaesth. 34 (1987) 606
148. Kleemann, P.P.: Die Intubation mit dem flexiblen Fiberbronchoskop unter besonderer Berücksichtigung der kieferchirurgischen und pädiatrischen Anästhesie. In Sehhati-Chafai, G.: Fiberbronchoskopie. Zur Anwendung fiberoptischer Geräte in der Anästhesie und Intensivmedizin. Praxis der Anästhesie und Intensivmedizin. Band 1, Winkler, Bochum 1988 (S. 13)
149. Kleemann, P.P.: An ultrathin flexible fiberscope offering extended opportunities in paediatric anaesthesia. Surg. Endosc. 3 (1989) 117
150. Kleemann, P.P.: Persönliche Mitteilung. (1990)
151. Kleemann, P.P.: Die fiberendoskopische Intubation. Anaesthesist 40 (1991) 37
152. Kleemann, P.P.: Die fiberoptische Intubation. Theorie und Praxis. 3. Aufl. Rüsch, Waiblingen 1994
153. Kleemann, P.P.: Airwaymanagement: Gesichtsmake – Larynxmaske – Intubation. In Lawin, P., T. Brüssel, T. Prien: Jahrbuch der Anästhesiologie und Intensivmedizin, 1. Aufl. Biermann, Zülpich 1995
154. Kleemann, P.P., W. Dick, H. Scheunemann: Die Intubation mit dem flexiblen Fiberbronchoskop. Anästh. Intensivmed. 25 (1984) 287
155. Kleemann, P.P., W. Dick, H. Scheunemann: Intubation mit der neuen ultradünnen flexiblen Fiberoptik bei Kleinkindern mit kongenitaler Ankylose der Kiefergelenke. Anaesthesist 34 (1985) 694
156. Kleemann, P.P., H. Scheunemann: Anwendung der fiberoptischen Intubation in der Mund-, Kiefer- und Gesichtschirurgie. Dtsch. Z. Mund. Kiefer. Gesichtschir. 8 (1984) 54
157. Körber, J., M. Trautmann: Infektionsrisiko und -prophylaxe bei endoskopischen Interventionen im Gastrointestinaltrakt. Hyg. u. Med. 19 (1994) 543
158. Kronschwitz, H.: Die nasotracheale Intubation mit einem Intubations-Fiberskop. Anaesthesist 18 (1969) 58
159. Lacost, L., J. Karayan, M. S. Lehuedé, P. Ingrand, J. Fusciardi: Direct, indirect or flexible laryngoscopy after thyroidectomy? Br. J. Anaesth. 70 S1 (1993) A66
160. Landauer, B., T.O. Schmid: Zur Problematik der schwierigen Intubation. Anästh. Intensivther. Notfallmed. 17 (1982) 129
161. Lang, S., D.H. Johnson, D.T. Lanigan, H. Ha: Difficult tracheal extubation. Can. J. Anaesth. 36 (1989) 340
162. Langenstein, H.: Die Kehlkopfmaske bei schwieriger Intubation. Ein Anwendungsbericht bei prospektivem Gebrauch. Anaesthesist 44 (1995) 712
163. Larsen, R.: Anästhesie. 1. Aufl. Urban Schwarzenberg, München 1987
164. Larson, S.M., D.H. Parks: Managing the difficult airway in patients with burns of the head and neck. J. Burn Care Rehabil. 9 (1988) 55
165. Latorre, F., M. Hofmann, P.P. Kleemann, W.F. Dick: Fiberoptische Intubation und Stress. Anaesthesist 42 (1993) 423
166. Latorre, F., W. Otter, P.P. Kleemann, W. Dick, J. Jage: Cocaine or phenylephrine/lidocaine for nasal fibreoptic intubation? Europ. J. Anaesthesiol. 13 (1996) 426
167. LaTourette, P., V.U. Patil: The Augustine Guide as a fiberoptic bronchoscope guide. Anesth. Analg. 76 (1993) 1164
168. Latto, I.P., M. Rosen: Difficulties in Tracheal Intubation. Baillière Tindall, London 1985
169. Lawrene, R.A., B.J. Bailey: A review of experience in pediatric tracheostomy. South. Med. J. 64 (1971) 1049
170. Lechman, M.J., J.S. Donahoo, H. Macvaugh: Endotracheal intubation using percutaneous retrograde guidewire insertion followed by antegrade fiberoptic bronchoscopy. Crit. Care Med. 14 (1986) 589
171. Lee, T.S., B.D. Wright: Flexible fiberoptic bronchoscope for difficult nasogastric intubation. Anesth. Analg. 60 (1981) 904
172. Lestrange, N.R.: The Temporomandibular Joint. The forgotten articulation. Orthopedics 13 (1990) 2
173. Lipov, E.G., M.B. Sosis: Safe nasogastric tube placement in a patient with a basal skull fracture. Anesthesiology 78 (1993) 989
174. Lipp, M.: Untersuchungen zur Motilität der Kiefergelenke des Menschen während oraler und nasaler Intubation und deren Bedeutung für postoperative Störungen der Gelenkfunktion. Med. Habil., Mainz 1993
175. Lipp, M., P.P. Kleemann: Anaesthesie bei kieferchirurgischen Eingriffen. In Ahnefeld, F.W., H. Bergmann, C. Burri, W. Dick, M. Halmagyi, G. Hossli, E. Rügheimer: Klinische Anaesthesiologie und Intensivtherapie. Anästhesie im Kopfbereich, 1. Aufl. Springer, Berlin 1987
176. Lipp, M., P.P. Kleemann, C. Kolb, W. Dick: Einsatz der Larynxmaske – eine praktikable Methode? Anaesthesist 40 (1991) 245
177. Lipp, M., V. Mihaljevic, H. Jakob, P. Mildenberger, L. Rudig, W. Dick: Fiberoptische Intubation in Bauchlage. Anaesthesist 42 (1993) 305
178. Lipson, S.J.: Dysplasia of the odontoid process in morquio's syndrome causing quadriparesis. J. Bone Joint Surg. 59 (1977) 340
179. Lloyd, E.L.: Fibreoptic laryngoscopy for difficult intubation. Anaesthesia 35 (1980) 719
180. Logan, S., P. Charters: Laryngeal mask and fibreoptic tracheal intubation. Anaesthesia 49 (1994) 543
181. Lopatecki, M., H. Wissing: Thoraxverletzungen – Diagnostik und Erstversorgung am Unfallort und in der Klinik. Notarzt 6 (1990) 5
182. Lukan, J., L. Sandor, M. Szabo: The importance of fiberbronchoscopy in respiratory burns. Acta Chir. Plast. 32 (1990) 107

183. MacIntosh, K.C.: Problems with ketamine anaesthesia. Br. Med. J. 1 (1973) 234
184. Maekawa, N., K. Mikawa, O. Tanaka, R. Goto, H. Obara: The laryngeal mask may be a useful device for fiberoptic airway endoscopy in pediatric anesthesia. Anesthesiology 75 (1991) 169
185. Malan, T.P.J., M.D. Johnson: The difficult airway in obstetric anesthesia: techniques for airway management and the role of regional anesthesia. J. Clin. Anesth. 1 (1988) 104
186. Mallampati, S.R., S.P. Gatt, L.D. Gugino, S.P. Desai, B. Waraksa, D. Freiberger, P.L. Liu: A clinical sign to predict difficult tracheal intubation: a prospective study. Can. Anaesth. Soc. J. 32 (1985) 429
187. Mallios, C.: A modification of the Laerdal anaesthesia mask for nasotracheal intubation with the fiberoptic laryngoscope. Anaesthesia 35 (1980) 599
188. Maltby, J.R., R.G. Loken, N.C. Watson: The laryngeal mask airway: Clinical appraisal in 250 patients. Can. J. Anaesth. 37 (1990) 509
189. Marian, F., C.K. Spiss, M. Hiesmayr, V. Draxler: Überwachung der fiberoptischen Intubation mittels nicht invasiver Pulsoximetrie. Anaesthesist 34 (1985) 630
190. Maroof, M., M.S. Siddique, R.M. Khan: Modified laryngeal mask as an aid to fiberoptic endotracheal intubation. Acta Anaesthesiol. Scand. 37 (1993) 124
191. Marquette, C.H., M.-C. Copin, F. Wallet, R. Neviere, F. Saulnier, D. Mathieu: Diagnostic test for pneumonia in ventilated patients: Prospective evaluation of diagnostic accuracy using histology as a diagnostic gold standard. Am. J. Respir. Crit. Care Med. 151 (1995) 1878
192. Marquette, C.H., F. Herengt, D. Mathieu, G. Saulnier, R. Courol, R. Ramon: Diagnosis of pneumonia in mechanically ventilated patients. Repeatability of the protected specimen brush. Am. Rev. Respir. Dis. 147 (1993) 211
193. Mason, D.G., R.M. Bingham: The laryngeal mask airway in children. Anaesthesia 45 (1990) 760
194. Mason, R.A.: Learning fibreoptic intubation: fundamental problems. Anaesthesia 47 (1992) 729
195. Massard, G., J.M. Wilhelm, N. Roeslin: Plaies tracheobronchiques iatrogen au cours de l'intubation. J. Chir. 129 (1992) 297
196. McAlpine, G., R.T. Williams: Fiberoptic assisted tracheal intubation under general anesthesia with IPPV. Anesthesiology 66 (1987) 853
197. McMinn, R.M.H., R.T. Hutchings: A Colour Atlas of Human Anatomy. Wolfe Medical, London 1984
198. Meduri, G.U., J. Chastre: The Standardization of bronchoscopic techniques for ventilator-associated pneumonia. Chest 102 (1992) 557
199. Middleton, R.M., A. Seibert, L. Sawjer: An in vitro comparison of two microbiology specimen brushes. Am. Rev. Respir. Dis. 141 (1990) A277
200. Miller, E.J.: Arterial hypoxemia and fiberoptic bronchoscopy. Chest 68 (1975) 851
201. Miller, K.A., C.P. Harkin, P.L. Bailey: Postoperative Tracheal Extubation. Anesth. Analg. 80 (1995) 149
202. Minor, R.L., B.D. Scott, D.D. Brown, M.D. Winniford: Cocaine-induced myocardial infarction in patients with normal coronary arteries. Ann. Intern. Med. 115 (1991) 797
203. Mitchell, R.L., D.J. DeNuccio, M.A. Alden: A comparison of nasal spray with cocaine, lidocaine/phenylephrine and saline for nasal intubation. Anesthesiology 61 (1984) A217
204. Miyabe, M., S. Dohi, E. Homma: Tracheal intubation in an infant with treacher-collins-syndrome – pulling out the tongue by a forceps. Anesthesiology 62 (1985) 213
205. Mizushima, A., G.J. Wardall, D.L. Simpson: The laryngeal mask airway in infants. Anaesthesia 47 (1992) 849
205a. Mlinek, E.J., J.E. Clinton, D. Plummer, E. Ruiz: Fiberoptic intubation in the emergency department. Ann. Emerg. Med. 19 (1990) 359
206. Moyers, J., G.A. Gregory: Use of fiberoptic bronchoscopy to reposition an endotracheal tube intraoperatively. Anesthesiology 43 (1975) 685
207. Mulder, D.S., D.H. Wallace, F.M. Woolhouse: The use of the fiberoptic bronchoscope to facilitate endotracheal intubation following head and neck trauma. J. Trauma 15 (1975) 638
208. Munson, E.S., S. Cullen: Endotracheal intubation in a patient with ankylosing spondylitis of the cervical spine. Anesthesiology 26 (1995) 365
209. Murphy, P.: A fibre-optic endoscope used for nasal intubation. Anaesthesia 22 (1967) 489
210. Nagaro, T., G. Hamami, Y. Takasaki, T. Arai: Ventilation via a mouth mask facilitates fiberoptic nasal tracheal intubation in anesthetized patients. Anesthesiology 78 (1993) 603
211. Naguib, M., H. Farag, A.E.W. Ibrahim: Clinical Reports Anaesthetic conderations in Klippel-Feil syndrome. Can. Anaesth. Soc. J. 33 (1986) 66
212. Nakagawa, H., R. Komatsu, K. Hayashi, K. Isa, Y. Tanaka: Fiberoptic evaluation of the difficult extubation. Anesthesiology 82 (1995) 785
213. Nakhosteen, J.A., D.C. Zavalla, N. Niederle: Atlas und Lehrbuch der flexiblen Bronchoskopie. Springer, Berlin 1983
214. Nanji, G.M., J.R. Malt: Vomiting and aspiration pneumonitis with the laryngeal mask airway. Can. J. Anaesth. 59 (1992) 69
215. Nichol, H.C., D. Zuck: Difficult laryngoscopy – the „anterior" larynx and the atlanto- occipital gap. Br. J. Anaesth. 55 (1983) 141
216. Nichols, K.P., M.H. Zornow: A potential complication of fiberoptic intubation. Anesthesiology 70 (1989) 562
217. Nielsen, L.H., J. Kristensen, F. Knudsen, D.T. Nielsen, P.K. Andersen: Fibre-optic bronchoscopic evaluation of tracheal tube position. Eur. J. Anaesthesiol. 8 (1991) 277
218. Nielson, J., D. Broadhead, J. Mossman: Clinical findings in 12 patients with MPS IV A (Morquio's disease). Clin. Genet. 33 (1988) 111
219. Noorily, A.D., S.H. Noorily, A.O. Randal: Cocaine, Lidocaine, Tetracaine: Which is best for topical nasal anesthesia? Anesth. Analg. 81 (1995) 724
220. Norton, M.L., A.C.D. Brown: Atlas of the Difficult Airway A Source Book. 1. Ed. Mosby, St. Louis 1991

221a. Oates, J.D.L., A.D. MacLeod, P.D. Oates, F.J. Pearsall, J.C. Howie, G.D. Murray: Comparison of two methods for predicting difficult intubation. Brit. J. Anaesth. 66 (1991) 305
221b. O'Brien, D., J. Curran, J. Conroy, D. Bouchier Hayes: Fibre-optic assessment of tracheal tube position. A comparison of tracheal tube position as estimated by fibre-optic bronchoscopy and by chest X-ray. Anaesthesia 40 (1985) 73
222. Ofer, R., H. Dworzak: Die Kehlkopfmaske – ein wertvolles Instrument bei erschwerter kindlicher Intubation. Anästhesiologisches Management bei Vorliegen eines Pierre-Robin-Syndroms. Anaesthesist 45 (1996) 268
223. Okuda, M., K. Hirano, H. Utsunomiya, K. Konishi, M. Muneyuki, J. Matsumoto: A new device for fiberoptic endotracheal intubation under general anesthesia. Anesthesiology 69 (1988) 637
224. Orkin, F.K., L.H. Coperman: Complications in Anesthesiology. 1. Ed. Lippincott, Philadelphia 1983
225. Ovassapian, A.: A new fiberoptic intubating airway. Anesth. Analg. 66 (1987) 132
226. Ovassapian, A.: Fiberoptic airway endoscopy in anesthesia and critical care. Ravens, New York 1990
227. Ovassapian, A., J.C. Doka, D.E. Romsa: Acromegaly – use of fiberoptic laryngoscopy to avoid tracheostomy. Anesthesiology 54 (1981) 429
228. Ovassapian, A., T.C. Krejcie, S.J. Yelich, M.H. Dykes: Awake fibreoptic intubation in the patient at high risk of aspiration. Br. J. Anaesth. 62 (1989) 13
229. Ovassapian, A., S.J. Yelich, M.H. Dykes, E.E. Brunner: Blood pressure and heart rate changes during awake fiberoptic nasotracheal intubation. Anesth. Analg. 62 (1983) 951
230. Ovassapian, A., S.J. Yelich, M.H. Dykes, E.E. Brunner: Fiberoptic nasotracheal intubation – incidence and causes of failure. Anesth. Analg. 62 (1983) 692
231. Ovassapian, A., S.J. Yelich, M.H. Dykes, M.E. Golman: Learning fibreoptic intubation: use of simulators v. traditional teaching. Br. J. Anaesth. 61 (1988) 217
232. Oxorn, D.C.: Adult epiglottitis in a patient with a history of difficult intubation. Crit. Care Med. 16 (1988) 1166
233. Palmer, A.R.: Tracheal intubation and cervical injury. Can. J. Anaesth. 40 (1993) 470
234. Patane, P.S., B.A. Sell, M.E. Mahla: Awake fiberoptic endobronchial intubation. J. Cardiothorac. Vasc. Anesth. 4 (1990) 229
235. Patel, H.: Anaesthesia for Burn, Maxillofacial and Plastic Surgery. Arnold, London 1972
236. Patil, V., L. Stehling, H. Zauder: Fiberoptic endoscopy in anesthesia. Year Book Medical Publishers, Chicago 1983
237. Patil, V., L.C. Stehling, H.L. Zauder, J.P. Koch: Mechanical aids for fiberoptic endoscopy. Anesthesiology 57 (1982) 69
238. Patil, V.U., L.C. Stehling, H.L. Zauder: Another Use for the Fiberoptic Bronchoscope. Anesthesiology 55 (1981) 484
239. Patil, V.U., L.C. Stehling, H.L. Zauder: Predicting the difficulty of intubation using an intubation gauge. Anesthesiology Review 10 (1983) 32
240. Peden, C.J., E.J. Galizia, R.B. Smith: Bronchial trauma secondary to intubation with a PVC double-lumen tube. J. R. Soc. Med. 85 (1992) 705
241. Pernerstorfer, T., P. Krafft, R.D. Fitzgerald, C.G. Krenn, A. Chiari, O. Wagner, C. Weinstabl: Stress response to tracheal intubation:direct laryngoscopy compared with blind oral intubation. Anaesthesia 50 (1995) 17
242. Perry, L.B.: Topical anesthesia for bronchoscopy. Chest 73 (1978) 691
243. Peskett, M.J.: Training in fibreoptic intubation. Br. J. Anaesth. 69 (1992) 331
244. Phelan, D.M., J.B. Love: Adult epiglottitis. Is there a role for the fiberoptic bronchoscope? Chest 86 (1984) 783
245. Platzer, W., J.L. Pernkopf: Anatomie Atlas der topographischen und angewandten Anatomie des Menschen. 1. Aufl. Urban & Schwarzenberg, München 1987
246. Populaire, C., J.N. Lundi, M. Pinaud, R. Souron: Elective tracheal intubation in the prone position for a neonate with Pierre-Robin-Syndrome. Anesthesiology 62 (1985) 214
247. Pothmann, W., S. Eckert, B. Füllekrug: Einsatz der Kehlkopfmaske bei schwieriger Intubation. Anaesthesist 42 (1993) 644
248. Pothmann, W., B. Füllekrug, J. Schulte am Esch: Fiberoptische Befunde zum Sitz der Kehlkopfmaske. Anaesthesist 41 (1992) 779
249. Ralston, S.J., P. Charters: Cuffed nasopharyngeal tube as 'dedicated airway' in difficult intubation. Anaesthesia 49 (1994) 133
250. Randell, T., I. Kalli: Position of minitracheostomy tube verified fiberoptically – a report of 2 cases. Acta Anaesthesiol. Scand. 34 (1990) 455
251. Randell, T., I. Kalli, L. Lindgren: Minitracheotomy: complications and follow-up with fibreoptic tracheoscopy. Anaesthesia 45 (1990) 875
252. Randell, T., H. Valli, L. Lindgren: Effects of alfentanil on the responses to awake fiberoptic nasotracheal intubation. Acta Anaesthesiol. Scand. 34 (1990) 59
253. Rankin, J.A.: Role of bronchoalveolar lavage in the diagnosis of pneumonia. Chest 95 (1989) 187
254. Rasch, D.K., F. Browder, M. Barr, D. Greer: Anaesthesia for Treacher Collins and Pierre Robin syndromes: a report of three cases. Can. Anaesth. Soc. J. 33 (1986) 364
255. Rector, F.T.R., D.J. DeNuccio, M.A. Alden: A comparison of cocaine, oxymetazoline and saline for nasotracheal intubation. AANA J. 55 (1987) 49
256. Redick, M.D., F. Lloyd: The Temporomandibular Joint and Tracheal Intubation. Anesth. Analg. 66 (1987) 675
257. Renz, D.: Die Verwendung fiberoptischer Geräte bei der Intubation. Olympus, Hamburg 1983
258. Renz, D.: Erste Erfahrungen mit dem neuen Intubationsfiberskop LF-1. Anaesthesist 35 (1986) 46
259. Reynolds, H.Y.: Bronchoalveolar lavage. Am. Rev. Respir. Dis. 135 (1987) 250
260. Reynolds, P.I., S.W. O'Kelly: Fiberoptic intubation and the laryngeal mask airway. Anesthesiology 79 (1993) 1144

261. Rhee, K.J., R.W. Derlet, D.L. Fung: Evaluating anatomical factors effecting endotracheal intubation. J. Emerg. Med. 6 (1988) 209
262. Riley, R., L.J. Coombs: An inexpensive mask for fibreoptic assisted intubation. Anaesth. Intensive Care 20 (1992) 388
263. Roberts, J.T.: Preparing to use the flexible fiberoptic laryngoscope. J. Clin. Anesth. 3 (1991) 64
264. Roberts, J.T.: Clinical Management of the airway. 1. Ed. Saunders, Philadelphia 1994
265. Rogers, S.N., J.L. Benumof: New and easy techniques for fiberoptic endoscopy-aided tracheal intubation. Anesthesiology 59 (1983) 569
266. Rosen, M.: Maternal mortality associated with anesthesia in England and Wales. In Vickers, M.D., J.N. Lunn: Mortality in Anesthesia, Springer, New York 1983
267. Rosenbaum, S.H., L.M. Rosenbaum, R.P. Cole, J. Askanazi, A.I. Hyman: Use of the flexible fiberoptic brochoscope to change endotracheal tubes in critically ill patients. Anesthesiology 54 (1981) 169
268. Rosenow, U., S. Vrana, M. Lipp, A. Sattler, P.P. Kleemann: Konzentration von Lidocain im Plasma nach fiberoptischer Intubation – Sind toxische Konzentrationen möglich? Anaesthesist 44 (1995) 346
269. Rothenberg, D.M., S.M. Parnass, A. el Ganzouri: A new method for oxygen insufflation during fiberoptic intubation. J. Clin. Anesth. 1 (1989) 472
270. Rowbottom, S.J., D.L. Simpson, D. Grubb: The laryngeal mask airway in children. A fibreoptic assessment of positioning. Anaesthesia 46 (1991) 489
271. Roy, W.L., G. Edelist, B. Gilbert: Myocardial ischemia during non-cardiac chirurgical procedures in patients with coronary-artery disease. Anesthesiology 51 (1979) 393
272. Rucker, R.W., W.J. Silva, C.C. Worcester: Fiberoptic bronchoscopic nasotracheal intubation in children. Chest 76 (1979) 56
273. Rudolph, H., H.-P. Werner: Hygienemassnahmen bei der Endoskopie. Hyg. u. Med. 13 (1988) 354
274. Russell, W.J., R.G. Morris, D.B. Frewin, S.E. Drew: Changes in plasma catecholamine concentrations during endotracheal intubation. Br. J. Anaesth. 53 (1981) 837
275. Sage, M., S.M. Laird: Ketamine and the laryngeal reflex. Br. Med. J. 4 (1996) 670
276. Saito, S., S. Dohi, H. Naito: Alteration of double-lumen endobronchial tube position by flexion and extension of the neck. Anesthesiology 52 (1985) 696
277a. Salehi, E.: Ketamin. Neue Ergebnisse in Forschung und Klinik. 69. Aufl. Springer, Berlin 1973
277b. Sampsoon, G., J. Young: Difficult tracheal intubation. Anaesthesia 42 (1987) 487
278. Sattler, A., I. Krämer, J. Jage, S. Vrana, P.P. Kleemann, W. Dick: Development of a HPLC-system for quantitative measurement of lidocaine and bupivacaine in patients plasma during postoperative epidural pain therapy. Pharmazie 50 (1995) 741
279. Satyanarayana, T., L. Capan, S. Ramanathan, J. Chalon, H. Turndorf: Bronchofiberscopic Jet Ventilation. Anesth. Analg. 59 (1980) 350
280. Schaefer, H.G., M.A. Kaufmann, S.C. Marsch, H. Rudin: Is normal saline an acceptable alternative to silicone for lubricating fibrescopes? Eur. J. Anaesthesiol. 10 (1993) 227
281. Schaefer, H.G., S.C. Marsch: Comparison of orthodox with fibreoptic orotracheal intubation under total i.v. anaesthesia. Br. J. Anaesth. 66 (1991) 608
282. Schaefer, H.G., S.C. Marsch, S. Staender: Fibreoptic intubation under general anaesthesia need not be associated with hypoxia and hypotension. Anaesthesia 47 (1992) 812
283. Schaefer, H.G., S.C. Marsch, S.P. Strebel, J. Drewe: Cardiovascular effects of fibreoptic oral intubation. A comparison of a total intravenous and a balanced volatile technique. Anaesthesia 47 (1992) 1034
284. Scheller, J.G., S.R. Schulman: Fiber-optic bronchoscopic guidance for intubating a neonate with Pierre-Robin syndrome. J. Clin. Anesth. 3 (1991) 45
285. Scherhag, A., P.P. Kleemann, J.P. Jantzen, W. Dick: Universell verwendbares Maskenansatzstück für die fiberoptische Intubation. „Mainzer Universaladapter". Anaesthesist 39 (1990) 66
286. Scherlitz, A., J. Peters: Führungsdraht als Reintubationshilfe. Translaryngeale fiberoptische Einlage eines Führungsdrahts in die Trachea als Reintubationshilfe bei schwer zu intubierenden Patienten. Anaesthesist 43 (1994) 618
287. Schön, K., H.-P. Werner: Die vollautomatische Reinigung und Desinfektion flexibler Endoskope. Hyg. u. Med. 9 (1988) 1
288. Schrader, S., A. Ovassapian, M.H. Dykes, M. Avram: Cardiovascular changes during awake rigid and fiberoptic laryngoscopy. Anesthesiology 67 (1987) A28
289. Schwartz, H.C., R.A. Bauer, N.J. Davis, W.C. Guralnick: Ludwig's angina: use of fiberoptic laryngoscopy to avoid tracheostomy. J. Oral Surg. 32 (1974) 608
290. Scott, D.B., M.J. Cousins: Clinical Pharmacology of local anesthetic agents. In Cousins, M.J., P.O. Bridenbaugh: Neural blockade, Lippincott, Philadelphia 1980 (P. 84)
291. Scott, D.B., P.J.R. Jebson, D.P. Braid: Factors affecting plasma levels of lidocaine and prilocaine. Br. J. Anaesth. 44 (1972) 1040
292. Sessler, C.N., J.C. Vitaliti, K.R. Cooper, J.R. Jones, K.D. Powell, L.J. Pesko: Comparison of 4% lidocaine/0.5% phenylephrine with 5% cocaine: which dilates the nasal passage better? Anesthesiology 64 (1986) 274
293. Shapiro, H.M., T.J. Sanford, A.L. Schaldach: Fiberoptic stylet laryngoscope and sitting position for tracheal intubation in acute superior vena caval syndrome. Anesth. Analg. 63 (1984) 161
294. Shinwell, E.S.: Ultrathin fiberoptic bronchoscopy for airway toilet in neonatal pulmonary atelectasis. Pediatr. Pulmonol. 13 (1992) 48
295. Shinwell, E.S., R.D. Higgins, R.L. Auten, D.L. Shapiro: Fiberoptic bronchoscopy in the treatment of intubated neonates. Am. J. Dis. Child 143 (1989) 1064
296. Shorten, G.D., H.H. Ali, J.T. Roberts: Assessment of patient position for fiberoptic intubation using videolaryngoscopy. J. Clin. Anesth. 7 (1995) 31

297. Shribman, A.J., G. Smith, K.J. Achola: Cardiovascular and catecholamine response to laryngoscopy with and without tracheal intubation. Br. J. Anaesth. 59 (1987) 295
298. Sia, R.L., E.T. Edens: How to avoid problems when using the fibre-optic bronchoscope for difficult intubation. Anaesthesia 36 (1981) 74
299. Silk, J.M., H.M. Hill, I. Calder: Difficult intubation and the Laryngeal Mask. Eur. J. Anaesthesiol. 4 (1991) 47
300. Sivarajan, M., R.B. Fink: The position and the state of the larynx during general anesthesia and muscle paralysis. Anesthesiology 72 (1990) 439
301. Slinger, P.: Choosing the appropriate double-lumen tube: a glimmer of science comes to a dark art. J. Cardiothorac. Vasc. Anesth. 9 (1995) 117
302. Smith, G.B., N.P. Hirsch, J. Ehrenwerth: Placement of double-lumen endobronchial tubes. Correlation between clinical impressions and bronchoscopic findings. Br. J. Anaesth. 58 (1986) 1317
303. Smith, J.E.: Heart rate and arterial pressure changes during fibreoptic tracheal intubation under general anaesthesia. Anaesthesia 43 (1988) 629
304. Smith, J.E., M.J. King, H.F. Yanny, K.A. Pottinger, M.B. Pomirska: Effect of fentanyl on the circulatory responses to orotracheal fibreoptic intubation. Anaesthesia 47 (1992) 20
305. Smith, J.E., A.A. Mackenzie, S.S. Sanghera, V.C. Scott Knight: Cardiovascular effects of fibrescope-guided nasotracheal intubation. Anaesthesia 44 (1989) 907
306. Smith, J.E., A.A. Mackenzie, V.C. Scott Knight: Comparison of two methods of fibrescope-guided tracheal intubation. Br. J. Anaesth. 66 (1991) 546
307. Smith, M., I. Calder, A. Crockard, P. Isert, M.E. Nicol: Oxygen saturation and cardiovascular changes during fibreoptic intubation under general anaesthesia. Anaesthesia 47 (1992) 158
308. Solberg, W.K., G.T. Clark: Das Kiefergelenk. 1. Aufl. Quintessenz, Berlin 1983
309. Spragg, R.G., J.L. Benumof, D.D. Alfrey: New methods for performance of unilateral lung lavage. Anesthesiology 57 (1982) 535
310. Stewart, R.D., A. Larosee, R.M. Kaplan, K. Ilkhanipour: Correct positioning of an endotracheal tube using a flexible lighted stylet. Crit. Care Med. 18 (1990) 97
311. Stiles, C.M.: A flexible fiberoptic bronchoscope for endotracheal intubation of infants. Anesth. Analg. 53 (1974) 1017
312. Stiles, C.M., Q.R. Stiles, J.S. Denson: A flexible fiber optic laryngoscope. JAMA 221 (1972) 1246
313. Suratt, P.M., J.R. Smiddy, B. Gruber: Deaths and complications associated with fiberoptic bronchoscopy. Chest 69 (1976) 747
314. Suriani, R.J., R.D. Kayne: Fiberoptic bronchoscopic guidance for intubating a child with Pierre-Robin syndrome. J. Clin. Anesth. 4 (1992) 258
315. Sümpelmann, R., S. Krohn, J.M. Strauss: Laryngotracheal administration of local anesthetics – is the effect mediated by systemic absorption? Anesth. Analg. 80 (1995) 427
316. Tahir, A.H.: The bronchofiberscope as an aid to endotracheal intubation. Br. J. Anaesth. 44 (1972) 1118
317. Taylor, P.A., R.M. Towey: Depression of laryngeal reflexes during ketamine anaesthesia. Br. Med. J. 2 (1971) 688
318. Taylor, P.A., R.M. Towey: The broncho-fiberscope as an aid to endotracheal intubation. Br. J. Anaesth. 44 (1972) 611
319. Taylor, R.C., W.L. Way, R.A. Hendrixon: Temporomandibular joint problems in relation to the administration of general anesthesia. Oral Surg. 26 (1968) 327
320. Teller, L.E., C.M. Alexander, M.J. Frumin, J.B. Gross: Pharyngeal insufflation of oxygen prevents arterial desaturation during apnea. Anesthesiology 69 (1982) 980
321. Tham, E.J., S. Morris, E.M. Wright, I.A. Campell, W.W. Mapleson: An assessment of prilocaine as a topical anaesthetic agent for fibreoptic bronchoscopy in comparison with lidocaine. Acta Anaesthesiol. Scand. 38 (1994) 442
322. Thomas, J.G.: An alternative diaphragm for Patil-Syracuse masks. Anesth. Analg. 74 (1992) 473
323. Thorpe, J.E., R.P. Baughman, P.T. Frame, T.A. Wessler, J.L. Staneck: Bronchoalveolar lavage for diagnosing acute bacterial pneumonia. J. Infect. Dis. 155 (1987) 855
324. Timsit, J.F., B. Misset, S. Francoual, F.W. Goldstein, P. Vaury, J. Carlet: Is protected specimen brush a reproducible method to diagnose ICU-acquired pneumonia? Chest 104 (1993) 104
325. Tobias, R.: Increased success with retrograde guide for endotracheal intubation. Anesth. Analg. 62 (1983) 366
326. Tonner, P.H., J. Scholz, W. Pothmann: Die unerwartete schwierige Intubation: Fiberoptische endotracheale Intubation über die Kehlkopfmaske. Anästhesiol. Intensivmed. Notfallmed. Schmerzther. 30 (1995) 192
327. Torres, A.: Accuracy of diagnostic tools for the management of nosocomial respiratory infections in mechanically ventilated patients. Eur. Respir. J. 4 (1991) 1010
328. Tse, J.C., E.B. Rimm, A. Hussain: Predicting difficult endotracheal intubation in surgical patients scheduled for general anesthesia: a prospective blind study. Anesth. Analg. 81 (1995) 254
329. Tucker, G.T., L.E. Mather: Properties, absorption, and disposition of local anesthetic agents. In Cousins, M.J., P.O. Bridenbaigh: Neural Blockade, Lippincott, Philadelphia 1988 (P. 47)
330. Vaughan, R.S.: Airways revisited. Br. J. Anaesth. 62 (1989) 1
331. Vaughan, R.S.: Training in fibreoptic laryngoscopy. Br. J. Anaesth. 66 (1991) 538
332. Venus, B.: Acromegalic patient – indication for fiberoptic bronchoscopy but not tracheostomy. Anesthesiology 52 (1980) 100
333. Vigneswaran, R., J.M. Whitfield: The use of a new ultra-thin fiberoptic bronchoscope to determine endotracheal tube position in the sick newborn infant. Chest 80 (1981) 174

334. Vredevoe, L.A.: New techniques for fiberoptic intubation and laryngeal examination. Anesth. Analg. 60 (1981) 617
335. Wagner, D.L., G. Gammage, M.L. Wong: Tracheal rupture following insertion of a disposable double-lumen endotracheal tube. Anesthesiology 63 (1985) 698
336. Waldeyer, A.: Anatomie des Menschen. Zweiter Teil. 13. Aufl. Gruyter, Berlin 1975
337. Walker, R.W.M., D. Murrell: Yet another use for the laryngeal mask airway. Anaesthesia 46 (1991) 591
338a. Walz, M.K., N. Thürauf, F.-W. Eigler: Die Punktionstracheotomie beim Intensivpatienten. Zbl. Chir. 118 (1993) 406
338b. Walz, M.K., N. Thürauf, I. Schumacher, H. Gumbrecht, K. Peitgen: Die Punktions-Tracheotomie beim Intensivpatienten – Ergebnisse einer prospektiven Studie. Intensivmed. 32 (1995) 467
339. Wang, J.F., J.G. Reves, F.A. Gutierrez: Awake fiberoptic laryngoscopic tracheal intubation for anterior cervical spinal fusion in patient with cervical cord trauma. Int. Surg. 64 (1979) 69
340. Wangemann, B.U., J.P. Jantzen: Die fiberoptische Intubation neurochirurgischer Patienten. Neurochirurgia (Stuttg) 36 (1993) 117
341. Wangler, M.A., J.M. Weaver: A method to facilitate fiberoptic laryngoscopy. Anesthesiology 61 (1984) 111
342. Waring, P.H., H.R. Vinik: A potential complication of the Patil-Syracuse endoscopy mask. Anesth. Analg. 73 (1991) 668
343. Watson, C.B.: Fiberoptic bronchoscopy for anesthesia. Anesthesiology Review 9 (1982) 17
344. Watson, C.B., D.S. Prough, F.J. Balestrieri: Bronchoscopic tube change in critically ill patients. Crit. Care Med. 8 (1980) 246
345. Wedekind, L.V.: Gebrauch der Kehlkopfmaske für schwierige Intubationen. Anästhesiol. Intensivmed. Notfallmed. Schmerzther. 30 (1995) 181
346. Weiler, N., B. Eberle, H.U. Kauczor, W. Heinrichs: Preanesthetic 3-D reconstruction of the tracheobronchial system facilitates planning of one-lung ventilation. Anesthesiology 83 (1995) A1217
347. Weisel, W., R.A. Tella: Reaction to tetracaine used as topical anesthetic in bronchoscopy. JAMA 147 (1951) 218
348. Werner, H.-P.: Infektionsrisiko durch flexible Endoskope. Hyg. u. Med. 13 (1988) 306
349. Werner, H.-P., H. Horn, R. Machmerth: Beitrag zur Optimierung der Parameter bei der automatischen Reinigung und Desinfektion flexibler Endoskope. Hyg. u. Med. 16 (1991) 106
350. Wheeler, S., R. Fontenot, S. Gaughan, J.L. Benumof: Use the fiberoptic bronchoscope as a jet stylet. Anesthesiology Review (1991)
351. Wilder, R.T., K.G. Belani: Fiberoptic intubation complicated by pulmonary edema in a 12-year-old child with Hurler syndrome. Anesthesiology 72 (1990) 205
352. Williams, L., P.D. Teague, A.H. Nagia: Foreign body from a Patil-Syracuse mask. Anesth. Analg. 73 (1991) 359
353a. Williams, R.T., J.R. Maltby: Airway intubator. Anesth. Analg. 61 (1982) 309
353b. Wilson, M.E., J.A. Spiegelhalter, J.A. Robertson, P. Lesser: Predicting difficult intubation. Brit. J. Anaesth. 61 (1988) 211
354. Wilton, N.C.T.: Aids for fiberoptically guided intubation in children. Anesthesiology 75 (1991) 549
355. Wimberley, N., J.B. Bass, B.W. Boyd, M.B. Kirckpatrick, R.A. Serio, H.M. Pollock: Use of a bronchoscopic protected catheter brush for the diagnosis of pulmonary infections. Chest 81 (1982) 556
356. Wimberley, N., L.J. Faling, J.G. Bartlett: A fiberoptic bronchoscopy technique to obtain uncontaminated lower airway secretions for bacterial culture. Am. Rev. Respir. Dis. 119 (1979) 337
357. Wimberley, N., S. Willey, N. Sullivan: Antibacterial properties of lidocaine. Chest 76 (1979) 37
358. Wood, R.E.: Clinical applications of ultrathin flexible bronchoscopes. Pediatr. Pulmonol. 1 (1985) 244
359. Yamamura, H., T. Yamamoto, M. Kameyama: Device for blind nasal intubation. Anesthesiology 20 (1959) 221
360. Yealy, D.M., K.K. Cantees, J.P. McGuinness: Airway management in C-spine injuries. Can. J. Anaesth. 37 (1990) 707
361. Yentis, S.M., S. Jankowski, I.C. Gregory: Intermittent thiopentone for teaching fibreoptic nasotracheal intubation. Anaesthesia 48 (1993) 557
362. Younker, D., R. Clark, L. Coveler: Fiberoptic endobronchial intubation for resection of an anterior mediastinal mass. Anesthesiology 70 (1989) 144
363. Zagnoev, M., J. McCloskey, T. Martin: Fiberoptic intubation via the laryngeal mask airway. Anesth. Analg. 78 (1994) 813
364. Zander, R., F. Mertzlufft: Sauerstoffversorgung trotz Atemstillstandes. Anästhesiol. Intensivmed. Notfallmed. Schmerzther. 29 (1994) 223
365. Zander, R., F. Mertzlufft: Optimale Prä-Oxygenierung mit dem NasOral-System. In Lawin, P.: Jahrbuch der Anästhesiologie und Intensivmedizin, Biermann, Zülpich 1995 (S. 275)
366. Zornow, M.H., M.M. Mitchell: Foreign body aspiration during fiberoptic-assisted intubation. Anesthesiology 64 (1986) 303

Sachverzeichnis

A
Achondroplasie 44
Adipositas, extreme 55
– Oxygenierung 70
– schwierige Intubation 23
Aerosol, topische Anästhesie 66
Airway-Inkubator 86
Airway-Management 42
Akromegalie 44
Alkoholsyndrom, fetales 44
Allgemeinanästhesie, Beatmung 86 ff
– Endoskopie 68 ff
– Kind 95
Analgosedierung, Ergänzung der Lokalanästhesie 67 f
Anamnese, Intubationsschwierigkeit 22 f
Anästhesie, topische, Hypopharynx 77
– – Komplikationen 66
– – Larynx 76 f
– – – Komplikationen 66
– – – Kontraindikationen 66
– – – Techniken 66 ff
– – Mesopharynx 77
– – Mundhöhle 77
– – Nase 63 f
– – Oropharynx 64
– – Trachea 64 ff, 76 f
– – – Kontraindikationen 66
– – – Techniken 64 ff
Anästhetika, Unverträglichkeit 46
Angina pectoris 124
Antibeschlagmittel 72
Aortenaneurysma, Doppellumentubus 109
Arbeitskanal 3 f
– Desinfektion 15 f, 18
– Funktion 6
– Größe 13
– Reinigung 15 f, 18
Arthritis, rheumatische, schwierige Intubation 22
Aseptisol, Konzentration 9
– Wirkstoffbasis 9
Aspiration, Therapie 123, 125
Asthma bronchiale, Bronchiallavage 123
Atelektase, Diagnostik 123
Atemmuskulatur, Reaktion auf Intubation 40 f
– Spasmus 40 f
Atemwege 19 ff
– Anatomie 19 ff
– Pathophysiologie 19 ff
– Sicherung 19 ff
– – Methoden 31 ff
– – Algorithmus, schwierige Atemwege 33, 38
– – chirurgische Atemwegssicherung 37 f
– – Combitube 36 f
– – Intubation, blindnasale 32
– – – konventionelle 31
– – – laryngoskopische 32
– – – retrograde 34
– – – spezielle Formen 32 ff
– – Laryngoskope, spezielle 32, 34
– – Larynxmaske, Kontraindikationen 34 f
– – – Nachteile 34 f
– – – Vorteile 34 f
– – Transilluminationstechnik (s. auch Transilluminationstechnik) 35 f
– – Schwierigkeiten, bildgebende Verfahren 26
– – – Erkennung 22 ff
– – – Kiefergelenkbewegungen 26 ff
– – – Screeningverfahren, klinische 22 ff
– – – sichere Zeichen 22
– – – Test nach Mallampati 23 ff
– – – Test nach Patil 23, 25
– – – Test nach Wilson 24 f
– – – warnende Hinweise 22 f
– schwierige, Algorithmus 33, 38
– – Bewältigung 33
Atemwegserkrankungen, Diagnostik 123 f
Atemwegsklimatisierung, Reaktion auf Intubation 40
Atemwegsobstruktion 21
Augustine Guide, Intubationshilfe 82 f
AV-Block s. Herzrhythmusstörungen

B
Beatmung während Endoskopie 86 ff
– schwierige 33
Beißschutz 77 f, 88 f
Benzocain s. Lokalanästhetika
Benzodiazepine, Analgosedierung 67
– Conscious sedation 67
– Deep sedation 67
Bildbündel 3
Bildleiter, Aufbau 2
– – Bildqualität 2
Bildübertragungsbündel 5
Biopsie, transbronchiale 130
Biopsiekanal 5
Blutdruck bei Intubation 40, 46
– Phenylephrin 62
– Streßantwort 107
– translaryngeale Instillation 66
Blutdruckmessung, oszillatorische 70
Bradykardie, Lidocain 59
– Phenylephrin 62
Bronchialdoppellumentubus s. Tubus, Doppellumentubus
Bronchialsystem, Anatomie 119 ff
– Malformation, Plazierung und Lagekontrolle des Tubus 45
Bronchien, Hauptbronchien, Inspektion, Beurteilung 119 ff
– – Stenose, Stentimplantation 125
– Segmentbronchien, Inspektion, Beurteilung 120 ff
Bronchoalveoläre Lavage, Technik 128 f
Bronchopleurale Fistel, Doppellumentubus 109
Bronchopleurokutane Fistel, Doppellumentubus 109
Bronchoskopie (s. auch Fiberbronchoskopie) Aerosol 66
– Position des Arztes 73
Bronchospasmus, Reaktion auf Intubation 40 f
Bronchuseröffnung, Doppellumentubus 109
Bullard-Laryngoskop s. Laryngoskop nach Bullard

C
Carlens-Tubus s. Tubus, Doppellumentubus
Cholinesterase, atypische, Cocain 60
CO_2 s. Kohlendioxid
Cocain s. Lokalanästhetika
Combitube, Intubation 36 f
Conscious sedation, Definition 67
– – Ergänzung der Lokalanästhesie 67
– – Thiopental 48
Crouzon-Syndrom 44
– schwierige Intubation 22

D
Deep sedation, Definition 67
Desinfektion, Fiberendoskop 8 ff
Desinfektionsautomat 10 f
– Programmablauf 18
Desinfektionsmittel, Fiberendoskop 9
Diazepam, Sedierung 96
Dichtigkeitstest 7, 17
Dichtigkeitstester 7
Difficult airway 38, 45, 91
– – Algorithmus 33, 38

Sachverzeichnis

Difficult airway,
 Definition 43
– – Kind 91
Dilatationstracheotomie,
 perkutane 125
Doppellumentubus s. Tubus
Dormicum s. Midazolam
Drahtverschnürung, intermaxilläre 52
Druck, intrakranieller, s. intrakranieller Druck
Druck, intraokularer, s. intraokularer Druck
Ductus-thyreoglossus-Zyste 101
Dynamic-Stent 127
Dysostosis acrofacialis
 (s. auch Nager-Reynier-Syndrom) 44, 91
Dysostosis craniofacialis
 (s. auch Crouzon-Syndrom) 44, 91
Dysostosis mandibulofacialis (s. auch Franceschetti-Syndrom, s. auch Treacher-Collins-Syndrom) 44, 91, 95, 97
Dysplasie s. Dysostosis

E
Einführungsteil, Aufbau 5f
– Handhabung 5f
Elektrokardiogramm, Cocain 62
– Lidocain in Kombination mit Phenylephrin 62
Endoskop, Wiederaufbereitung 15ff
Endotrachealtubus s. Tubus, tracheal
Engelmann-Krankheit 44
– schwierige Intubation 22
Epiglottis, anatomische Leitstruktur 74, 96
– Hindernis bei Intubation 79
Epiglottisanomalie, Stridor 92
Epiglottitis 44
– schwierige Intubation 22
– Stridor 92
Esmarch-Heiberg-Handgriff 82
Etomidat, Endoskopie 68, 70

F
Fentanyl, analgetische Komponente bei Allgemeinanästhesie 104
– Analgosedierung 67

– Conscious sedation 67
– Deep sedation 67
– Husten 66
Fiberbronchoskopie, Geschichte 138
– Intensivstation, Hochrisikobronchoskopie, Kriterien 124
– – Indikationen 123 ff
– – – Diagnostik 123 f
– – – Therapie 125 ff
– – Komplikationen 131
– – Kontraindikationen 124
– – praktisches Vorgehen 121
– – Probengewinnung 128 ff
– – – Biopsie 130
– – – bronchoalveoläre Lavage 128 f
– – – geschützte Bürste 129 f
– – – technische Durchführung 127 f
Fiberendoskop, Abwinkelung 14
– Abwinkelungshebel 6
– Abwinkelungszug 3
– Akku, Kaltlichtquelle 106
– Antibeschlagmittel 72
– Arbeitskanal 6, 13, 15 f
– Aufbau 1 f
– Aufbewahrung 9, 16
– Auswahl, Abwinkelung des distalen Endes 14
– – Arbeitskanal 13
– – Einführungsteil 11 ff
– – Geräte 12
– – Gesichtsfeld 13 f
– – Kaltlichtquelle 14 f
– – Spezifika 11 ff
– – Tubusgrößen 12
– Bildleiter 2
– Bildübertragungsbündel 5 f
– Desinfektion 8, 16
– Desinfektionsmittel 9, 16
– Dichtigkeitstest 7, 15, 17 f
– Dichtigkeitstester 7
– Einführungsschlauch, Lubrikation 72
– Funktionselemente 3 ff
– – Einführungsteil 5 f
– – Kontrollteil 3 f
– – Versorgungsteil 3
– Funktionsteile, Nomenklatur 4
– Funktionsprüfung nach Desinfektion 8 f, 16
– Gassterilisation 9 f, 17 f
– Gerätetypen Olympus 12

– – – klinische Anwendung 13
– Gesichtsfeld 13
– Gesichtsfeldbereich 6
– Gesichtsfeldtiefe 5
– Handhabung 3 ff, 71 f
– – Vierstufenplan 47 ff
– Ladegerät, Akku, Kaltlichtquelle 106
– Leckage 7
– Lichtleiter 2
– Lichtquelle 106
– Lichtübertragungsbündel 5 f
– Lichtversorgung 3
– Notfallkoffer 106
– optisches System, Justierung 71
– Reinigung 8, 15 f
– Reinigungsautomat 10 f
– transportable Einrichtung 105 f
– – – Akku 16
– – – Ladegerät 106
– – – Lichtquelle 106
– – – Notfallkoffer 106
– Tubuslumen, Größenverhältnis 79 f
– ultradünne Generation 94, 97
– Videoanlage 15
– Vorbereitung 71 f
– Wiederaufbereitung 6 ff, 15 ff
– – Desinfektion 17 f
– – Desinfektionsautomat 10
– – Programmablauf 18
– – Dichtigkeitstest 17
– – Gassterilisation 17
Fiberendoskopische Intubation s. Intubation, fiberendoskopische
Fiberoptik s. Fiberendoskop
Flunitrazepam, Analgosedierung 67
Franceschetti-Syndrom 44, 100
– schwierige Intubation 22
Freitag-Stent 127
Führungsdraht 83 f

G
Gallenblasenfaßzange, Intubationshilfe 82
Gassterilisation 9 f
Gassterilisationskappe 3
Geschützte Bürste, Probenentnahme 129 f
– – Typen 130
Gerinnungsstörung, Kontraindikation für endoskopische Diagnostik 124

Gesichtsfeld 13 f
– Kindesalter 96
Gesichtsfeldbereich 6
Gesichtsfeldtiefe 5
Gesichtsnarben nach Verbrennung 51
Gesichtsweichteile, Narbenstriktur 55
Gianturco-Stent 127
Gigasept FF, Konzentration 9
– Wirkstoffbasis 9
Gingicain M 64 s. Lokalanästhetika, Tetracain, Kombination
Glasfaserbrüche 2
Glasfaserbündel, kohärentes 2
– optisches System 2 f
Glasfasern, flexible, Aufbau 1 f
Goldenhar-Syndrom 44, 99
Guedel-Tubus, Nosworthy Chimney, Ventilationshilfe 86

H
Halogenlichtquelle 3
Halothannarkose, Sauerstoffsättigung 69
Halswirbelsäule, Achondroplasie 44
– Anteklination, Kopflage bei Intubation 74
– Beweglichkeit 25
– Fraktur 54
– Instabilität, atlantoaxiale (s. auch Morbus Morquio) 44
– – kontraindiziertes Überstrecken 46
– Mißbildungen (s. auch Klippel-Feil-Syndrom) 44
– schwierige Intubation 22 f
– Spondylarthritis ankylopoetica (s. auch Morbus Bechterew) 44
– Synostosen 44
– Versteifung 50
Halsnarben nach Verbrennung 51
Hämodynamik, Streßantwort 107 f
Hämoptyse, Diagnostik 123 f
– Therapie 123, 125
Hauptbronichen s. Bronchien
Hypnomidate, Narkoseeinleitung, Notfallpatient 104

Sachverzeichnis

Herzfrequenz, Streß-
    antwort 107 f
– translaryngeale Instilla-
    tion 66
Herzinfarkt s. Myokard-
    infarkt
Herzinsuffizienz, Lidocain
    59
Herzrhythmusstörung,
    AV-Block II. Grades,
    Lidocain 59
– AV-Block III. Grades,
    Lidocain 59
– Cocain 61
– Reaktion auf Intu-
    bation 40 f
High-frequency-jet-ventila-
    tion, transtracheale 70
High-pressure-Cuff,
    Husten, Hustenreiz 38 f
Hunter-Syndrom 44
Hurler-Snydrom 44, 101
Hyperthermie, maligne
    46
– – Reaktion auf Intuba-
    tion 40 f
Hyperthyreose, Cocain 61
Hypertonie, arterielle,
    Cocain 61
– – Reaktion auf Intuba-
    tion 40 f
Hypopharynx, topische
    Anästhesie 77
Hypoplasie, mandibuläre
    98 f
Hypoventilation, alveoläre,
    Kontraindikation für
    endoskopische Diagno-
    stik 124
Hypoxämie, Doppellumen-
    tubus 109
Hypoxie, difficult airway
    91
– Intubationszeit 81
– Sauerstoffsättigung 70

I

Inhalationsnarkose s. All-
    gemeinanästhesie
Intrakranieller Druck, Intu-
    bation 40 f, 46
– – translaryngeale Instil-
    lation 66
Intraokularer Druck, Intu-
    bation 40, 46
Intubation, fiberendoskopi-
    sche, Augustine Guide
    82 f
– – Extubation 135 f
– – Geschichte 138
– – Indikationen 42 ff
– – – Ausbildung in der
        Technik 47 ff
– – – Hyperthermie,
        maligne 46

– – – kontraindizierte Ga-
        be von Anästhetika
        und Muskelrelaxan-
        zien 46
– – – kontraindiziertes
        Überstrecken der
        Halswirbelsäule
        46
– – – schwierige Intuba-
        tion 43
– – – spezielle 44
– – – streßarme Intuba-
        tion 46
– – – Tubusplazierung
        45
– – – Untersuchung, en-
        doskopische 45
– – – Verhütung von In-
        tubationsschäden
        46
– – – voller Magen 47
– – – wacher Patient 45
– – Instrumententisch
    73
– – Kind 91 ff
– – – Besonderheiten
        95 ff
– – – Over-the-scope-
        Technik 94
– – – schwierige Intuba-
        tion 91 ff
– – – Larynxmaske 84 f
– – – Kind 93 ff
– – – Masken, Masken-
        systeme 86 ff
– – – nasale 83
– – – Kind 96
– – – kontralaterale 94
– – – Leardal-Maske 86
– – – Streßantwort, Fak-
        toren 107 f
– – – Narkose 81 ff
– – – ohne Beatmung
        81 ff
– – – mit Beatmung
        86 ff
– – Narkosewagen
    und Geräte 9
– – Notfall 103 ff
– – orale, Streßantwort,
    Faktoren 107 f
– – präklinischer
    Bereich 103 f
– – Reintubation 84,
    135 f
– – 2-Schritt-Technik
    94
– – stomatognathes Sy-
    stem, postoperative
    Funktionsstörung
    39 f
– – Streßantwort, Fak-
    toren 107 f
– – Technik 57 ff
– – – Allgemeinanäs-
        thesie 68

– – – Analgosedierung
        67
– – – Geräte 71 ff
– – – Instrumententisch
        73
– – – Kopflage 74
– – – Lokalanästhesie
        57 ff
– – – Mißerfolge 79
– – – Murphy-Auge 80
– – – nasale 74 ff
– – – orale 77 ff
– – – Position des
        Arztes 73
– – – Präoxygenierung
        69
– – – spezielle 133 ff
– – – Tubus, Auswahl
        72 f
– – – – Lagekontrolle
            133 f
– – – Überwachung des
        Patienten 70
– – – Vorteile 80
– – – Zentrierhilfe 80
– – – Umintubation 134 f
– – – Univent-Tubus 115 f
– – – Voraussetzungen 81
– – – wacher Patient 45
– – – Zeitaufwand 105
– Kiefergelenkbewe-
    gungen 19
– Kiefergelenk, Bewe-
    gungskomponenten 27
– konventionelle, Durch-
    führung 31
– Husten, Hustenreiz
    38 f
– Kloßgefühl 39
– Komplikationen 38 ff
– Nebenwirkungen
    38 f
– pathophysiologische
    Reaktionen 40 f
– stomatognathes Sy-
    stem, postoperative
    Funktionsstörungen
    39 f
– Streßantwort, Fak-
    toren 107 f
– wacher Patient 32
– schwierige, bildgebende
    Verfahren 26
– – Einschätzung 22
– – Geräte 42
– – Hypertrophie der
        Gaumenmandeln
        21
– – Kind 91 ff
– – Larynxmaske 85
– – Methoden 42
– – Mukopolysacchari-
        dosen 91 f, 95
– – Screeningverfahren
        22 ff
– – sichere Zeichen 22

– – Test nach
        Mallampati 23, 25
– – Test nach Patil 23, 25
– – Test nach Wilson
        24 f
– – Untersuchungen, Mi-
        nimalprogramm 43
– – – routinemäßige 22
– – warnende Hinweise
        22
– spezielle, blind-nasale,
    Durchführung 32
– – – Kind 92 f
– – – Kontraindikation
        bei Stimmbandpa-
        rese 21
– – – Nachteile 42
– – – Voraus-
        setzungen 42
– – blind-orale, Augustine
    Guide 82
– – Bullard-Laryngoskop,
    Kind 93
– – Combitube 36 f
– – – Nachteile 37
– – – Vorteile 37
– – Larynxmaske 42
– – – Nachteile 42
– – – Voraussetzungen
        42
– – nasale, Schwierig-
    keiten 20
– – – Streßantwort, Fak-
        toren 107 f
– – Notfallrohr 42
– – – Nachteile 42
– – – Voraussetzungen
        42
– – retrograde, Durchfüh-
    rung 34
– – – Kind 92 f, 95
– – – Nachteile 42
– – – Voraussetzungen
        42
– – Transilluminations-
    technik 35 f
– – – Kind 93
– – – Kontraindikation
        bei Stimmband-
        parese 21
– – – Nachteile 42
– – – Voraussetzungen
        42
Intubationsbahn 27 ff
Intubationshilfen 82
Intubationsschäden 46
Intubationsstilett s. Trans-
    illuminationstechnik

J

Jackson-Position, verbes-
    serte 32
Jet-Ventilation, fiberendo-
    skopische 70
– perkutane trans-
    tracheale 86

Sachverzeichnis

K

Kaltlichtquellen 14f
Kamera, endoskopische 15
Kampomelie-Syndrom 44
Karina, Hauptkarina 119, 122
– Oberlappenkarina 120f
– Unterlappenkarina 121
Katecholamine im Plasma, Streßantwort 107f
Kehlkopf s. Larynx
Kehlkopfmaske s. Larynxmaske
Ketamin, Analgosedierung 67
– Anästhesie, Kind 95f
Kiefergelenk, Anatomie 19f
– Bewegungsabläufe 19
– – Scharnierachsen-Schreibsystem 27
– – Registrierung 27ff
– Bewegungskomponenten 19
– Bewegungsmuster 27ff
– Discus articularis, Funktion 19
– Funktionseinschränkung, intermaxilläre Verschnürung 44, 52
– – Intubation 39f
– – Kieferklemme 44, 50
– – postoperative 39f
– Physiologie 19f
– Schnittdarstellung 20
Kiefergelenkankylose 22, 44, 51, 97f, 98f
Kiefersperrer, Beißschutz 77
Kit, topische Anästhesie 64
Klippel-Feil-Syndrom 22, 44
Kohlendioxid, endexspiratorische Konzentration 70
Kohrsolin ID, Konzentration 9
– Wirkstoffbasis 9
Koniotomie, Atemwegssicherung 37f
– Nachteile 42
– Voraussetzungen 42
Kontrollteil, Aufbau 3f
– Handhabung 3f
Kopfbewegungen, Wilson-Test 24
Koronare Durchblutung, Phenylephrin 62
Koronare Herzkrankheit, Cocain 61
– – Kontraindikation für endoskopische Diagnostik 124

Körpergewicht, Risikofaktor, Wilson-Test 24
Kreislaufreaktion, Intubation 41

L

Laryngeal web 44
Laryngomalazie, Stridor 92
Laryngoskop 82
– nach Bullard 32, 34
– – – Kind 93
– – – Nachteile 42
– – – Voraussetzungen 42
– nach Bumm, Nachteile 42
– – – Voraussetzungen 42
– nach McCoy, Anwendung 32
– – – Nachteile 42
– – – Voraussetzungen 42
– nach MacIntosh 31
Laryngospasmus 21
– Intubation 40f
– translaryngeale Instillation 66
Laryngotracheobronchitis, Stridor 92
Laryngozele, Stridor 92
Larynx, Anästhesie, topische 57ff, 76f
– – – Techniken 64ff
– Anatomie 21
– Funktion 21
– Stimmbandparese 21
Larynxhochstand, schwierige Intubation 23
Larynxmaske, Kind 93ff
– Kontraindikationen 34f
– Mainzer Adapter 85
– Nachteile 34f, 42
– Technik 35
– Tracheotomie 136
– Tubusplazierung 84f
– Voraussetzungen 42
– Vorteile 34f
Larynxstenose 44
Larynxtrauma, schwierige Intubation 23
Leardal-Maske, modifizierte, Ventilationshilfe 86
Leberfunktionsstörung, Lidocain 59
Leckage-Tester 7
Lichtbündel 3
Lichtleiter, Herstellung 2
Lichtleitfasern, Herstellung 2
Lichtübertragungsbündel 5
Lichtversorgung 3

– Halogenlichtquelle 3
– Xenonlichtquelle 3
Lidocain s. Lokalanästhetika
Light-guide-Intubation s. Transilluminationstechnik
Lippen-Kiefer-Gaumenspalte, schwierige Intubation 23
Lokalanästhesie, Analgosedierung 67f
– fiberendoskopische Intubation 57f
Lokalanästhetika, Anästhesie, topische 57ff
– Benzocain, Anschlagszeit 57, 62
– – Darreichungsform 57, 61
– – Höchstdosis 57
– – Kombination mit Tetracain 64
– – Toxizität 57
– – wirksame Konzentration 57
– – Wirkungsdauer 57, 62
– Cocain, Anästhesie, topische 62ff
– – Anschlagszeit 57, 60f
– – Darreichungsform 57, 61
– – Elektrokardiogramm 62
– – First-pass-Effekt 60
– – Höchstdosis 57, 61
– – Kontraindikationen 60f
– – Konzentration im Plasma 60
– – Toxizität 57, 61
– – Überdosierung, Symptome 61
– – wirksame Konzentration 57
– – Wirkungen 57, 60
– – Wirkungsdauer 57, 60
– – Keimselektion 123f
– – Kombination mit Vasokonstringens, Einmaldosisbehälter 64
– Lidocain, Anschlagszeit 57
– – Anästhesie, topische, Kind 96
– – Darreichungsform 57ff
– – First-pass-Effekt 59
– – Halbwertszeit 59
– – Herzrhythmusstörungen 58f
– – Höchstdosis 57
– – Keimselektion 123f

– – Kombination mit Phenylephrin, Elektrokardiogramm 62
– – – – Rezeptur für topische Anästhesie 63
– – Kombination mit Vasokonstringenzien, Wirkung 62ff
– – Kontraindikation 59
– – Konzentration im Plasma 58f
– – Plasmaproteinbindung 57
– – Rezeptur für topische Anästhesie 63
– – Spray-and-go-Technik 58, 64, 77
– – Toxizität 57f
– – wirksame Konzentration 57
– – Wirkungsdauer 57ff
– Lidocain-Gel 72ff, 76
– Lidocain-Pumpspray 58, 63f
– Prilocain, Anschlagszeit 57, 59
– – Darreichungsform 57, 59
– – Höchstdosis 57, 59
– – Konzentration im Plasma 59
– – Methämoglobinämie 59f
– – Toxizität 57, 59
– – wirksame Konzentration 57
– – Wirkungsdauer 57
– Tetracain, Anschlagszeit 57, 61
– – Darreichungsform 57, 61
– – Höchstdosis 57, 61
– – Kombination mit Benzocain 61, 64
– – Kombination mit Oxymetazolin 63
– – Toxizität 57, 61
– – wirksame Konzentration 57
– – Wirkungsdauer 57, 61
– translaryngeale Instillation, Technik 65f
Low-pressure-Cuff, Husten, Hustenreiz 38f
Lungeninfektion, bakteriologische Klärung 124
– bronchoalveoläre Lavage 128f
– transbronchiale Biopsie 130
Lungenkontusion, Ballontamponade 126
Lungensegmente, Segmentbronchien 120f
Lungenteilresektion, Doppellumentubus 109

Sachverzeichnis **153**

M

Magen, voller   47, 67, 103
Magensonde, Plazierung   137
Magill-Tubus s. Tubus, trachealer
Magill-Zange, Intubationshilfe   82
Mainzer Adapter   128
– – Maskenansatzstück   85 ff
Makroglossie   44
– schwierige Intubation   22 f
Mallampati-Test   23 ff, 43
– Graduierung   23
– Sensitivität   24 f
– Spezifität   24 f
– Vorhersage der schwierigen Intubation   23 ff
Maske, modifizierte, Ventilationshilfe   86 f
– Rendel-Baker-Soucek-Maske   87
Maskenansatzstück für Mainzer Adapter   85 ff
Maskennarkose, postoperative Funktionsstörung im stomatognathen System   39 f
– Husten, Hustenreiz   38
Maskensysteme, spezielle, Ventilationshilfen   86 f
Mesopharynx, topische Anästhesie   77
Methämoglobin, Prilocain   59
Methyl-4-hydroxybenzoat, Keimselektion   123 f
Midazolam   105
– Analgosedierung   67
– Sedierung, Kind   96
Mikrogenie   51, 54, 90 f, 99 ff
– Intubationshindernis   91
– schwierige Intubation   22
Mikrostomie   100
Morbus Bechterew   50, 53
– – Kopflage bei Intubation   74
– – schwierige Intubation   22
– – Stellung des Arztes bei Intubation   74
Morbus Morquio   102
– – Instabilität der Halswirbelsäule   46
– – schwierige Intubation   91
Morquio-Brailsford-Syndrom s. Morbus Morquio
Mukopolysaccharidosen (s. auch Morbus Hunter, s. auch Morbus Hurler, s. auch Morbus Morquio)   44, 91 f, 95
– Instabilität der Halswirbelsäule   46
– schwierige Intubation   22, 91 f, 95
Mundbodenabszeß   44, 51
Mundbodenphlegmone   44, 50 f
Mundhöhle, Anästhesie, topische   77
– Anatomie   20
– Atemwegsobstruktion   21
– Narbenstriktur, Intubation   55
– pathologische Veränderungen   21
– schwierige Intubation   22
Mundöffnung, Wilson-Test   24
Mundöffnungsbahn, Registrierung bei Intubation   27 ff
Murphy-Auge   80
Muskelrelaxanzien, kontraindizierte Gabe, Intubation   46, 48
Muskelrelaxierung, Endoskopie   69
Muskelschmerz, Reaktion auf Intubation   40 f
Myokard, Cocain   60
Myokardinfarkt, Cocain   61

N

Nager-Syndrom s. Nager-Reynier-Syndrom
Nager-Reynier-Syndrom   44, 49, 100
Naphazolinnitrat, Kombination mit Lidocain, Wirkung   62 f
Narkose s. Allgemeinanästhesie
Narkosewagen, Fiberendoskop   9
Nase, Anästhesie, topische   57 ff, 62 f
– Anatomie   20
Nasengänge, Untersuchung   74
Nasensonde, Präoxygenierung   66
– – Vorteile   69
Nasopharynx, Passagehindernis   20
Nervus laryngeus superior, bilaterale Blockade   64 f
– – – perkutane Blockade   64 f
Noradrenalin, Konzentration am Rezeptor, Cocain   68
– – im Plasma, Streßantwort   107
Norcuron   104
Notfallrohr   32, 34
– Nachteile   42
– Voraussetzungen   42

O

Oberkieferdefekt   53
Objektivlinse   2 ff
Okularlinse   2 ff, 9
Optosafe, Beißschutz   88 ff
Orlowski-Stent   127
Oropharynx, topische Anästhesie   64
Ösophagusresektion, Doppellumentubus   109
Osteopathia hyperostotica scleroticans mulitplex infantilis (s. auch Engelmann-Krankheit)   44
Oxazepam, Analgosedierung   67
Oxygenierung, Jet-Ventilation   70
Oxymetazolin, Kombination mit Lidocain, Wirkung   62 f
– – – Tetracain, Rezeptur für topische Anästhesie   63
– vasokonstringierende Wirkung   62 f

P

Patil-Maske, Ventilationshilfe   86 f
Patil-Test, Sensitivität   23 f
– schwierige Intubation   23 ff
– Spezifität   23 f
Periduralkatheter, topische Anästhesie   65
Pharynx, Anästhesie, topische   57 ff
– Anatomie   21
Pharynxläsionen, Diagnostik   124
Phenylephrin, kardiovaskuläre Wirkung   62
– Kombination mit Lidocain, Elektrokardiogramm   62
– – – Rezeptur für topische Anästhesie   63
– – – vasokonstringierende Wirkung   62 f
Pierre-Robin-Syndrom, schwierige Intubation   22
Plasmacholinesterase, Cocain   60
– Tetracain   61
Pleuraerguß, Diagnostik   123
Pneumektomie, Doppellumentubus   109
Pneumonie, bakteriologische Klärung   124
– bronchoalveoläre Lavage   128 f
– transbronchiale Biopsie   130
Pneumothorax, Kontraindikation für endoskopische Diagnostik   124
Präoxygenierung, Gesichtsmaske   69
– Nasensonde   66, 69
– Sauerstoffkonzentration, inspiratorische   69
– Sauerstoffsättigung, arterielle   69
Prilocain s. Lokalanästhetika
Progenie, schwierige Intubation   23
Prognathie   54
Propofol   68
Proteinose, alveoläre, Doppellumentubus   109
Pulsfrequenz bei Intubation   46
Pulsoxymetrie   70

R

Rachen s. Pharynx
Rekurrensparese beidseits   44
Rendel-Baker-Soucek-Maske   87
Respirationstrakt, topische Anästhesie   57 f
– – – Methoden   63 ff
Robertshaw-Tubus s. Tubus, Doppellumentubus
Robin-Syndrom   44, 99
Röntgenuntersuchung   26

S

Sauerstoffkonzentration, inspiratorische Präoxygenierung   69
Sauerstoffsättigung, Fiberbronchoskopie   128
– Präoxygenierung   69
Scharnierachsen-Schreibsystem, Registrierung der Kiefergelenkbewegungen   27 ff
Schlund s. Pharynx
Schnittentbindung, Narkoseeinleitung   47
Schock, kardiogener, Lidocain   59
Schwangere, Oxygenierung   70

Segmentbronchien s. Bronchien
Sekusept Extra N, Konzentration 9
– Wirkstoffbasis 9
Sekusept Plus, Konzentration 9
– Wirkstoffbasis 9
Siliconöl 71
Siliconstandardstent 127
Sniffing-air-position 74
Spiraltubus s. Tubus, trachealer
Spondylarthritis ankylopoetica s. Morbus Bechterew
Spray-and-go-Technik 58
Sprüchaine-Spray 64
Stent, pneumologischer Einsatz 127
Stimmbänder, Synechie 44, 55
Stomatognathes System, anatomisch-physiologische Aspekte 24
– – postoperative Funktionsstörung 39 f
– – Regelkreis 19

S
Streß, Endoskopie 46
Streßantwort, Faktoren 107
Steßreaktion, Definition 68
Stridor im Kindesalter, Ursachen 92
Struma maligna 44
Succinylcholin 48
– Kontraindikation 48

T
Tetracain s. Lokalanästhetika
Thiopental, Endoskopie 68

Thorakoskopie, Doppellumentubus 109
Thrombopenie, Kontraindikation für endoskopische Diagnostik 124
Trachea, Anästhesie, topische 57 ff, 76 f
– – – Techniken 64 ff
– Beurteilung 119
– Inspektion 119
Trachealstenose 5, 44
– Plazierung und Lagekontrolle des Tubus 45
– Stentimplantation 123, 125
Tracheobronchialbaum, Anästhesie, topische 57 ff
– Ruptur, Doppellumentubus 109
Tracheomalazie 44
– Plazierung und Lagekontrolle des Tubus 45
– Stridor 92
Tracheoösophageale Fistel, Diagnostik 123
– – Stridor 92
Tracheotomie, Dilatationstracheotomie, perkutane 125
– Überprüfung 136
Trachlight s. Transilluminationstechnik
Transilluminationstechnik 35 f
– Kind 93
– Kontraindikation 21
– Kreislaufreaktion 41
– Nachteile 36, 42
– Voraussetzungen 42
– Vorteile 36
Treacher-Collins-Syndrom 22, 44
Tuberkuloseverdacht, Diagnostik 124
Tubus, Doppellumentubus, Bronchialdoppellumentubus 111

– – Carlens-Tubus 110
– – Elemente 110 f
– – Größen 110, 115
– – Indikationen 109
– – Lagekontrolle 111 ff
– – linksgängiger 112 f
– – Plazierung 111 ff
– – – Gefahren 116 f
– – – Komplikationen 116 f
– – rechtsgängiger 114
– – Sicherheitsgrenzen für Positionierung 114 f
– – Univent-Tubus 115 f
– Guedel-Tubus, Nosworthy Chimney, Ventilationshilfe 86
– nasopharyngealer, Ventilationshilfe 86
– trachealer, Auswahl 72 f
– – Extubation 135 f
– – Lubrikation 72
– – Lagekontrolle 45, 133 f
– – Magill-Tubus 73
– – Plazierung 45
– – – Schwierigkeiten 79 f
– – Reintubation 135 f
– – Siliconöl 71
– – Spiraltubus 72
– – Umintubation 134 f
– – Wiederaufbereitung 72 f
– Williams-Oraltubus 87

U
Unconscious sedation s. Deep sedation
Univent-Tubus s. Tubus, Doppellumentubus
Unterkiefer, zurückliegender, Wilson-Test 24
Unterkieferbewegungen, Wilson-Test 24
Uterus, Cocain 63

V
Vasokonstringenzien, Zusatz zu Lokalanästhetika 62 ff
Ventilationsstörungen, Diagnostik 123
Verbrennung im Gesichtsbereich, Narbenbildung 100
Versorgungsteil, Aufbau 3
Videoanlage 15
Videosystem 48

W
Wallstent 127
Williams-Oraltubus s. Tubus
Wilson-Test, Sensitivität 25
– Spezifität 25
– Vorhersage der schwierigen Intubation 24 f
Wirbelsäule (s. auch Halswirbelsäule), Anteklination 53

X
Xenonlichtquelle 3, 14
Xylocain s. Lidocain
Xylometazolin, vasokonstringierende Wirkung 62 f
– Kombination mit Lidocain, Wirkung 62 f

Z
Zähne, Oberkieferfrontzähne, Wilson-Test 24
– schwierige Intubation 23
Zentrierhilfe 80
Zungenhämangiom 52
Zungenfaßzange, Intubationshilfe 82
Zungensarkom 51
Zungenspatel 82

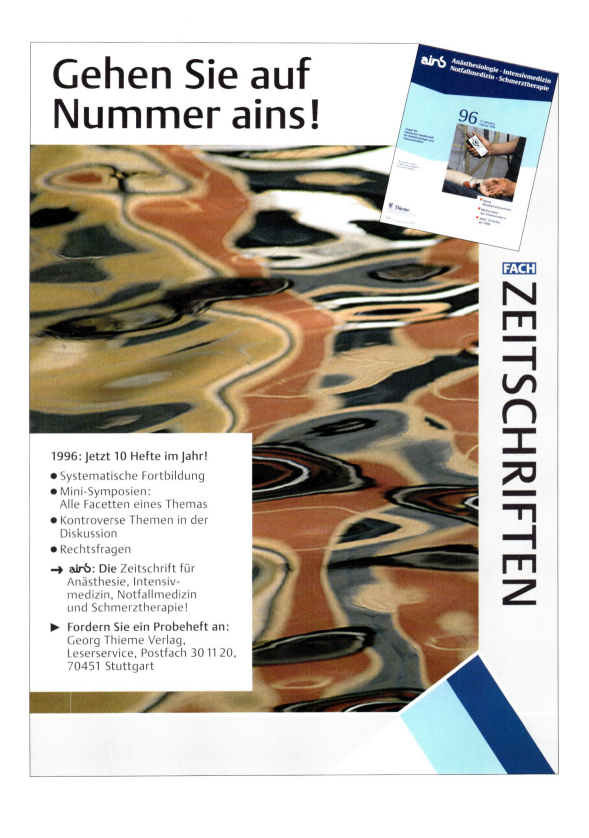